*Kristin Jaggi*

Kristin Jaggi
Pflegeexpertin Stufe II
Pflegeentwicklung und -qualität
Departement Pflege, Soziales
Luzerner Kantonsspital
6000 Luzern 16
Tel. +41 41 205 12 77
kristin.jaggi@ksl.ch

Hans Huber Programmbereich Pflege

Wissenschaftlicher Beirat:
Silvia Käppeli, Zürich
Doris Schiemann, Osnabrück
Hilde Steppe †

# Bücher aus verwandten Sachgebieten

## ■ Pflege-Grundausbildung

Arets/Obex/Vaessen/Wagner
**Professionelle Pflege 1**
Theoretische und praktische Grundlagen
1999. ISBN 3-456-83066-1

Arets/Obex/Ortmans/Wagner
**Professionelle Pflege 2**
Fähigkeiten und Fertigkeiten
1999. ISBN 3-456-83075-0

Georg/Frowein (Hrsg.)
**PflegeLexikon**
1999. ISBN 3-456-83287-7

## ■ Pflegepraxis

Aguilera
**Krisenintervention**
2000. ISBN 3-456-83255-9

Blom/Duijnstee
**Wie soll ich das nur aushalten?**
1999. ISBN 3-456-83139-0

Meincke
**ClownSprechstunde**
2000. ISBN 3-456-83394-6

Mace/Rabins
**Der 36-Stunden-Tag**
4. Auflage
1996. ISBN 3-456-82737-7

Peters-Gawlik
**Praxishandbuch Stomapflege**
1998. ISBN 3-456-83278-8

Salter
**Körperbild und Körperbildstörungen**
1998. ISBN 3-456-83274-5

Walsh/Ford
**Pflegerituale**
2., berarbeitete u. erweiterte Auflage
2000. ISBN 3-456-83332-6

## ■ Pflegeprozess

Brobst et al.
**Der Pflegeprozeß in der Praxis**
1997. ISBN 3-456-82738-5

Garms-Homolovà/Gilgen (Hrsg.)
**Resident Assessment Instrument (RAI)**
1999. ISBN 3-456-83260-5

van der Bruggen
**Pflegeklassifikationssysteme**
2000. ISBN 3-456-83295-8

Doenges/Moorhouse
**Pflegediagnosen und Maßnahmen**
3., vollst. überarb. und erw. Auflage
2000. ISBN 3-456-2960-4

Käppeli (Hrsg.)
**Pflegekonzepte**
1993. ISBN 3-456-82297-9

Käppeli/Mäder/Zeller-Forster (Hrsg.)
**Pflegekonzepte 1**
1998. ISBN 3-456-82963-9

Käppeli (Hrsg.)
**Pflegekonzepte 2**
1999. ISBN 3-456-83050-5

Nordamerikanische
Pflegediagnosenvereinigung (NANDA)
**NANDA-Pflegediagnosen**
Klassifikation und Definitionen 1999–2000
2000. ISBN 3-456-83322-9

Philipps
**Dekubitus und Dekubitusprophylaxe**
2000. ISBN 3-456-83324-5

Powers
**Der Diskurs der Pflegediagnosen**
1999. ISBN 3-456-83138-2

Tideiksaar
**Stürze und Sturzprävention**
2000. ISBN 3-456-83269-9

Townsend
**Pflegediagnosen und Maßnahmen für die psychiatrische Pflege**
2. Auflage
2000. ISBN 3-456-83411-X

Snowley/Nicklin/Birch
**Pflegestandards und Pflegeprozeß**
2. Auflage
1998. ISBN 3-456-83270-2

Weitere Informationen über unsere Neuerscheinungen finden Sie im Internet unter: http://Verlag.HansHuber.com oder per e-mail unter: verlag@hanshuber.com.

Silvia Käppeli (Hrsg.)

# Pflegekonzepte

Phänomene im Erleben von Krankheit und Umfeld

## Band 3

- Angehörige
- Ungewißheit
- Verwirrung
- Kommunikation
- Bewältigung
- Schuld
- Stigma
- Macht
- Aggression
- Compliance
- Humor

Verlag Hans Huber
Bern · Göttingen · Toronto · Seattle

Anschrift der Herausgeberin

DDr. Silvia Käppeli
Leiterin des Zentrums für Entwicklung und
Forschung in der Pflege (ZEFP)
UniversitätsSpital Zürich
Rämistr. 100
8091 Zürich

Die deutsche Bibliothek – CIP-Einheitsaufnahme

**Pflegekonzepte:** Phänomene im Erleben von Krankheit und Umfeld /
Silvia Käppeli (Hrsg.). – Bern ; Göttingen ; Toronto ; Seattle : Huber
  (Hans Huber Programmbereich Pflege)

Bd. 3. Angehörige, Ungewißheit, Verwirrung, Kommunikation, Bewältigung, Schuld, Stigma, Macht,
Aggression, Compliance, Humor. – 2000
  ISBN 3-456-83352-0

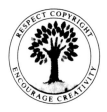

Das Werk einschließlich aller seiner Teile ist urheberrechtlich geschützt.
Jede Verwertung außerhalb der engen Grenzen des Urheberrechtsgesetzes
ist ohne Zustimmung des Verlages unzulässig und strafbar. Das gilt
insbesondere für Vervielfältigungen, Übersetzungen, Mikroverfilmungen
und die Einspeicherung und Verarbeitung in elektronischen Systemen.

2. Nachdruck 2004
© 2000/2001/2004 by Verlag Hans Huber, Bern
Lektorat: Jürgen Georg, Jaqueline Vitacco
Herstellung: Daniel Berger
Satz: Jung Satzcentrum, Lahnau
Druck: AZ Druck und Datentechnik GmbH, Kempten
Printed in Germany

# Inhalt

| | |
|---|---|
| Geleitwort zur Buchreihe (Silvia Käppeli) . . . . . . . . . . . . . . . . . . . . . . . . . . . | 7 |
| Die Belastungen der Angehörigen (Christina Holzer-Pruss) . . . . . . . . . . . . . . | 9 |
| Ungewißheit (Marianna Winkler) . . . . . . . . . . . . . . . . . . . . . . . . . . . . . . . . | 47 |
| Verwirrung (Marlis Glaus Hartmann) . . . . . . . . . . . . . . . . . . . . . . . . . . . . . | 73 |
| Beeinträchtigung der verbalen Kommunikation durch Sprach- oder Stimmstörungen (Josi Bühlmann) . . . . . . . . . . . . . . . . . . . . . . . . . . | 99 |
| Bewältigung/Coping (Esther Baldegger) . . . . . . . . . . . . . . . . . . . . . . . . . . . | 125 |
| Schuld und Schuldgefühle (Barbara Steffen-Bürgi) . . . . . . . . . . . . . . . . . . . | 145 |
| Stigma (Marlis Glaus Hartmann) . . . . . . . . . . . . . . . . . . . . . . . . . . . . . . . . | 163 |
| Macht (Hanna Siegwart) . . . . . . . . . . . . . . . . . . . . . . . . . . . . . . . . . . . . . . | 183 |
| Aggression/Gewalt (Marlis Glaus Hartmann) . . . . . . . . . . . . . . . . . . . . . . . | 225 |
| Compliance/Non-compliance (Marianna Winkler) . . . . . . . . . . . . . . . . . . . | 245 |
| Humor (Iren Bischofberger) . . . . . . . . . . . . . . . . . . . . . . . . . . . . . . . . . . . . | 271 |

# Geleitwort zur Buchreihe

Silvia Käppeli

Pflegende richten ihre Tätigkeit in erster Linie auf gesundheitlich bedingte Übergangs-, Krisen- und Leidenssituationen ihrer Patientinnen und Patienten aus: z. B. auf die Ungewißheit eines Patienten, der mit Verbrennungen auf die Notfallstation eingeliefert wird; auf die Situation einer Patientin, deren Hoffnung auf Besserung durch immer neue Komplikationen zermürbt wird; auf einen schwer zu beruhigenden Patienten auf der Intensivstation; auf eine alte Frau, deren Leben vor allem durch Verluste geprägt ist, oder auf die Situation einer Wöchnerin, die sich in ihre Mutterrolle einübt. Solche Situationen können als ganze charakterisiert werden. Ihre Gesamtheit läßt sich aber trotz ihrer großen Komplexität, Dynamik und scheinbaren Unentwirrbarkeit in die sie konstituierenden Komponenten zerlegen.

Diese Zerlegung einer konkreten Pflegesituation in einzelne Pflegekonzepte ist Gegenstand der Pflegediagnostik. Sie ist unabdingbar für die Planung der Pflege. Das Erkennen und Herausschälen einzelner Pflegekonzepte eines Patienten gelingt aber nur, wenn die Pflegeperson über das dazu notwendige Pflegewissen verfügt, d. h., Inhalt und Merkmale einzelner Pflegekonzepte kennt. Soweit zu kommen, ist nicht nur wegen der großen Anzahl von Pflegephänomenen und der damit verbundenen neuen Terminologie, sondern auch wegen deren Verflechtungen und Überlappungen eine nicht zu unterschätzende Aufgabe.

Die mit dem vorliegenden Buch fortgeführte Buchreihe «Pflegekonzepte» will den Pflegenden das Erwerben dieses zum Erkennen und Benennen von Pflegeinhalten notwendige systematische Fachwissen erleichtern.

# Die Belastungen der Angehörigen

Christina Holzer-Pruss

## 1. Erleben des Patienten

Daß sich Patienten Sorgen machen um ihre Angehörigen und darüber, wie sie mit ihrer Krankheit und Hospitalisation umgehen (Juchli, 1994), können viele Pflegende bestätigen. Kesselring (1987) hält an mehreren Stellen ihrer Studie fest, daß Krebspatienten wissen, daß ihre Familien und Angehörigen von der Krankheitserfahrung mit betroffen sind und die Familie eine wichtige Unterstützungsquelle darstellt. Die von Roberts (1986) beschriebenen Gefühle der Angehörigen – Verängstigung, Verwirrung, Frustration und erhöhte Wachsamkeit in bezug auf die Geschehnisse mit dem Patienten – könnten auch von den Patienten wahrgenommen werden. In Anlehnung an Gräser, Esser und Saile (zit. in Filipp, 1995) jedoch ist der Patient in einer akuten Krankheitssituation aufgrund der Einschränkungen seiner Krankheit nicht immer in der Lage oder oft zu sehr mit sich selbst beschäftigt, um die Belastungen seiner Angehörigen wahrzunehmen.

Baldegger (1995) beschreibt die gegenseitigen Anforderungen eines Ehepaares während einer Bestrahlungstherapie (Einzelfallanalyse) und welche Anforderungen die erkrankte Person erlebt. Sie hat folgende Verhaltenskategorien herausgearbeitet, die aus der Sicht der Patienten als Belastungen ausgelegt werden:

- mit dem Partner umgehen
- Gespräche mit dem Partner über die Krankheit abwehren
- eigenes Verhalten und Denken erklären
- Reaktionen der Umwelt entgegennehmen
- Anteilnahme von den Angehörigen annehmen
- das alte Selbstbild erhalten wollen.

Ungewißheit belastet Patienten, die sich z. B. in einer Abklärungsphase ihrer Krankheit im Krankenhaus befinden. Weigelt (1991) beschreibt dazu folgende Erlebnisse der Patienten – nicht deren Bewältigungsstrategien:

# 10 Phänomene im Erleben von Krankheit und Umfeld

- Angst, Sorge, Leid und Qual
- Bedürfnis nach Klärung
- Abwehr, Verdrängung
- Bedrohtes Selbstwertgefühl
- Skepsis, Zweifel, Hadern
- Blockierung und Passivität
- Ruhelosigkeit
- Wut, Trotz
- Ambivalenz
- Verschleiß von Energie
- Orientierungslosigkeit

Die Erlebnisse sind nach auftretender Häufigkeit geordnet; Angst, Sorge, Leid und Qual wird von 95% der 18 befragten Patienten erlebt, Bedürfnis nach Klärung von 50% und weiter absteigend. Daraus schließe ich, daß Angst, Sorge, Leid und Qual für Patienten wichtige und zermürbende Erlebnisse sind und darum die Angehörigen in einer ähnlichen Erlebniswelt stehen, da sie wichtige Teilnehmer an der Erlebniswelt der Patienten darstellen.

Meier et al. (1989) beschreiben die Bedürfnisse von Angehörigen hospitalisierter erwachsener Langzeitpatienten. Dort halten sie fest, daß die Angehörigen durch die Situation der Patienten an sich belastet sind und daß das Befinden der Angehörigen von dem der Patienten abhängt (Meier et al., 1989). Die Situation an sich beinhaltet auch, wie die Prognose der Patienten ist und ob sie sich in ihrer Situation quälen müssen, also ob sie z. B. Schmerzen aufgrund der Erkrankung oder dadurch bedingte Komplikationen haben wie z. B. Dekubiti, Kontrakturen usw. Als zentrales Erlebniskriterium ist der Erfolg der Interventionen anzusehen. Hat die eingesetzte Therapie Erfolg, wendet sich die Situation und das Erleben für Patient und Angehörige sicherlich in eine positive Richtung.

Die Hospitalisation oder Einweisung in ein Pflegeheim löst bei den Angehörigen Gedanken über die eigene Lebenssituation aus in bezug auf Altern, Sterben und die eigene Gesundheit (Meier et al., 1989).

## 2. Definitionen

### 2.1 Angehörige

Carpenito (1995a und b) verwendet den Begriff Familie, aber nicht den Begriff Angehörige. Familie wird bei ihr als Unterstützungssystem für den Patienten beschrieben. Auch bei Doenges und Moorhouse (1994) findet sich der Begriff Angehörige nicht. Hier sind die Angehörigen ebenfalls als Familie beschrieben, die in den verschiedensten Pflegediagnosen vorkommen, z. B. Bewältigungsverhalten der Familie.

Eine konkrete Definition von Familie unter Einbezug der Angehörigen gibt Friedemann (1996). Sie beschreibt die Familie als eine Einheit, die von der befragten Einzelperson beschrieben und erlebt wird. Diese muß nicht unbedingt mit der Zugehörigkeitsdefinition der anderen Familienmitglieder übereinstimmen. Aus dieser Definition kann geschlossen werden, daß zur Familie nicht nur die Blutsverwandten gehören, sondern auch Freunde, Nachbarn usw.

Duss von Werdt (zit. in Perrez et al., 1995, S. 188) geht ebenfalls von einer weit gefaßten Definition von Familie und Angehörigen aus und spricht von einem «relevanten System, zu dem die für die jeweilige Lebenswelt wichtigen Personen gehören. Es können solche darunter sein, die gar nicht Angehörige im engeren Sinn sind». Diese Definition kommt derjenigen von Friedemann (1996) sehr nahe.

Eine ältere, wichtige Definition von Familie unter Ausschluß von weiteren Angehörigen zeigt König (zit. in Perrez, 1995, S. 13): «Unter Kleinfamilie versteht man die Gemeinschaft von Mann und Frau mit ihren unmündigen und unverheirateten Kindern.» Sie ist eine sehr eingrenzende Definition von Familie, die vor allem bei alleinstehenden Personen und älteren Menschen mit Kindern, die bereits mündig oder verheiratet sind, nicht anzuwenden ist. Diese Definition könnte den Unterschied von Familie und Angehörigen widerspiegeln; sie ist in der Schweiz stark verankert und zeigt sich auch in der Definition von Familie der Arbeitsgruppe Familienbericht (1982).

Die Arbeitsgruppe Familienbericht (1982, S. 26 ff) definiert Familie folgendermaßen: «Familie in der Gegenwart läßt sich umschreiben als eine primär in den Beziehungen zwischen Eltern und Kindern begründete soziale Gruppe eigener Art, die als solche gesellschaftlich anerkannt, d. h. institutionalisiert ist.» Die Arbeitsgruppe weist darauf hin, daß es keine umfassende rechtliche Definition von Familie gibt, sondern daß je nach Fragestellung eine etwas andere Auffassung vorherrscht. So wird für das Erbrecht die Familie in der Reihenfolge der anspruchsberechtigten Blutsverwandten definiert. Dieser Definition liegt die Annahme einer Hierarchisierung der Familienmitglieder zugrunde, während die obige Familiendefinition die Beziehung zwischen Eltern und Kindern, die gesellschaftliche Anerkennung und deren Institutionalisierung in den Vordergrund stellt.

Von der Ehe, einer «auf Dauer angelegten intimen Lebensgemeinschaft zwischen Mann und Frau, die durch Trauung, d. h. durch einen öffentlichen Akt der Legitimation, von den Beteiligten unter Anwesenheit von Zeugen bekräftigt wird», wird erst als Familie gesprochen, wenn Kinder geboren werden (Arbeitsgruppe Familienbericht, 1982, S. 27). Nach Auffassung der Arbeitsgruppe ist die Anzahl der Paare, die «ohne Trauschein» zusammenleben, stark im Steigen begriffen. Sind in diesen Beziehungen keine Kinder vorhanden, stellt sich die Frage, ob dies auch Familien sind. Diese Entwicklung macht deutlich, «daß für das Verständnis der Familie als gesellschaftliche Institution stets auch Tradition, Sitte und praktische Politik von Bedeutung sind; teilweise sind sie dem Recht vorgeordnet» (Arbeitsgruppe Familienbericht, 1982, S. 27).\*

Drei weitere Unterscheidungen der Definition von Familie, er nennt sie Typ I bis III, zeigt Aries (zit. in Perrez, 1995) aus historischer Sicht. Typ I ist gekennzeichnet durch den losen Zusammenhalt der Kernfamilie mit der Großfamilie, die aus nahen und fernen Verwandten («Sippe») besteht. Es können mehrere Kernfamilien im gleichen Wohn- und Arbeitsbereich zusammenleben. Als wichtiges Merkmal dieses Familientyps wird die Durchlässigkeit zur übrigen Gesellschaft angesehen. Die Wurzeln dieses Familientyps gehen auf das frühe Mittelalter zurück.

Der Familientyp III ist die Kernfamilie, d. h. Eheleute und ihre Kinder, die alle Funktionen der Großfamilie selber übernehmen und sich in den Privatbereich zurückziehen. Arbeits- und Wohnbereich werden separat gehandhabt im Gegensatz zu Familientyp I. Es ist die Familie des 18. bis zum Beginn des 20. Jahrhunderts. Hervorgerufen hat diese Entwicklung einerseits die Veränderung der Einstellung zum Kind, das zum «König» in der Familie erhoben wurde, und andererseits die Einstellung zur Liebesheirat. Beim Typ I wurde aus Zweckmäßigkeit geheiratet; beim Typ III zeichnet sich bereits die Heirat aus Liebe ab.

Der Familientyp II zeigt zwei Hauptmerkmale: die späte Heirat und eine trotzdem geringe Anzahl unehelicher Kinder. Familientyp II ist ein Übergangstyp der Familie von Typ I zu Typ III. Diese Familienbegriffe beziehen sich auf den europäischen und nordamerikanischen Gesellschaftsbereich.

Nach Bösch (1984) ist eine Familie «vergleichbar einem Organismus, der mehr ist als eine Ansammlung von verschiedenen Organen. Die einzelnen Mitglieder werden durch ihre Zugehörigkeit zur Familie in ihren Ansichten und Handlungen dauernd beeinflußt». Der Familienprozeß wird als ein Geben und Nehmen und ein dauerndes Formen und Geformtwerden unter den Familienmitgliedern beschrieben. Ackermann (1958) beschreibt die Wichtigkeit der Familie als Ort, an dem das individuelle und soziale Leben eine Erfahrung der Anteilnahme ist. Er

---

\* Nach mündlicher Auskunft bei der Arbeitsgruppe Familienbericht im Februar 1997 liegen keine neueren Definitionen und Berichte vor.

geht davon aus, daß kein Mensch alleine lebt. Die Familie ist demnach ein Ort des Lernens und Erlebens. Bösch (1984) hält fest, daß Krankheit eines Familienmitglieds Einfluß auf alle Familienmitglieder und das Familiensystem hat. Der Begriff Familie bezieht sich nach dieser Definition auf die Blutsverwandten und schließt Freunde aus.

Abschließend halte ich fest: Für die Frage, wer die Angehörigen eines Patienten sind im Sinne von Friedemann (1996), läßt die Definition von Duss von Werdt (zit. in Perrez et al., 1995) und der Begriff der Großfamilie (siehe Typ I, Aries, zit. in Perrez, 1995) eine größere Anzahl von Personen zu. Allerdings erscheint uns im Sprachgebrauch der Begriff Großfamilie eher vergangenheitsorientiert. Durch die Klein- und Kernfamilienorientierung werden andere Familienstrukturen vernachlässigt, vor allem wenn Kinder vorhanden sind (Fthenakis, zit. in Perrez et al., 1995).

## 2.2 Belastung

Zur Definition von Belastung muß Literatur mit unterschiedlichen Schwerpunkten herangezogen werden. Eine eher oberflächliche Definition gibt das Herkunftswörterbuch (Duden, 1989); dort wird der Begriff Belastung im Sinne von Last definiert, die ein Mensch zu tragen hat oder einen Menschen seelisch bedrückt.

Der Begriff Belastung wird auch mit Streß assoziiert. Streß kann unterteilt werden in biologisch-physiologischen Streß, biochemisch-physiologischen Streß, psychoimmunologischen Streß, psycho-sozialen Streß. Ebenso kann man Belastungen als Belastungssituation betrachten, als Krise und als kritisches Lebensereignis. Diese verschiedenen Facetten des Themas sind im folgenden Teil beschrieben.

Krankheitsverarbeitung als Belastung stellt einen Sichtwinkel zu diesem Thema dar. Aus der Sicht der medizinischen Psychologie wird Krankheit als Belastung für den Betroffenen angesehen, und daraus werden Bewältigungsstrategien im Zusammenhang mit bestimmten Erkrankungen z. B. bei Krebs, Rückenschmerzen und Schizophrenie aufgezeigt (z. B. Heim & Perrez, 1994). Diesen Sichtwinkel habe ich nicht weiter bearbeitet (vgl. S. 125ff), da es sehr viel auf ein bestimmtes Krankheitsbild bezogene Literatur dazu gibt. Pflege befaßt sich mit den Leiden der Patienten, die bei allen Krankheiten vorkommen können, und weniger mit bestimmten einzelnen Krankheiten. Belastungen der Angehörigen können bei allen Krankheiten auftreten.

## Belastung als Streß

Belastung kann auch als Streß angesehen werden, und daraus folgen verschiedene Streßkonzepte. In der Literatur wird Streß grob als biologisch-physiologischer Streß und psycho-sozialer Streß unterschieden und beschrieben. Die wichtigsten Vertreter der Grundlagen des biologisch-physiologischen Stresses sind Selye (1988) und Vester (1976), der des psycho-sozialen Stresses Lazarus und Folkman (1984). Vor allem Lazarus und Selye werden von sehr vielen Autoren als Grundlagenliteratur zitiert (z. B. Nitsch, 1981; Benner & Wrubel, 1989; Kohlmann, 1990; Biener, 1993; Filipp, 1995).

Im Folgenden werde ich drei Definitionen von Streß (Biener, 1993, S. 170ff) vorstellen, deren Inhalte im Verlauf der Literaturbearbeitung immer wieder auftauchen und weiter konkretisiert werden.

1. «Unter Streß versteht man die unspezifische Reaktion des Organismus gegenüber Anforderungen oder bestimmten Beanspruchungen.»

2. «Streß ist ein Ungleichgewicht im Kontext einer Individuum-Umwelt-Transaktion.»

3. «Streß ist der von einer Person wahrgenommene Widerspruch zwischen Arbeitsanforderungen und Belastungen und persönlichen Arbeitsvoraussetzungen.»

In der Annahme, daß Streß ein Reiz-und-Antwort-Phänomen sei, gab es früher Unterscheidungen zwischen Reizen und deren Antworten darauf (Lazarus & Folkman, 1984). Dies bedingt, daß ein Stressor nur dann als Stressor gilt, wenn die Antwort darauf Streß beinhaltet (Lazarus & Folkman, 1984). Das heißt, alles, was zwischen Reiz und Antwort passiert, war aus dieser Sicht kein Thema bzw. gehörte in die Bewältigung des Stresses, die lange Zeit als separates Thema angesehen wurde. Ritter-Gekeler (1992) beschreibt und kritisiert dieses Auseinanderklaffen anhand ihrer Studien über Lebens- und Sterbenskrisen in der Vergangenheit. Inzwischen rücken beide Bereiche über die Beschreibung und Erforschung der Bewältigungsstrategien zusammen, wie z. B. bei Filipp (1995) festzustellen ist.

## Biologisch-physiologischer Streß und seine Anpassungsmechanismen

Der biologisch-physiologische Streß beim Menschen ist mit seinen komplexen Systemen, die sich gegenseitig beeinflussen, sehr ausführlich bei Nitsch (1981) dargestellt. Ich beschränke mich auf einen wesentlich kürzeren Abriß des Themas.

Vester (1976) beschreibt die biologischen Mechanismen, mit denen der Mensch Streß in seiner Evolution wahrgenommen und verarbeitet hat. Die Wahrnehmung von Gefahr setzt viele biologische und chemische Abläufe in Gang, damit der Mensch vor der Gefahr flüchten kann (Vester, 1976). Es gibt einen Reiz (z. B. Schmerz oder eine drohende Gefahr – z. B. ein wildes Tier u. ä.); der Wahrnehmungsimpuls läuft vom Großhirn in die Angst signalisierende Zone des Zwischenhirns. Von dort geht die Erregung zum Sympathikusnerv weiter, aktiviert das Nebennierenmark, von wo aus die Hormone Adrenalin und Noradrenalin ins Blut ausgeschüttet werden. Die Hormone erhöhen die Herzfrequenz und den Blutdruck. Zusätzlich werden Zucker- und Fettreserven (aus der Leber) freigestellt und an die Muskeln geleitet. Über die Hypophyse wird durch die Ausschüttung von ACTH (adenokortikotropes Hormon) das Hydrocortison (eine Vorstufe des Cortisons) abgerufen (Silbernagl & Despopoulos, 1979). Verdauungsprozesse und Sexualfunktionen werden ausgeschaltet, damit sich die ganze Energie auf die Begegnung und Bewältigung der Gefahr konzentrieren kann. Durch den Anstieg von Blutdruck und Herzfrequenz wird die Zirkulation der sauerstoffträchtigen Erythrozyten beschleunigt, und es kann vermehrt $CO_2$ abgeatmet werden. Des weiteren steigen die Gerinnungsfaktoren an, um eventuell auftretende Wunden schneller zu schließen (Silbernagl & Despopoulos, 1979).

Selye (1988) setzt den Begriff «Streß» mit dem Begriff «Belastung» gleich und unterscheidet zwischen zwei Streßformen: «Eustreß», dem sogenannten positiven Streß, und «Distreß», dem sogenannten schlechten Streß, der grundsätzlich als unangenehm erlebt wird. Eustreß löst angenehme Gefühle aus und ist eine wichtige Triebfeder für das menschliche Schaffen und Sein.

Die absolute Abwesenheit von Streß ist der Tod, d. h., daß es ein Streßkontinuum gibt zwischen positiv erlebtem Eustreß und negativem Distreß. Für Selye (1988, S. 45) bedeutet das, daß «physiologischer Streß als eine Antwort auf jegliche Art von Anforderung an den Körper zu sehen ist. [...] er kann nur durch eine der beiden grundsätzlichen Reaktionsformen gelöst werden: aktiv durch Kampf – passiv durch Flucht und Erdulden». Diese Reaktionsformen sind dann die Bewältigungsstrategien.

Für Selye (1988) zählt die Anpassungsleistung, die ein Mensch (bzw. ein Lebewesen) in einer bestimmten Streßsituation (Distreß) zu leisten hat, zu den wichtigen Überlebensstrategien. Diese Anpassungsleistung gibt den Menschen und Tieren die Fähigkeit, sich immer wieder an widrige Umstände, z. B. zuwenig Nahrung, zuviel Kälte oder Wärme, zu adaptieren. Bei zuwenig Nahrungsaufnahme stellt der Stoffwechsel des menschlichen Organismus auf eine wesentlich sparsamere Verwertung der Kost um, um so Energien zu sparen. Der Organismus greift nur widerwillig Fettreserven an. Dies kann man deutlich bei Bemühungen zur Gewichtsreduktion beobachten, bis mit dem wenigen Nahrungsangebot der Stoffwechsel von sparsamer Verwertung auf eine für ihn «normale» Verwertung umstellt und sich dadurch das Gewicht reduziert. Ein weiteres Beispiel sind die Zucker, die in der Leber in Form von Glukagon aufbewahrt werden, um bei Energiebedarf in Zucker verwandelt zu werden. Selye (1988) stellt fest, daß es ein Anpassungssyndrom gibt, das bei vielen Stressoren gleich auftritt. Er betrachtet den menschlichen Organismus als ein internes Milieu, das trotz Umwelteinflüssen bestrebt ist, Homöostase zu erhalten. Homöostase übersetzt er mit Beharrungskraft. Wenn die Homöostase eines Menschen bedroht ist, egal ob er Blut verloren hat oder krank ist, tritt in jedem Fall Appetitlosigkeit, Verminderung der Muskelkraft und des Tatendranges ein, bis hin zu Müdigkeit. Biener (1993) beschreibt das Anpassungssyndrom von Selye als die unspezifische Reaktion des Organismus auf Anforderungen. Diese Symptome beschreibt auch Lindemann (1985), der aufzeigt, wie unterschiedliche Reize zu gleichen Anpassungen führten (Anpassungssyndrom). Diese Feststellungen stammen aus den dreißiger und vierziger Jahren und ergaben wesentliche Erkenntnisse für die heutige Streßforschung.

**Biochemisch-physiologischer Streß**

Das endokrine System und die von ihm gebildeten Hormone haben einen wichtigen Einfluß auf den Stoffwechsel. Die Hormone sind chemische Überträgerstoffe, die der Regelung von Organfunktionen und von Stoffwechselvorgängen dienen. Es ist ein komplexes System, das nach dem Frage-und-Antwort-Prinzip funktioniert. Das heißt, eine bestimmte Menge eines bestimmten Hormons im Blut gibt den Rezeptoren des Hormonausschüttungsorgans den Befehl, die Produktion zu drosseln, einzustellen oder zu vermehren. Die Hormonbildung ist hierarchisiert. Das heißt, daß in den meisten Fällen eine nervale Reizung im zentralen Nervensystem einer Hormonausschüttung im Hypothalamus vorausgeht. Dann werden Hormone freigesetzt, die eine weitere Hormonbildung fördern oder hemmen. Dies ist die sogenannte nerval-hormonale Schaltstelle im Hypothalamus (Silbernagl & Despopoulos, 1979).

Streßmechanismen können biochemisch in zwei Hauptgruppen unterteilt werden (Theorell, 1987): Die eine ist im pituitären (schleimigen) adrenalinen Cortex, die andere im sympathico-adrenomedullären System, beide üben Kontrollfunktionen aus. Sie funktionieren beide biochemisch und haben ihr Zentrum in der Nebenniere.

Eine schwedische Studie ergab, daß Menschen in verantwortungsvollen Positionen (z. B. Ärzte) am Morgen eine höhere Plasmacortisonkonzentration aufweisen als z. B. Kellner oder Gepäckträger. Dies wird als Zeichen für Streßsituationen bewertet. Die Bestätigung dieser Studie fand sich bei Strafgefangenen (Biener, 1993).

## Psychoimmunologischer Streß

Jemmot et al. (zit. in Biener, 1993) beschreiben die Auswirkungen von Streß z. B. in Form von Prüfungsstreß, Verwandtentod und Berufsdruck auf unsere Immunabwehr. So zeigte sich in Streßsituationen eine herabgesetzte Aktivität der natürlichen Killerzellen (Leukozyten) gegen Infektionserreger. Daraus folgt, daß psychische Stressoren einen Einfluß auf das Immunsystem haben.

## Psycho-sozialer Streß und Anpassung

Psycho-sozialer Streß wird in der Literatur unter verschiedenen Begriffen und Schwerpunkten betrachtet. Psycho-sozialer Streß wird häufig als Oberbegriff gebraucht, als Abgrenzung zu biologischen, physiologischen, biochemischen und psychoimmunologischen Definitionen von Streß. Der Begriff psycho-sozialer Streß kann weiter differenziert werden in Belastungssituationen, Krisen, kritischen Lebensereignissen und deren Folgen auf die Gesundheit.

Nach Lazarus (zit. in Filipp, 1995, S. 206) «finden die wichtigsten und potentiell pathogenen streßreichen Transaktionen im interpersonellen Bereich statt». Dieser Streß bezieht sich auf konkurrenzierende Anforderungen an eine Person und die Erkenntnis und Bewertung, ob der Stressor bewältigt werden kann oder nicht (Lazarus, zit. in Filipp, 1995; Biener, 1993). Sichtbar wird er nicht mittelbar, sondern im sozialen Kontext. Biener (1993) nennt dies die Individuum-Umwelt-Transaktion. Die emotionalen Reaktionen werden durch die Person und ihre Bewertung der Ereignisse gesteuert und bilden die Grundlage für Handlungen. Genau dieser Prozeß der Handlungssteuerung ist es, der Auswirkungen auf körperliche Vorgänge hat, der im Volksmund als «Aufregung, Streß» usw. formuliert wird. Dies kann sich z. B. in Form von Blutdrucksteigerung oder einem Ulcus ventriculi zeigen; es wäre die pathologische Form der Anpassung (psychosomatische Komponente). Effizientes Bewältigungsverhalten von Streß zeigt sich in der Überwindung von Streß.

Der Zeitabstand zwischen dem Auftreten von Stressoren und dem Manifestieren von pathologischen Anpassungen oder effizientem Bewältigungsverhalten kann sehr lang sein. Diese Prozesse sind außerdem kontextgebunden und können deshalb nicht in ein direktes, erklärendes Ursache-Wirkungs-Schema gebracht werden. Klar scheint zu sein, daß die physiologische und psycho-soziale Ebene zusammenhängen (Biener, 1993). Wissenslücken gibt es in den Fragen, wie die detaillierte Verbindung zwischen Streß und Streßverarbeitung ist. Immer wieder tauchen einzelne Erkenntnisse über Zusammenhänge auf, und je nach Hintergrund werden unterschiedliche Schwerpunkte gesetzt. Ganz schlüssig sind einige Zusammenhänge bis heute nicht geklärt (Heim & Willi, 1986).

## Emotions- und problemzentrierte Bewältigung

Lazarus (z. B. Lazarus & Folkman, 1984) unterscheidet zwischen emotionszentrierter und problemzentrierter Bewältigung. Emotionszentrierte Bewältigung versucht den Stressor auf der emotionalen Ebene zu bewältigen, z. B. durch Verleugnung. Die problembezogene Bewältigung von Stressoren richtet sich gegen den Stressor an sich, d. h. versucht, den Stressor zu beseitigen und bei Nichtgelingen einer Neubewertung zu unterziehen, um dann eine emotionszentrierte Bewältigung einzuleiten.

## Klassifikationen von Belastungssituationen

Kohlmann (1990) beschreibt Klassifikationsmöglichkeiten von Belastungssituationen: Es gibt eine gewisse Vorhersagbarkeit, Kontrollierbarkeit und eine zeitliche Nähe oder Distanz zur belastungsauslösenden Lebenssituation. Die Klassifikationen sind aus Laborsituationen entstanden, in denen Versuchsprobanden z. B. einer Lärmquelle ausgesetzt waren und dann darauf reagierten. Nach der Autorenmeinung lassen sie sich gut auf reale Belastungssituationen im Leben übertragen.

## Inhaltliche und zeitliche Vorhersagbarkeit von Belastungssituationen

Die inhaltliche Vorhersagbarkeit (Kohlmann, 1990) hängt von Informationen über die Art des belastenden Ereignisses ab, die die Charakteristiken eines Belastungsereignisses und dessen Konsequenzen (z. B. ungute Gefühle) und die zeitliche Vorhersagbarkeit umfassen. Ferner unterscheidet man neue Belastungssituationen im Leben des Individuums oder schon einmal dagewesene, ähnliche Belastungssituationen. Neue Belastungssituationen sind z. B. Erstauftreten einer und/oder Ersthospitalisation wegen einer bestimmten Krankheit, die oft mit der Ungewißheit der Ergebnisse einer medizinischen Diagnose gepaart sind.

Schon erlebte Belastungssituationen (z. B. mehrfache Chemotherapiezyklen) können die zeitliche Vorhersagbarkeit unterstützen und je nach Vorerfahrung günstiger oder ungünstiger wirken. Die zeitliche Vorhersagbarkeit kann z. B. während einer Chemotherapie auftretende Übelkeit sein, von der der Patient weiß, daß sie während eines bestimmten Zeitintervalls im Zusammenhang mit der Chemotherapie auftritt und nachher wieder abklingt. Dies wäre eine günstige Vorerfahrung, da das Leiden des Patienten als zeitlich limitiert erlebt wird.

## Kontrollierbarkeit von Belastungssituationen

Auf der Verhaltensebene beschreibt Seligman (1975) die Kontrolle des Verhaltens und Verhaltenskonsequenzen folgendermaßen: «Diese verhaltensmäßige Kontrollierbarkeit beschreibt, daß ein Individuum durch selbst- und umweltverändernde Verhaltensweisen in Form von Ausweich-, Flucht-, Vorbeugungs- oder Abschaltreaktionen direkten Einfluß auf die belastungserzeugende Situation nehmen kann» (Seligman, 1975). Durch ein bestimmtes Verhalten kann Belastungssituationen vorgebeugt werden, wenn das vorahnende Gefühl der Nichtbewältigung der Situation auftritt. Beispielsweise läßt man es «gar nicht so weit kommen», daß bestimmte Belastungssituationen eintreten. Das bedingt das Antizipieren einer Belastungssituation.

Eine weitere Unterscheidung ist die kognitive und willentliche Kontrolle. Kognitive Kontrolle beschreibt z. B. Lazarus (1966) als eine Ereignisinterpretation, bei der das Ereignis bewertet oder in die Einstellungen integriert wird. Ein weiterer Aspekt der kognitiven Kontrolle ist die Überzeugung, Kontrollmöglichkeiten zu besitzen im Sinne von Kontrollillusionen (Langer, 1975). Dies kann ungemein beruhigend auf Menschen in Belastungssituationen wirken, nach dem Motto: «Das kriegen wir in den Griff». Die willentliche Kontrolle ist gekennzeichnet von der Möglichkeit, den Verlauf des Ereignisses zu bestimmen oder zu beeinflussen.

## Nähe und Distanz zum Belastungsereignis

Zeitliche Nähe bzw. Distanz eines Belastungsereignisses ist ein wichtiges Kriterium. Liegt eine bewältigte Belastung länger hinter uns, sind wir geneigt, sie als nicht mehr so überwältigend zu betrachten. Es entsteht diesbezüglich eine gewisse Verzerrung der Wahrnehmung. Ist eine große zeitliche Nähe der Belastung zum Hier und Jetzt vorhanden, stehen wir vermutlich noch mittendrin in der Bewältigung.

## Mehrdeutigkeit

Die Vorhersagbarkeit, Kontrollierbarkeit und die zeitliche Dimension hängen vielfach zusammen und zeigen häufig das Merkmal «Mehrdeutigkeit» (Kohlmann, 1990). Diese Mehrdeutigkeit sieht Epstein (zit. in Kohlmann, 1990, S. 63) als «zentrale Dimension der Angstauslösung». Mehrdeutige Aussagen sind z. B. «helfen Sie mir» als verbale Aussage, während in der spürbaren Grundhaltung oder Handlung «lassen Sie mich gleichzeitig in Ruhe» wahrzunehmen ist.

**Belastung als Krise: drei verschiedene Krisenkonzepte**

Wenn man Belastung als Krise ansieht, kommen verschiedene Krisendefinitionen zum Tragen.

Nach Ulich (1987) ist eine Krise durch die plötzliche Unterbrechung der Alltagsbezüge, durch einen schwankenden prozessualen Charakter, durch die zeitliche Limitierung oder Reichweite der Krise (Wende zum Positiven oder Negativen in der Zukunft) und vor allem durch die betroffenen Lebensbereiche gekennzeichnet. Die Erkrankung und Hospitalisation einer Person löst demnach bei der Person selber und bei den Angehörigen den Unterbruch von Alltagsbezügen aus. Dies erfährt vermutlich eine Steigerung, sofern die Einweisung plötzlich (als Notfalleintritt) geschieht. Die Hospitalisation kann aber auch mit der Hoffnung auf Besserung des Gesundheitszustandes verknüpft und voraussichtlich zeitlich limitiert sein.

Kast (1994) spricht von einer Krise, wenn ein für den «Kriselnden» belastendes Ungleichgewicht zwischen der subjektiven Bedeutung des Problems und den Bewältigungsmöglichkeiten, die ihm zur Verfügung stehen, entstanden ist. Der «Kriselnde» fühlt sich in seiner Identität, in seiner Kompetenz, das Leben einigermaßen selbständig gestalten zu können, bedroht. Hier wird das Mißverhältnis vom subjektiven Erleben des Menschen und seiner zur Verfügung stehenden Bewältigungsressourcen hervorgehoben. Lazarus (zit. in Filipp, 1995) beschreibt bereits die Wichtigkeit der Bewältigungsressourcen.

Lievegoed (1985) sieht Lebenskrisen als Lebenschancen; er zeigt anhand von Lebensphasen die menschliche Entwicklung, die charakteristischen Krisen und Entwicklungsmöglichkeiten auf. Das Studium dieses Konzeptes gibt Aufschluß über die Charakteristiken und Aufgaben einzelner Lebensphasen. Man kann sich sehr gut vorstellen, was das Individuum in einer Lebensphase beschäftigt. Er geht davon aus, daß in einer Biographie bestimmte Aufgaben in bestimmten Lebensphasen erfüllt werden müssen, damit sich der Mensch weiterentwickeln kann und nicht von unterlassenen Entwicklungsschritten in der Weiterentwicklung gehindert wird (z. B. die Emanzipation von den Eltern im jungen Erwachsenenalter). Lievegoed teilt die menschliche Biographie und deren Entwicklungsschritte in einen Sieben-Jahres-Rhythmus ein und vertritt damit eine sehr alte Ansicht, daß sich die Biographie mit «Hilfe einer mythologischen Zahlenlehre» ordnen läßt (Lehr, zit. in Rosenmayr 1978, S. 317). Lehr (ebd.) kritisiert, daß viele Stufentheorien entwicklungsrelevante Einzelphänomene vernachlässigen. Nach Lievegoed ist es ein Unterschied, ob eine Krise mit 18 oder mit 40 Jahren auftritt. Die Vorteile der Ansicht von Lievegoed sind, daß es konkretere Hinweise für die Biographie von Erwachsenen bis etwa 63jährig gibt. Die Entwicklungsstufen für Kinder und Jugendliche sind mit verschiedenen Fragestellungen in der Literatur vielfach beschrieben worden, beispielsweise von Piaget (1948 und 1983), der sich unter anderem mit der Entwicklung des moralischen Urteils beim Kind auseinandersetzte, oder Kohlberg (1974), der, auf Piagets Werk aufbauend, die kognitive Entwicklung beim Kind beschreibt.

**Kritische Lebensereignisse als Krisenauslöser**

Die Erkenntnis, daß der individuelle Lebenslauf von einer unüberschaubaren Menge von unvorhergesehenen Ereignissen gefüllt ist, die mehr oder weniger erfolgreich bewältigt werden, ist nicht neu. Die Definition von kritischen Lebensereignissen erweist sich als schwierig und komplex. Schwierigkeiten bereitet die Frage, welche Lebensereignisse als kritisch betrachtet werden sollen (Filipp, 1995). Belschner und Kaiser (zit. in Filipp, 1995) zeigen die Komplexität der Einflüsse auf individuell kritisch erlebte Lebensereignisse in einer Mehrebenen-Analyse auf. Die Ereignisse werden auf der Makroebene beeinflußt von der Gesellschaft, z. B. durch die Staatsform, ethnische Zusammensetzung, politische und wirtschaftliche Krisen und durch ökologische Gegebenheiten, wie z. B. das Klima. Auf der Mesoebene sind die beeinflussenden Faktoren Institutionen, Organisationen und Betriebe mit ihren Normen, wie z. B. Arbeitsschutzverordnungen, Prüfungsordnungen. Auf der Mikroebene sind die individuell erlebten Situationen der Person einzuordnen, wie z. B. Beteiligung an Situationen in der Berufsrolle, Elternrolle, Bewältigungsreaktionen des Individuums auf diese Situationen wie z. B. Trauer um den Verlust einer geliebten Person. Ebenso betonen Belschner & Kaiser (ebd.), daß es *das* kritische Lebensereignis an sich nicht gibt.

Die Erkrankung und/oder Hospitalisation eines Menschen kann als kritisches Lebensereignis sowohl für den Patienten wie auch für die Angehörigen angesehen werden (Filipp, 1995). Sie wird von allen drei vorher beschriebenen Ebenen beeinflußt. Holmes et al. (1967) haben Zusammenhänge zwischen Erkrankungen und bedeutsamen Lebensereignissen untersucht. Die Bedeutsamkeit bestimmter Lebensveränderungen wurde anhand des seelischen Aufwandes und an der Zeit, die Menschen für die Bewältigung durchschnittlich benötigten, gemessen. Je mehr Aufwand und Zeit eine Person zur Anpassung benötigt, um so bedeutsamer ist das Lebensereignis und um so größer ist ein Erkrankungsrisiko.

Zu den bedeutsamen Lebensereignissen zählen nach Teegen (1990), gestützt auf Holmes & Rahe (1967), die in **Tabelle 1** aufgeführten Geschehnisse.

Diese Liste von Teegen umfaßt insgesamt 43 Rangplätze, die ersten achtzehn habe ich aus Gründen der Relevanz für das Thema aufgenommen. Im Unterschied zu Holmes & Rahe (1967) enthält sie Zahlenwerte für die Anpassungsleistung und damit eine Bewertung der «Schwere von Lebensereignissen». Insgesamt zeigt diese Liste auf, daß die Erkrankung eines Menschen ein kritisches Lebensereignis für die Person selber und die Angehörigen darstellen kann, unabhängig davon, ob letztere

**Tabelle 1:** Bedeutsame Lebensereignisse (Teegen, 1990)

| Rangfolge | Ereignis | Wert für die Anpassungsleistung |
|---|---|---|
| 1 | Tod des Ehegatten | 100 |
| 2 | Scheidung | 73 |
| 3 | Trennung ohne Scheidung | 65 |
| 4 | Gefängnisstrafe | 63 |
| 5 | Tod eines nahen Familienmitgliedes | 63 |
| 6 | Verletzung oder Krankheit | 53 |
| 7 | Hochzeit | 50 |
| 8 | Entlassung | 47 |
| 9 | Wiederversöhnung nach Streit mit Ehegatten | 45 |
| 10 | Pensionierung | 45 |
| 11 | Erkrankung eines Familienmitgliedes | 44 |
| 12 | Schwangerschaft | 40 |
| 13 | Sexuelle Schwierigkeiten | 39 |
| 14 | Familienzuwachs | 39 |
| 15 | Berufliche Veränderungen | 39 |
| 16 | Veränderungen im finanziellen Bereich | 38 |
| 17 | Tod eines nahen Freundes | 37 |
| 18 | Wechsel am Arbeitsplatz mit ungewohnten Tätigkeiten | 36 |

dadurch erkranken. Die Offenheit eines Situationsausganges und die schwierige Beeinflußbarkeit von solchen Situationen erhöhen die Komplexität.

Rahe (1978) geht davon aus, «daß eine bestimmte Anhäufung von belastenden Lebensereignissen zur Auslösung einer Krankheit notwendig sei». Sie können eventuell gleichzeitig, in zeitlich gestaffelter Reihenfolge auftreten oder sich überlappen, und es muß daraus nicht unbedingt eine Krankheit resultieren. Das Auftreten einer isolierten Kategorie, z. B. «Veränderungen im finanziellen Bereich», benötigt bereits viel Energie zur Bewältigung. Es ist unschwer nachzuvollziehen, daß die Kombination von «Krankheit» und dadurch bedingten «Veränderungen im finanziellen Bereich» noch mehr Energie zur Bewältigung benötigt.

Kenntnisse über die Bewältigung von Streßsituationen erscheinen neben den genauen Stressoren im individuellen Kontext als wichtige Größe in der Diskussion. Das Thema «Bewältigung von Streß und Krisensituationen» müßte in einer weiteren Literaturaufarbeitung angegangen werden und kann in diesem Rahmen nicht sehr ausführlich erfolgen.

Schließlich halten Gräser, Esser und Saile (zit. in Filipp, 1995, S. 104ff) fest: «Weil eine Einschätzung der Bedrohung durch ein konkretes Lebensereignis nur auf dem Hintergrund individueller Wertvorstellungen und individueller Konzeptualisierungen der Umwelt und der eigenen Person möglich ist, diese aber wiederum von den Lebensumständen und der Lebensgeschichte des Individuums abhängen, muß man mit unterschiedlichen Einschätzungen des gleichen Ereignisses durch verschiedene Personen rechnen. Das Gleiche gilt natürlich auch für die Einschätzung der eigenen Handlungsmöglichkeiten und als Folge davon auch für das eigentliche Handeln.» Dies deckt sich mit den Definitionen von Streß, die zu Beginn des Kapitels von Biener (1993) zitiert wurden.

## 3. Mögliche Ursachen der Belastung

Der Verlust der sozialen Funktionen und der Mobilität trennt die Patienten bei Krankenhauseintritt von ihrem primären Beziehungsnetz (Juchli, 1994). Das kann von beiden Seiten als Belastung angesehen werden. Eine weitere mögliche Ursache dafür, daß Patienten die Belastung ihrer Angehörigen durch ihre Hospitalisation wahrnehmen, ist, daß sie in einer besonderen (Krankheits- und Lebens-)Situation hospitalisiert wurden. Die Patienten können sich Sorgen machen, wie die Angehörigen bestimmte Situationen bewältigen werden, die sie ungelöst zurücklassen. Oder wie sie mit einer bestimmten Diagnose umgehen werden bzw. das Leid aushalten können.

Carpenito (1995a, S. 366ff) beschreibt folgende Ursachen für die Belastung von Familienangehörigen, wenn ein Familienmitglied krank wird. Dabei unterscheidet sie verschiedene Grundursachen:

- Krankheitsbedingte Faktoren
    - Plötzliche Erkrankung eines Familienmitgliedes
    - Belastung von chronischen Krankheiten
    - Zu erwartende Körperbehinderung oder Invalidität
    - Krankheiten, die zu einer Entstellung der äußeren Erscheinung führen
    - Soziale Stigmatisierung im Zusammenhang mit der Krankheit
    - Finanzielle Belastungen
- Ursachen im Zusammenhang mit dem Verhalten des Kranken
    - Verweigerung der Kooperation bei notwendigen Interventionen

- Verhalten des Kranken, das als abweichend vom «Normalen» beschrieben werden kann, z. B. Einnahme von Suchtsubstanzen, suizidales Verhalten, Gewalttätigkeit
- Selbstisolation von der Familie
- Beschimpfung der Familienmitglieder und der Pflegepersonen

• Faktoren, die die ganze Familie betreffen
- Vorhandene Feindseligkeiten, ungelöste Konflikte, Eifersucht und Schuldgefühle
- Unfähigkeit, Probleme in einer adäquaten Weise zu lösen
- Ineffektive Kommunikationsmuster unter den Familienmitgliedern
- Veränderung in der Rollenerwartung und der daraus resultierenden Spannungen

• Faktoren im Zusammenhang mit der Krankheit in der Familie
- Fehlende Familienmitglieder, die Unterstützung anbieten können
- Finanzielle Schwierigkeiten
- Mangelndes Wissen über die Krankheit und deren Pflege
- Langandauernde schlechte Beziehungen zwischen Pflegeperson und krankem Familienmitglied
- Überforderte Pflegeperson(en)

• Faktoren im Zusammenhang mit der Umgebung, in der Pflege stattfindet
- Fehlende Übung der Pflegenden im Umgang mit Kriseninterventions-, Beratungs- und Kommunikationsstrategien
- Zuwenig Pflegepersonal
- Mangelnde Kontinuität in der Pflege
- Mangelnde räumliche Einrichtungen in der Institution zur Sicherstellung von individueller Pflege

• Beeinflussende Faktoren auf der Gemeindeebene
- Mangelnde Unterstützung der Kirchen oder seelsorgerischer Einrichtungen
- Mangelhafte Beratung und Unterstützung z. B. vom Sozialamt oder Gesundheitsamt o. ä.
- Fehlende spezielle Pflegeeinrichtungen, z. B. Ferienplätze im Pflegeheim zur Entlastung von pflegenden Angehörigen

Unter krankheitsbedingte Faktoren gehören auch die Schmerzen, die ein Patient aushalten muß. Sie belasten die Angehörigen, indem sie miterleben müssen, wie sich der Patient damit quält. Da die Schmerztoleranzgrenze individuell verschieden (Juchli, 1994) und die Bewältigung sehr unterschiedlich ist und davon abhängt, ob die Schmerzen medikamentös positiv beeinflußt werden können, fällt die Belastung unterschiedlich aus.

In dieser Auflistung zeigen sich sehr viele Gründe, warum die Angehörigen von kranken Menschen sehr belastet sein können und eventuell auf Unterstützung angewiesen sind. Die Sicht des Patienten auf diese Belastungen der Angehörigen werden bei Carpenito (1995a) nicht erwähnt.

## 3.1 Drei Muster von chronischen Erkrankungsverläufen und die Auswirkungen auf die Angehörigen

Die Belastung von chronischen Krankheiten, die Carpenito (1995a) unter krankheitsbedingten Faktoren beschreibt, können noch weiter differenziert werden.

Die Belastung von Familien mit chronisch kranken Menschen ist enorm groß und wird vermutlich vielfach unterschätzt. Nach Krulik (1997) leben z. B. in Israel ca. 80 bis 90% der chronisch kranken Menschen (jeder Altersgruppe) außerhalb von Institutionen und werden von ihren Angehörigen mit Unterstützung von professionellen Hilfsdiensten gepflegt. Das bedeutet, daß einige Patienten nach Entlassung aus dem Akutkrankenhaus mit großer Wahrscheinlichkeit zu Hause selbst Pflegeaufgaben haben und durch die eigene Erkrankung diese Aufgaben nicht im gewohnten Maß ausführen können. Das kann auf die Patienten Druck erzeugen, möglichst schnell wieder gesund zu werden, um ihre Pflegeaufgaben zu Hause weiterhin erfüllen zu können. Darum lohnt es sich aus meiner Sicht, diese Auswirkungen auf die Angehörigen konkreter zu betrachten. Corbin und Strauss (1993) haben drei Muster von instabilen Phasen bei chronischen Krankheiten herausgearbeitet, die ich im folgenden vorstellen werde.

Das *erste* Muster wird als chronische Erkrankung mit stabilen Perioden und möglichen potentiellen Instabilitäten bezeichnet. Am Beispiel einer Frau mit Diabetes mellitus wird beschrieben, daß es trotz guten Kenntnissen und Umgang über und mit der Krankheit zu Entgleisungen kommen kann. Diese Entgleisungen können von ernsthafter Natur sein, so daß eine Hospitalisierung nötig ist, oder sie können zu Hause bewältigt werden. Die Familie lebt mit den Anpassungen an die Krankheit der Frau relativ gut und stabil. Das heißt, viele Unwägbarkeiten im Alltag werden vermieden (kontrollierbar gemacht), und die Auswirkungen sind bekannt (diabetische Entgleisung). Die Unsicherheiten beziehen sich darauf, durch welchen Umstand oder zu welchem Zeitpunkt die Entgleisungen passieren, also nicht vorhersagbare Umstände und eine unbekannte zeitliche Dimension. Aus den Umständen, die eine Entgleisung hervorrufen, hat diese Familie die Chance, diese in Zukunft zu beeinflussen. Die Bewältigung ist problemzentriert. Es wird versucht, den Stressor bzw. die Ursache in Zukunft zu vermeiden.

Das *zweite* Muster wird beschrieben als Zustand permanenter Instabilität. Als Beispiel wird ein Mann mit chronischer Angina pectoris beschrieben, der immer wieder Attacken von Herzschmerzen hat, die medikamentös schlecht in den Griff zu bekommen sind. Kaum eine der vorbeugenden Maßnahmen des Ehepaares hilft, diese Attacken zu verhindern oder in ihrer Intensität zu mindern. Die Ehefrau unterstützt ihren Ehemann in vielfältiger Weise. Seine Verfassung ist schlecht, und beide leben mit der ständigen Sorge um seinen Zustand und dem Bewußtsein, daß sein baldiger Tod eintreten könnte. Diese Familie erlebt die Erkrankung des Mannes als fortwährend anwesend, sie ist in den Aktivitäten erheblich eingeschränkt. Beide wissen zwar, welche Situationen zu einer Verschlechterung des Zustandes des Mannes führen (Vorhersagbarkeit der Ereignisse), können sie aber schlecht beeinflussen. Der Beeinflußbarkeit der physikalischen Koronardurchblutungsstörungen sind enge Grenzen gesetzt. Die zeitliche Nähe zu den Attacken ist kurz, ihre Beeinflußbarkeit ist gering, und darum ist sicher auch die Angst vor der nächsten Attacke als groß einzustufen. Durch vorbeugende Maßnahmen versuchen sie, die Belastungssituationen (hier die Attacken) zu vermeiden, aber ohne viel Erfolg. Insgesamt ist die Belastung dieses Paares als groß anzusehen, auch die gesunde Ehefrau ist stark involviert.

Das *dritte* Muster ist gekennzeichnet von dramatischen Verschlechterungen der chronischen Krankheit und zeitweise neuen Erkrankungen, die nur zum Teil mit der Grundkrankheit zusammenhängen. Als Beispiel wird eine Frau im mittleren Alter mit der Grundkrankheit Asthma bronchiale und/oder einer Allergie beschrieben. Ein Kreislauf wird beschrieben: «Was war zuerst da, das Asthma bronchiale oder die Allergie?» Die neuen Erkrankungen und Symptome können ebenfalls dramatisch verlaufen. Dieses Muster erstreckt sich über Monate und/oder Jahre und wirkt auf die Betroffenen sehr niederschlagend. Kurz gefaßt, geht es um einen Zustand von Instabilität durch die chronische Grundkrankheit, und dazu kommen noch andere schwerwiegende Zustände (z. B. Hoffnungslosigkeit über ihren Zustand, Schmerzen, das Gefühl zu haben, daß die Dinge außer Kontrolle geraten, Schlafstörungen wegen aufrechtem Sitzen, wegen Asthma-Anfällen usw.). Dazu kommen physiologische Zustände, die bei ihr pathologisch werden, wie z. B das zu frühe Eintreten der Menopause, in Form von schweren Blutungen.

Zu den Belastungen der Krankheiten kommen bei dieser Frau weitere ungünstige Umstände hinzu: Sie lebt alleine und studiert an einem anderen Ort als an dem, wo ihre Familie lebt. Somit muß sie ihren Lebensunterhalt und die Finanzen zur Behandlung ihrer Krankheit unter Bedingungen erarbeiten, die ohne Krankheit schon schwierig sind, wenn man wenig finanzielle Unterstützung hat. Würde ihre Familie durch örtliche Nähe mehr involviert sein in die Situation, würden deren Belastungen wahrscheinlich stark ansteigen.

Carpenito (1995a) beschreibt das Fehlen von Ressourcen als Ursache sehr umfassend. Wie ich bereits festgehalten habe, ist Krankheit immer mit vielen Kategorien von Belastungen verbunden. Das schlägt sich im letzten Beispiel besonders nieder im Fehlen von Ressourcen zur Bewältigung. Diese Frau hat wenig Hinweise bezüglich inhaltlicher und zeitlicher Voraussagbarkeit ihrer Einschränkungen und belastenden Ereignisse. Sie lebt in großer Ungewißheit und Unsicherheit bezüglich ihrer Zukunft (Weigelt, 1991; Krulik, 1997; Corbin & Strauss, 1993) und der Frage, ob sie ihr Studium fortsetzen kann. Auch könnte es sein, daß sie einen Asthmaanfall nicht überlebt. Nach meiner Einschätzung lebt diese Frau in höchstem Maß in unsicheren Lebenssituationen, von denen unklar ist, ob die ihr dafür zur Verfügung stehenden Bewältigungsressourcen zur Bewältigung ausreichen. Kast (1994) spricht beim Auftreten dieser Diskrepanz von einer Krise, und demnach ist die Frau in einer permanenten Krise.

Den Beziehungsaspekt, den Carpenito (1995a) als Ursache für Belastung angegeben hat, beschreiben Meier et al. (1989), die die Belastungen der Angehörigen untersucht haben. Sie bemerken unter dem Beziehungsaspekt, daß Mithilfe bei der Pflege von Langzeitpatienten durch die Angehörigen für einige Menschen eine zu große Belastung wäre. Als Gründe geben sie aggressives Verhalten der Patienten gegenüber den Angehörigen und gestörte eheliche Beziehungen an, die schon vor der Hospitalisation bestanden. Daß schlechte Beziehungen zwischen einzelnen Angehörigen und dem Patienten die Gespräche über die Sorge des Gesundheitszustandes des Patienten verhindern, beschreibt Kesselring (1987).

Hier wird klar, daß die Pflege im Akutbereich häufig nur eine gewisse Zeit mit dem Patienten verbringt, gemessen an der Zeit, in der die Angehörigen mit dem Patienten in Beziehung stehen. Je älter der Patient ist, um so länger lebt die Familie mit ihrem Angehörigen zusammen. Daraus können viele «Familienregeln» und «Familiengeheimnisse» entstehen, die manchmal weder in der Familie noch für Außenstehende nachvollziehbar kommuniziert werden und Einfluß auf die Beziehungen der Patienten und dadurch auch auf die Pflege haben. Hier hinein gehört z. B. auch das Gesundheitsverständnis der einzelnen Familienmitglieder. Durch die Hospitalisation kann das Familiensystem aus dem Gleichgewicht geraten und eine Krisensituation in der Familie entstehen.

Dazu kommt, daß sich die Institution Krankenhaus und damit auch die Pflege dem Patienten und den Angehörigen, vor allem in Notfallsituationen, sehr schnell und stark nähert, mit wenig konkretem Wissen darüber. Patienten und Angehörige könnten so viel Nähe unangenehm erleben, da sie aber von der Institution Besserung des Gesundheitszustandes des Patienten erhoffen und erwarten, erdulden sie eventuell in manchen Fällen diese Nähe.

## 4. Erleben und Bedeutung

Nach Bösch (1984) ist die gesamte Familie bzw. der Kreis der Angehörigen (Friedemann, 1996) von der Erkrankung eines Menschen betroffen. Das bedeutet, daß die folgenden Konzepte über Erleben und Bedeutung auf das Erleben und die Bedeutungszuschreibung von Patienten und Angehörigen eines hospitalisierten Patienten zutreffen. Angehörige und Patienten können die Ungewißheit (Weigelt,

1991) als zentrales Erlebnis der Patienten beschreiben, die auf eine bestimmte Diagnose u. a. m. warten. Ebenso könnten Patienten und Angehörige das Wechselspiel von gegenseitigen Anforderungen innerhalb einer Ehe bei Krebserkrankung eines der Eheleute erleben und beschreiben (Baldegger, 1995).

Abschiednehmen von bestimmten Funktionen, Rollen, Personen, Fähigkeiten oder Lebensabschnitten wurde (in bezug auf das Alter) von Stadelmann (1991) bearbeitet. Sie untersuchte die Erlebnisse von Betagten in einem Alters- und Pflegeheim und hält fest, daß das Abschiednehmen zwar im Alter vermehrt nötig wird, aber in jedem Alter Abschiede von bestimmten Dingen geleistet werden müssen. Durch eine Erkrankung und Hospitalisation wird für Patienten und Angehörige die Bedeutung des Abschiednehmens größer, vor allem, wenn die Prognose der Erkrankung ungünstig ist.

Das Abschiednehmen ist mit Trauern um nicht wiederherzustellende Gesundheit in Form von Verlust von Funktionen verbunden, z. B. Verlust des Arbeitsplatzes, Verlust von Rollen innerhalb der Familie, und wird von Carpenito (1995a) beschrieben. Akute Trauer als Reaktion auf den Verlust eines nahestehenden Menschen beschreibt Lindemann (1985) bereits in den späten vierziger Jahren.

Corbin & Strauss (1993) beschreiben, daß Personen, die von chronischen Krankheiten betroffen sind, sich die Rückkehr zu normalem physischem Funktionieren und sozialem Leben wünschen, was sich auch die Angehörigen wünschen und eine große Bedeutung hat.

Kesselring (1987) beschreibt, daß die Diagnosestellung «Krebs» von vielen Patienten als Schock erlebt wurde und sie sich existentiell bedroht fühlten. Diese Erlebnisse sind sicher auch für die Angehörigen zutreffend, wenn sie erfahren, daß ein Angehöriger Krebs oder eine andere bedrohliche Krankheit hat. Unsicherheit in bezug auf die Zukunftsgestaltung erleben Patienten sowie Angehörige (Kesselring, 1987; Corbin & Strauss, 1993) vor allem, wenn die Lebensqualität und damit das bisherige, gewohnte Leben beeinträchtigt wird. Ebenso sind Patienten und deren Angehörige in die Frage involviert, was die Krankheit für ihr persönliches Leben bedeutet (Corbin & Strauss, 1993). Insgesamt empfanden Patienten, daß ihre Krankheit «auf verschiedenen miteinander verflochtenen Ebenen auf ihre Familien einwirkte: über Gefühle, Beziehungen, Rollen, Arbeit und andere Einflüsse» (Kesselring, 1987, S. 53). Als Gefühle sind bei den Angehörigen die tiefe Sorge um den Kranken festgehalten (Kesselring, 1987). Die Beziehungen zu den Familienangehörigen wurden einerseits durch die Krankheit positiv verändert, indem vermehrtes Um-den-anderen-Kümmern eintrat. Andererseits konnten Verlassenheitsgefühle aufkommen, die der andere Partner erlebte (Kesselring, 1987). Probleme in der Rollenänderung wurden dort beschrieben, wo z. B. der Partner (v. a. Männer) mehr Haushaltsarbeiten leisten mußte oder das Geschäft weitergeführt werden mußte.

## 5. Verhalten und Erscheinungsformen

Den Verlust von sozialen Funktionen und der Mobilität beschreibt Juchli (1994) mit folgenden Reaktionen: Angst, Niedergeschlagenheit, Unsicherheit und im Extremfall Regression (Rückzug auf sich selbst) oder Depression. Niederberger (1994) beschreibt die widersprüchlichen Erwartungen der betagten Mütter an ihre Töchter bei Pflegeheimeintritt, z. B. der formulierte Gedankengang der pflegebedürftigen Mutter, die die Tochter als Kind damals versorgte und nun von der Tochter versorgt werden muß.

Nach Soder (1991) drücken hoffnungsvolle Menschen ihre Hoffnungen vor allem in Äußerungen über positive Gedanken aus, z. B. Freude und zukunftsbezogene Hoffnungen, die sich darauf richten, noch am Leben zu sein, Teilnahme an kulturellen Veranstaltungen innerhalb und außerhalb der Institution, mitfühlen und sich sorgen um andere Menschen, Gespräche mit MitbewohnerInnen, Zeit und Ruhe zu brauchen für das Nachdenken über die eigene Biographie, in Frieden sterben zu können usw. Diese Auswahl von Verhaltens- und Erscheinungsformen bezüglich Hoffnung könnte für das Erleben der Angehörigen bei der Hospitalisation eines Familienmitgliedes relevant sein, und zwar im Sinn von Hoffnung haben oder im umgekehrten Sinn. Hoffnungslos sein wird bei Doenges und Moorhouse (1994, S. 117) beschrieben als «subjektiver Zustand, bei dem ein Mensch begrenzte oder keine Alternativen sieht oder keine Wahl hat und unfähig ist, Energien zu mobilisieren». Dies kann sich verbal oder im Verhalten äußern, z. B. in Form von Passivität, Wortkargheit, herabgesetzter Affektivität (Mangel an Initiative, verminderte Reaktion auf Reize, sich abwenden von sprechender Person usw.).

Angehörige können auch zurückhaltend sein in der Äußerung über die Sorge um den Zustand des Patienten, um den Patienten nicht zu belasten (Kesselring, 1987). Wie bereits Meier et al. (1989) festhalten, kann eine Hospitalisation die Reflektion des eigenen Verhaltens bei den Angehörigen auslösen, z. B. gemeinsam betriebenes gesundheitsschädigendes Verhalten wird erkannt und verändert, z. B. wird mit dem Rauchen aufgehört (Kesselring, 1987).

Ein breites Spektrum von Verhaltensweisen von Menschen in Krankheitssituationen (Krisensituationen) bieten die «Berner Bewältigungsformen», die von Heim und Willi (1986) entwickelt wurden. Es sind emotional ausgerichtete Bewältigungsformen. Im folgenden werden sie kurz dargestellt.

*Ablenkendes Anpacken:* Vertraute Tätigkeit im Sinne von Ablenkung einsetzen. «Ich stürze mich in die Arbeit, um die Krankheit zu vergessen.» Oder, wenn dies im Krankenhaus nicht möglich ist, das Alltagsgespräch (z. B. über das Essen oder das Wetter) mit Mitpatienten oder Angehörigen.

*Ablenken:* Wie unter «ablenkendes Anpacken» beschrieben, können Alltagsthemen oder weit hergeholte Themen (z. B. welches Auto in ein paar Monaten gekauft werden soll oder die immer zu hohe Telefonrechnung zu Hause) mit Mitpatienten oder Angehörigen diskutiert werden. Diese Themen verlagern die Hauptthemen (die Krankheit) zu Nebenschauplätzen. Die Nebenschauplätze dienen als Selbstschutz, um nicht über die Krankheit und deren Konsequenzen nachdenken zu müssen (Kesselring, 1987).

*Kompensation:* Ablenkende Wunscherfüllung: kaufen, essen, irgend etwas Lustvolles tun: «Ich gönne mir etwas Gutes, etwas Besonderes.» Das kann eine Reaktion von Angehörigen sein, die sich um den Patienten Sorgen machen, da z. B. die finanzielle Situation dies nicht erlaubt.

*Konstruktive Aktivität:* Etwas tun, was (evtl. schon lange) ein Bedürfnis war, z. B. Kreativität entfalten, eine Reise machen usw. «Endlich nehme ich mir Zeit für mich.» Die Entfaltung dieser Aktivitäten kann sogar vom Patienten erwünscht sein, wenn er wegen chronischer Krankheit zu Hause Hilfe von seinen Angehörigen annehmen muß. Dies würde in diesem Fall zu einer Entlastung des Patienten und der Angehörigen führen. Ist die Krankheitssituation hingegen bedrohlich, könnte der Patient solche Aktivitäten so auffassen, daß sich die Angehörigen zu wenig um ihn kümmern und er sich nicht ernst genommen fühlt.

*Zuwendung:* Bedürfnisse erfüllen, sich aussprechen können, angehört werden, Beistand haben. Sie fördern, daß sich der Patient ernst und angenommen fühlen kann, und zeigen ihm, daß er trotz Krankheit eine wichtige Person im Leben der Angehörigen sein kann. Zuwendung kann nur in ehrlicher Form erfüllt und angenommen werden, wenn die Beziehung zwischen den Menschen gut ist.

*Rückzug (sozial):* Allein mit sich selbst: sich isolieren, abkapseln, den Leuten aus dem Weg gehen: «Ich will von allem/allen nichts mehr wissen.» Dies kann einerseits auf eine schlechte Beziehung zwischen Patient und Angehörigem hinweisen, aber auch auf «Nicht-belasten-Wollen» des Patienten/Angehörigen (Kesselring, 1987).

*Wut ausleben:* Gestaute Aggressionen ausdrücken: ungehalten, verärgert, reizbar sein: «Ich habe eine große Wut, daß diese Krankheit mich gerade jetzt packt.» Vielleicht haben sich auch Patienten über schädigende Lebensweisen hinweggesetzt, und die Angehörigen sind erbost darüber. Ebenso kann ein Nebenschauplatz als Ausdruck für Aggressionen herhalten (Wut auf Nachbarn, die schon wieder solchen Lärm machen usw.).

*Altruismus:* Für andere etwas tun, Gefallen erweisen, Hilfe leisten, Sympathie ausdrücken. «Solange es mir möglich ist, will ich etwas für andere tun.» Das könnte den Patienten Sorge machen, wenn die nächsten Angehörigen selber krank sind und z. B. mit letzten Kräften zu ihnen zu Besuch kommen.

*Zupacken (krankheitsbezogen):* Aktive Informationssuche in bezug auf Krankheit: Initiative/Mithilfe bei Abklärung, betont kooperativ in der Therapie. «Wenn ich (bei der Therapie) mitmache, leiste ich meinen Beitrag dazu, daß es gut kommt.» Die aktive Informationssuche und übereifrige Abklärungen (ob dieses oder jenes zu Hause möglich sein wird) ist auch von Angehörigen ein Verhalten, das ihnen die Auseinandersetzung mit der Erkrankung vom Patienten ermöglicht. Gleichzeitig erhalten sie vom Krankenhaus (Pflegenden und Ärzten) Informationen über den Gesundheitszustand ihres Mitmenschen. Ein konstruktives Verhalten, das, in offener Art ausgelebt, zum Finden von Lösungen für den Patienten beitragen kann.

*Aktives Vermeiden:* Notwendige medizinische Handlungen unterlassen. Krankheit herunterspielen: verleugnen, bagatellisieren, ignorieren: «Es ist alles nur halb so schlimm.» Aktives Vermeiden kann von den Angehörigen und vom Patienten gelebt werden. Beide Parteien tun es einerseits aus Selbstschutz und andererseits als Schutz des Gegenübers (Kesselring, 1987).

*Valorisieren:* Bewußtmachung der eigenen Werte: Erfolg suchen, phantasieren, erinnern. «Mir ist schon etwas Wichtigeres gelungen.» Dies kann eine erfolgreiche Strategie der Angehörigen sein, um mit der Krankheit des Patienten umzugehen. Die Unterstützung des Valorisierens kann die Entwicklung der Selbstwahrnehmung und der Entwicklung von Fähigkeiten, mit gegenwärtigen und zukünftigen Krisensituationen umzugehen, fördern. Ich habe dies im Kapitel der Interventionen beschrieben.

*Problemanalyse:* Kognitive Analyse der Krankheit und ihrer Folgen: erkennen, abwägen, entscheiden: «Ich versuche, mir zu erklären, was überhaupt los ist.» Dies kann sich in vielen Fragen der Patienten und der Angehörigen äußern.

*Sinngebung:* Der Krankheit einen Sinn geben, sie als Aufgabe, Chance sehen, durch sie die Lebenseinstellung, Wertschätzung ändern: «Durch die Krankheit habe ich zum wahren Selbst gefunden.» Ein wichtiger Vorgang, der die Bedeutung und damit eine Bewertung der Krankheit durch die Betroffenen und ihrer Angehörigen darstellt und z. B. von Dethlefsen und Dahlke (1989) für einige Krankheiten und Symptome geschildert wird.

*Religiosität:* Halt im Glauben, gottgewollt, dem Menschen auferlegt: «Jedem schlägt seine Stunde, aber Gott steht mir bei.» Viele Menschen fühlen sich in Krankheitssituationen, als Betroffene und als Angehörige, vom Glauben an Gott aufgehoben. Dies zeigt z. B. die Präsenz von kirchlichen Mitarbeitern verschiedener Konfessionen in Krankenhäusern.

*Resignation:* Aufgeben, sich ergeben, hoffnungslos sein: «Ich glaube, es hat alles keinen Sinn mehr.» Hoffnungslosigkeit beschreiben Doenges und Moorhouse (1994).

*Auflehnung:* Sich gegen die Krankheit und ihre Folgen auflehnen: protestieren, mit dem Schicksal hadern: «Warum gerade ich?»

*Akzeptieren:* Krankheit als unabwendbar betrachten, Schicksalshaftigkeit entgegennehmen, Krankheit bewußt mit Fassung tragen: «Es ist nun halt mal so.» Dies kann einerseits als ein Bewältigungsschritt der Angehörigen betrachtet werden, andererseits als ein Schutz der Patienten vor zu tiefen Gefühlen, um die Angehörigen nicht zu belasten (Kesselring, 1987).

*Haltung bewahren:* Gleichgewicht bewahren, die Selbstkontrolle, Fassung nicht verlieren, Selbstbeherrschung: «Ich muß mich zusammenreißen.» Dies kann im Ergebnis, wenn die Selbstkontrolle gelingt, die Akzeptanz der Krankheit sein. Aber hinter der «Fassade» sieht es ganz anders aus. Das Ziel ist vermutlich der Schutz der Patienten und/oder der Angehörigen.

*Relativieren:* Mit anderen vergleichen, herunterspielen: «Mir geht es noch relativ gut im Vergleich zu anderen, die kein Bein mehr haben.» Relativieren kann motivierend auf Patienten und Angehörige wirken, indem schlimmere Zustände jetzt im Augenblick nicht aktuell sind und vielleicht in der Zukunft nicht eintreten müssen. Aber es kann auch demotivierend wirken, daß der Zustand als nicht so schlimm dargestellt wird im Vergleich zu anderen Zuständen oder daß dieses Verhalten im Vergleich zu anderen Zuständen nicht angemessen sein soll.

*Selbstbeschuldigung:* Sich selbst die Schuld an der Krankheit geben, Fehler bei sich suchen, Schuld tilgen. «Ich verdiene es nicht besser.» Es handelt sich um Erklärungsversuche, warum die Krankheit gerade diese Person bzw. Familie betrifft.

*Passive Kooperation:* Sich anvertrauen: Im Wissen um gute Hilfe die Verantwortung an die Betreuer übergeben, sich in guten Händen wissen. «Die wissen schon, was sie tun.» Dies geschieht einerseits aus Unkenntnis, wie «man» (die professionelle Institution Krankenhaus) eine solche Krankheit therapiert. Andererseits ist es eine Entlastung von Verantwortung.

*Optimismus:* Glauben, daß die (momentane) Krise überwunden werden wird; Zuversicht: «Wenn ich nur daran glaube, wird sicher alles wieder gut.» Diesen Optimismus kann man als Zweckoptimismus bezeichnen, der der Sache (Krise, Krankheit) oder dem Menschen dienlich ist. Hoffnung ist im Optimismus ein wichtiger Faktor (Soder, 1991).

*Emotionale Entlastung:* Entlastender Ausdruck der durch die Krankheit ausgelösten Gefühle: Trauer (Lindemann, 1985; Kübler-Ross, 1973), Angst, Wut, Verzweiflung, Niedergeschlagenheit, eventuell auch Mut, Liebe, Um-einander-Kümmern (Kesselring, 1987), Hoffnung (Soder, 1991). «Ich fühle mich so verlassen», könnte die Aussage dazu sein.

*Isolieren:* Nicht-Zulassen von situationsadäquaten Gefühlen: «Das hat mich überhaupt nicht beunruhigt.» Dies ist das erstaunte Feststellen von Patienten und Angehörigen, daß sie eine bestimmte Situation nicht als bedrohlich oder beunruhigend erlebten bzw. sie nicht als das interpretierten. Die Selbstisolation kann auch bedeuten, daß sich Angehörige zurückziehen, um ihre «Patienten» nicht zu belasten, oder daß sie Sorge haben, von anderen Menschen zurückgestoßen zu werden, oder daß die Beziehungen nicht so waren, daß dies eine Öffnung zuließ (Kesselring, 1987).

Diese Liste der «Berner Bewältigungsformen» ist lang und zeigt keinen Ablauf auf, sondern läßt annehmen, daß es mehr oder weniger isolierte Verhaltenserscheinungen sind. Kübler-Ross (1973) hat einen Teil dieser Bewältigungsformen in einem Phasenmodell dargestellt. Diese fünf Phasen sind aus Interviews mit Menschen in der letzten Lebensphase entstanden. Sie sind aus meiner Sicht auch brauchbar für Beschreibungen, wie Menschen mit Krankheiten, Krisensituationen oder anderen kritischen Lebensereignissen umgehen und wie ihr Verhalten aussehen könnte. Im folgenden werde ich diese Phasen ganz kurz aufzeigen.

1. Die erste Phase wird mit Nichtwahrhaben wollen und Isolierung beschrieben.
2. Die zweite Phase wird mit Zorn beschrieben.
3. Die dritte Phase ist Verhandeln.
4. Die vierte Phase ist Depression.
5. Die fünfte Phase ist Zustimmung.

Die Inhalte der Begriffe in den Phasen decken sich mehrheitlich mit den in den «Berner Bewältigungsformen» erläuterten Begriffen. Die Phasen verlaufen nicht linear, sondern es können Schwankungen und «Rückfälle» in eine vorherige Phase geschehen. Damit kann aufgezeigt werden, daß dies ein Prozeß ist, den Betroffene und Angehörige durchleben können.

Die Erscheinungsformen können nach Powell und Lively (1981) in objektive und subjektive Daten unterteilt und geordnet werden. Die folgende Zusammenstellung der Reaktionen auf Krisensituationen – z. B. eine Hospitalisation – sind nach Powell und Livley (1981), aus meiner Berufserfahrung und aufgrund der Literaturbearbeitung des biologisch-physiologischen und psycho-sozialen Stresses (vgl. Kapitel Belastungen) zusammengestellt.

## Objektive Daten

- Kognitive Reaktionen
  - Verminderte Wahrnehmungsfähigkeit, sie bezieht sich auf die Fähigkeit, die Situation, in der der Patient steht, realistisch wahrzunehmen. Es wird nur noch die eigene Situation und nicht mehr die gesamte Situation wahrgenommen (Powell & Lively, 1981).
  - Einengung der Konzentration, d. h. Konzentration auf sich selber und seine Gefühle. Auf die Umgebung kann man sich kaum mehr konzentrieren.
  - Desorganisation der Gedanken in Form von Verwirrung und Konfusion. Angehörige und Patient wissen nicht so genau, was los ist.
  - Verändertes Problemlösungsverhalten, das manchmal nur die nächsten Angehörigen wahrnehmen können, da sie den Patienten bzw. die Familienstruktur besser kennen. Zum Beispiel können die Probleme verdrängt oder ganz anders (vielleicht unrealistisch) wahrgenommen werden.
  - Verminderte, eingeschränkte Entscheidungsfähigkeit, z. B. wird nur noch entschieden, ob zum Frühstück Kaffee oder Tee getrunken werden soll, die Entscheidung für oder gegen eine Untersuchung wird jedoch nicht getroffen.
  - Eingeschränkte, reduzierte Arbeitsleistung. Sie entsteht aus der Konfusion heraus und der Tatsache, daß Energie in der Krisensituation für die Klärung benötigt wird. Die Zeit wird mit Gedanken an die kritische Situation verbracht und die Gedanken ziehen wie magisch dorthin.
- Motorische Reaktion
  - Spannung der Skelettmuskulatur, die sich zum Teil in heftigen, rastlosen, nestelnden Bewegungen zeigt oder durch Bewegen eines Körperteils.
  - Spannung der glatten Muskulatur, die sich durch häufiges Wasserlösen, Durchfall oder Erbrechen zeigen kann. Manchmal löst die eine Erscheinung die andere ab.

## Subjektive Daten

- Affektive Reaktionen
  - Gefühle der Überforderung, z. B. «Ich kann die Situation nicht bewältigen». In der Vergangenheit erfolgreiche Bewältigungsstrategien helfen nicht mehr.
  - Hilflosigkeit im Sinne von hilflos erscheinen, keine Bewältigungsstrategien haben und sich bei einfachen Dingen nicht mehr helfen können. Gewöhnlichen täglichen Verrichtungen wird hilflos gegenübergestanden. Der fehlende Zucker zum Kaffee läßt die Person z. B. nicht auf die Idee kommen, danach zu fragen.

– Kontrollverlust, «die Dinge oder Situationen geraten außer Kontrolle». Man kann wohl eine bestimmte Situation antizipieren, aber komplexe Situationen sind eher weniger antizipierbar, das Verhalten von anderen Personen schlecht einschätzbar und das Eintreten von Ereignissen kaum mehr vorstellbar. Oder zusätzlich entspricht das erwartete Verhalten der Umgebung nicht den Vorstellungen: «Alle machen was sie wollen.»
  – Angst ist in solchen Situationen fast immer dabei (vgl. Biener, 1993). Sie drückt sich z. B. in der Angst vor einem Eingriff aus oder vor eintreffenden oder zu erwartenden Situationen.
  – Schuldgefühle (Carpenito, 1995a).
  – Wut und Zorn auf die Umgebung in Form von Aggressionen gegen weitere Angehörige und/oder das Pflegeteam (Carpenito, 1995a).

- Motorische Reaktionen (Powell & Lively, 1981)
  – Brechreiz
  – Schlaflosigkeit
  – Kopfschmerzen

Diese drei Reaktionen beschreibt Biener (1993).
  – gastrointestinale Beschwerden z. B. Bauchschmerzen, Appetitlosigkeit
  – Rückenschmerzen
  – Brustschmerzen (Herzschmerzen)

## 6. Interventionen

Da sich nach meiner Meinung die belastenden «Streßsituationen» zur Frage der Belastungen der Angehörigen aus der Sicht der Patienten im interpersonellen Bereich ansiedeln lassen (Filipp, 1995, S. 206), habe ich die Interventionen auf diese Sicht hin ausgewählt. Ferner bezieht sich Pflege auf Individuen. Darum sind die Interventionen auf die betroffenen Individuen mit ihren Angehörigen ausgerichtet (vgl. Mikroebene in Kap. 2.2).

Grundsätzlich verfolgen Interventionen zwei Schwerpunktziele: Zum einen werden den Patienten und den Angehörigen Hilfestellungen gegeben, um Krankheit, Therapie und Verhalten von Patienten und Angehörigen besser zu verstehen und zu bewältigen. Zum anderen wird nach einem systemischen Ansatz versucht, eine gemeinsame (Patient und Angehörige) Sicht der Dinge und Lösungen zu entwickeln, die die Selbständigkeit der Patienten zugunsten der Selbsthilfe fördern und unterstützen. Dies beinhaltet die Reflektion des ganzen Prozesses.

Dörner und Plog (1984) widmen sich u. a. dem Umgang mit Angehörigen von psychisch kranken Patienten. Sie weisen immer wieder darauf hin, wie wichtig die Zusammenarbeit mit den Angehörigen ist, da der Patient vor und nach der Hospitalisation mit ihnen zusammenlebt. Die Angehörigen sind wichtige Informationsträger für die Pflege und den Arzt und damit wesentliche Elemente im Pflegekonzept «Hilfe zur Selbsthilfe». Daraus folgt, daß sich Pflegende um die Angehörigen und deren Patienten im Sinne einer Familie kümmern sollten, wenn ein langfristiger Erfolg des Aufenthaltes in einer psychiatrischen Klinik erzielt werden soll.

Ebenfalls die Wichtigkeit des Einbezuges der Familie beschreiben Glaus und Senn (1988) aus der Sicht der unterstützenden Pflege von Krebspatienten. Sie sehen die Familie als Ganzes; das Leben ihrer einzelnen Mitglieder hängt zusammen, und doch sind die einzelnen Biographien verschieden. Sie halten fest, daß jedes Familienmitglied seine eigenen Bewältigungsstrategien hat, ebenso hat die Familie als Ganzes ihre eigene Art der Bewältigung.

Die Pflegeinterventionsziele nach Powell und Lively (1981) für Menschen in Krisensituationen geben einen guten, recht vollständigen Überblick, wie Pflege den Belastungen der Angehörigen aus der Sicht der Patienten hilfreich und bewältigungsunterstützend begegnen kann. Sie beziehen sich auf psychologische Krisen von Patienten, sind aber auch für die Angehörigen von Bedeutung und entsprechen dem systemischen Ansatz in der Pflege. Im Folgenden werde ich entsprechende Pflegeinterventionen und -interventionsziele vorstellen.

## 6.1 Für eine sichere Umgebung sorgen

Die Forderung, die Umgebung für Patient und Angehörige sicher zu gestalten (Powell & Lively, 1981), beinhaltet die zuverlässige Sicherstellung und korrekte Durchführung des Therapie- und Behandlungsplanes nach pflegerischen Berufsregeln. Dies wäre auch eine positive Beeinflussung des physischen Stresses. Die Pflegenden sollen den Patienten in dieser kritischen Situation in den Vordergrund ihrer Bemühungen stellen (Roberts, 1986). Das sollte das Ernstnehmen des Patienten und seiner Angehörigen einschließen. Dies geschieht, indem möglichst keine Bewertungen der Situation im negativen Sinn vorgenommen werden, sondern indem die Situation so angenommen wird, wie sie von den Beteiligten erlebt wird.

Vor allem zu Beginn der Hospitalisation müssen sich die Angehörigen mit den Aspekten der benötigten Pflege und Therapie ihres Familienmitgliedes auseinandersetzen und diese auch kritisch beobachten (Meier et al., 1989; Roberts, 1986) und eventuell kommentieren.

## 6.2 Erhaltung der Energie und Kraft

Darunter fällt das Sorgen für angepaßte Ruhe, Ernährung und Ernährungsgelegenheiten (Powell & Lively, 1981). Wie im Kapitel Verhalten und Erscheinungsformen aufgezeigt wurde, geht es um die Verminderung der Nervositäts- und Aufregungszustände, z. B. in Form von gastrointestinalen und Ausscheidungsbeschwerden.

Im weiteren geht es um die vorübergehende Entlastung von familiären und beruflichen Verpflichtungen und Anforderungen des Krankenhauses. Diese Verpflichtungen sind einerseits bei einem Krankenhausaufenthalt durch die räumliche Trennung reduziert, andererseits können heute mit modernen Kommunikationsgeräten berufliche und private Kontakte und Verpflichtungen erfüllt werden. Es kann sein, daß der Patient mit diesen Verpflichtungen überfordert ist und Ruhe und Zeit für sich selber benötigt. Vielleicht kann es den Patienten mehr belasten, genau diese Verpflichtungen nicht einhalten zu können oder zu dürfen. In Situationen von notfallmäßiger Hospitalisation (z. B. wegen eines Herzinfarktes) kann letztere Variante den Patienten sehr bedrücken und die Krisensituation noch verschärfen. Diese Intervention sollte mit dem Patienten und seinen Angehörigen mit den Vor- und Nachteilen genau besprochen werden.

Ebenfalls zu den Verpflichtungen des Patienten gehört es, seine Angehörigen über Diagnose, Prognose und Therapie zu informieren. Wenn sich die Angehörigen mit dem Arzt in Verbindung setzen, übernimmt er das. In vielen Fällen muß es aber der Patient machen. Häufig geschieht dies am Telefon, wenn die Angehörigen anrufen. Nach Krulik (1997) ist das für Patienten eine große Belastung, denn sie überlegen sehr genau, wem sie was, wieviel und in welcher Form sagen. Dies hängt vom Vertrauen und der Beziehung zu den Angehörigen sowie von der Krankheit ab. Da Krankheiten mit Wertungen verbunden sind, die manchmal auf ein bestimmtes Vorleben hinweisen, spricht es sich leichter über einen Herzinfarkt als über eine HIV-Infektion. Einstellungen und Urteile der Angehörigen über Gesundheit und Krankheit entscheiden darüber, wie sich Patienten im Verlauf der Krankheit ihnen gegenüber verhalten (Bischoff & Zenz, 1989).

Auch in der Institution Krankenhaus gibt es vielfältige Anforderungen an den Patienten. Er muß z. B. entscheiden, ob er bestimmte Medikamente einnehmen will, ob er bestimmte Therapien mitmachen will oder aus verschiedenen Therapiemöglichkeiten eine auswählen muß und vieles mehr. Davon sind auch die Angehörigen betroffen. Um diese Anforderungen an den Patienten zu reduzieren, müssen sich die Pflegenden immer wieder die Frage stellen, ob eine bestimmte Anforderung sein muß oder zur Entlastung für den Patienten und Angehörige Kompromißlösungen gefunden werden können. Diese Fähigkeit erfordert Kreativität von seiten der Pflegenden.

## 6.3 Entwicklung eines Vertrauensverhältnisses

Menschen in Krisensituationen fühlen sich oft alleine bzw. alleingelassen, darum benötigen sie Beistand und Unterstützung von anderen Menschen bzw. von professionellen Hilfspersonen. In Krisensituationen stehende Menschen erleben es als wohltuend, daß Pflegepersonen etwas Konkretes tun können und die Führung übernehmen, um zu helfen und zu unterstützen. Beides hilft den von der Krise betroffenen Personen, sich sicherer zu fühlen, und für die Krise wird weniger Energie benötigt (Powell & Lively, 1981).

Darum sollen der Patient und seine Angehörigen in Entscheidungen miteinbezogen und im Entscheidungsprozeß unterstützt werden (Carpenito, 1995b). Die Kommunikation sollte so gestaltet werden, daß sich der Patient und seine Angehörigen als fähig erfahren, sich mit den Problemen auseinanderzusetzen. Das bedeutet für die Pflegenden, immer wieder Arrangements mit den Betroffenen und anderen beteiligten Diensten zu treffen, die eine offene Diskussion zur Entscheidungsfindung ermöglichen (z. B. für eine bestimmte Therapie). Dabei muß im Sinne von Glaser und Strauss (1995) ein offener Kommunikationskontext stattfinden, also der Patient mit seinen Angehörigen umfassend und ehrlich aufgeklärt werden, damit sie eine gemeinsame Entscheidung treffen können. Dies kann nur mit dem Einverständnis des Patienten und seiner Angehörigen geschehen.

Zur Förderung eines Vertrauenverhältnisses gehört auch das Einhalten von Abmachungen und Versprechungen.

## 6.4 Entwicklung eines Verständnisses für die Krisensituation

Es geht darum, daß die von der Krise betroffenen Personen die Krisensituation kognitiv verstehen und sich mit ihr identifizieren können (Powell & Lively, 1981). Dies kann durch Fragenstellen geschehen. Dadurch können sich einerseits Pflegende informieren, wie der Patient und seine Angehörigen die Situation erleben, und andererseits kann es für die Betroffenen klären, was eigentlich passiert ist. Kesselring (1987) sagt, daß die Kranken in ihrem sozialen Beziehungsnetz gesehen werden müssen, um sie verstehen zu können. Dieser gemeinsame Dialog ermöglicht dem Patienten und seinen Angehörigen eine Reflektion seiner Situation, indem sie Antworten formulieren. Aus diesem Dialog heraus kann eine Offenheit des Patienten entstehen, verschiedene Aspekte seiner Situation klarer zu sehen und zu formulieren, ohne daß er mit Abwehr reagieren muß. In einer vertrauensvollen Situation gelingt es vielleicht den Pflegenden, ihre professionelle Sicht auf verschiedene Aspekte der Situation einzubringen. Vielleicht entsteht sogar die Situation, daß der Patient die eine oder andere Lösungsvariante selber findet und auch annehmen kann. Daraus können Pflegende ein Verständnis entwickeln für die spezifische Situation dieser Familie und die Einflußfaktoren auf die Familie (Carpenito, 1995b).

## 6.5 Entwicklung der Selbstwahrnehmung

Im Dialog kann die Identifikation mit den eigenen Gefühlen für die persönliche Situation von Patienten und Angehörigen erlebt werden. Die Frage der Pflegenden, ob der Patient oder die Angehörigen schon früher einmal eine ähnliche Situation bei sich oder anderen Menschen erlebt haben, kann die Selbstwahrnehmung fördern, indem die Situationen verglichen werden. Daraus kann die Erkennung der Gefühle aus der vergangenen Situation erfolgen und mit Fragen nach Ähnlichkeiten mit denen der jetzigen Situation verglichen werden (Powell & Lively, 1981).

## 6.6 Entwicklung von Fähigkeiten, mit gegenwärtigen und zukünftigen Krisensituationen umzugehen

Die Identifizierung von früheren erfolgreichen Problemlösungsfähigkeiten kann auf die Frage nach früher erlebten, ähnlichen Situationen folgen. Welche führten unter welchen Umständen zu Erfolg? Dazu gehört die Erkennung von Mustern, das Erkennen von Ähnlichkeiten und Unterschieden von zwischen früheren Ereignissen und dem jetzigen konkreten Ereignis. Dann kann die Überprüfung des Erfolges von bewährten Lösungen einsetzen (Powell & Lively, 1981).

Im Dialog können sich alternative Lösungsmöglichkeiten auftun, die bisher nicht erkannt oder abgelehnt wurden. Immer wieder kann die Reflektion des Erfolges in der spezifischen Situation erfolgen, und damit werden die Fortschritte sichtbar (Powell & Lively, 1981). Erfolgserlebnisse stärken die Kräfte, «dranzubleiben» und nicht zu resignieren. Die angewendeten Problemlösungen sollten besprochen und reflektiert werden, damit sich für die Zukunft Handlungsperspektiven im Rahmen der zur Verfügung stehenden Lösungsmöglichkeiten auftun können.

Die Identifizierung von nicht bewährten Bewältigungsmustern im Leben des Patienten kann ebenfalls hilfreich sein, die konkrete Situation zu bewältigen (Carpenito, 1995b).

Gruppen von Betroffenen und Angehörigen mit denselben Krankheiten und Problemen gibt es viele (z. B. Krebsliga, Gesellschaft für Multiple-Sklerose-Erkrankte usw.). Pflegende sollten mit den Patienten und Angehörigen über diese Gruppen sprechen. Im Kontakt mit den Gemeindekrankenpflegeanbietern, Fachpersonen im Krankenhaus und aus öffentlichen Adressenverzeichnissen lassen sich die Patienten- und Angehörigengruppen und eventuell alternative Unterstützungsangebote herausfinden und deren Angebotspalette diskutieren. Sie können den Patienten und seine Angehörigen im Umgang mit der Krankheit und deren Folgeerscheinungen unterstützen und eine wichtige Bewältigungsressource darstellen (z. B. Meier et al., 1989; Carpenito, 1995b; und Kesselring, 1987).

Zur Klärung, was in Zukunft zur Vermeidung von ungut erlebten Situationen getan werden kann (Powell & Lively, 1981), muß sich der Interventionsplan auch auf die Zeit nach der Hospitalisation erstrecken. Roth und Settelen-Strub (1996) betonen die Wichtigkeit der Austrittsplanung aus dem Krankenhaus. Sie muß Verhaltensanweisungen und Instruktionen beinhalten, mögliche Schwierigkeiten im Alltagsleben antizipieren und die Angehörigen mit einbeziehen. Für die Angehörigen ist es eine Möglichkeit, mit dem Patienten zusammen wichtige Alltagsschritte zu realisieren. So können Patienten mit ihren Angehörigen zusammen ihre Belastungen bewältigen.

## 7. Wirkung und Konsequenzen des Pflegekonzeptes auf die Pflegenden und die Pflegepraxis

Pflegende werden mit dem Familiensystem des Patienten konfrontiert und müssen sich in der Pflege der Patienten damit auseinandersetzen. Für die Pflegenden im Akutbereich bedeutet das beinahe eine zusätzliche Aufgabe. Aus meiner Erfahrung verstehen Pflegende sich primär als Pflegende der Patienten und nicht so sehr der Angehörigen. Daß sich die Pflegenden für den Patienten in seiner Krise einsetzen und verantwortlich fühlen sollen (Roberts, 1986), bestätigt vielfach der Leistungsauftrag eines Krankenhauses, der sich meistens auf die Behandlung von kranken Menschen bezieht. Die Angehörigen folgen an zweiter Stelle. Angehörige sind froh und erleichtert, wenn sich Pflegende um den Patienten kümmern und es den Patienten besser geht (Meier et al., 1989).

Die Maßstäbe der Pflege sind in diesem vorgestellten Konzept die Bedürfnisse der Patienten und ihrer Angehörigen und nicht mehr die tätigkeitsbezogenen Verrichtungen, die sich meist nur auf den Patienten selbst beziehen. Die in der Vergangenheit isoliert praktizierten, tätigkeitsbezogenen Verrichtungen sind auch heute zweifelsohne notwendig, um den Patienten sicher zu behandeln. Sie beziehen sich aber weniger auf die Gefühle und Erlebnisse der Patienten und deren Angehörige. Somit sehen sich die Pflegenden zusätzlich zur Gruppe der Patienten einer großen Anzahl der Angehörigen gegenüber. Dies könnte die Pflegenden zusätzlich unter Druck setzen. Doch ist es manchmal auch erwünscht, da sie oft erleben, daß Patienten von ihren Angehörigen unterstützt werden. Dieses Konzept kann im Akutpflegebereich zu einer Vermehrung der Leistungen der Pflegenden führen, genauso kann es im Anschluß an die Hospitalisation für die Patienten und ihre Angehörigen von großem Nutzen sein und eventuell Kosten einsparen. In den finanziell angespannten Budgets der Leistungserbringer im Gesundheitswesen wird es vermutlich eine Überforderung der Pflegenden darstellen. Neben dem Bettenabbau reduzieren die an vielen Orten geplanten Sparmaßnahmen auch die

Stellenpläne der Pflegenden, und unklar bleibt, ob der Abbau von Betten und Stellen in einem vernünftigen Verhältnis zueinander geschehen wird und z. B. dieses Konzept nützlich angewendet werden kann.

Dazu kommt, daß viele Konzepte den Pflegenden weniger bekannt oder auch weniger erschlossen sind; sie stehen damit den Pflegenden als Wissens- und Handlungsgrundlage nur in geringem Maß zur Verfügung (Soder, 1991). Daraus folgt, daß bei weniger bekannten Konzepten die Pflegeperson aufgrund ihrer eigenen Erfahrung und Subjektivität das Konzept interpretieren und mehr oder weniger reflektiertes Verhalten daraus resultieren kann (Soder, 1991). Aegerter (1989) beschreibt in einer Einzelfallstudie, wie Pflegende mit komplexen Familiensituationen umgingen. Sie stellt fest, daß das Verhalten der Pflegenden in der Situation und das Verarbeiten dieser Situation in erster Linie auf persönliche Weise geschieht.

Käppeli (1995) hält als Ergebnis ihrer Studie über das Unfallerlebnis der Patienten fest, daß die Pflegenden wenig Fachwissen über die Zusammenhänge vom Unfallerleben der Patienten und ihren Pflegeinterventionen haben. Das trifft vermutlich auch auf die Frage nach den Belastungen der Angehörigen zu. Das Alltagswissen der Pflegenden bestimmt – neben Berufsregeln – die Pflegeinterventionen. Demnach finden «die Pflegeinterventionen und die spezifische psychosoziale Begleitung von Patienten nach einem Unfall mehrheitlich intuitiv und unsystematisch statt» (Käppeli, 1995, S. 29). Allerdings hält Käppeli (1995) fest, daß dieses Vorgehen nicht zwingend schlechtere Resultate hervorruft als eine systematische Vorgehensweise. Der Nachteil des nicht-systematischen Vorgehens ist, daß die Wirkungen der Pflegeinterventionen nicht evaluiert und reflektiert werden können (Käppeli, 1995).

Die Erfordernisse eines systematischen Vorgehens, einer Evaluation und Reflektion setzen meiner Meinung nach die Pflegenden ebenfalls etwas unter Druck. Genau dies sind die Elemente, die eine Messung und Erhaltung der Pflegequalität beinhalten. Es sind Anforderungen, die zunehmend an die Pflegenden gestellt werden. Aus meiner Sicht ist bis heute unklar, wieviel Pflege in welcher Qualität und zu welchem Preis der Berufsstand Pflege anbieten soll, kann und muß.

Die Pflegeinterventionsziele nach Powell und Lively (1981) sind (vgl. vor allem Kap. 6.5 und 6.6) meiner Meinung nach sehr anspruchsvoll. Von einer diplomierten Pflegeperson mit wenig Berufserfahrung können diese Ziele nicht oder kaum erwartet werden. Hier wird es nötig sein, eine Pflegeexpertin heranzuziehen, die mehr Berufserfahrung und Kenntnisse dafür mitbringen sollte.

Kesselring (1993) hat die Stufen der Berufskompetenz von Benner (1994) in deutscher Sprache in Kernaussagen zusammengefaßt. Nach Benner (1994) läßt sich die Pflegekompetenz in fünf Stufen «unterteilen», die von der Anfängerin (Stufe 1), über die fortgeschrittene Anfängerin (Stufe 2), über die hinreichend zuständig-fachkundige (Stufe 3), erfahren-geübte (Stufe 4) zur erfahrenen-meisterhaften Pflegenden (Stufe 5) reicht. Kesselring (1993) hält fest, daß geübte («proficient») Pflegepersonen (Stufe 4) Pflegesituationen als Ganzes wahrnehmen und nicht mehr als Zusammenstellung von einzelnen Elementen oder Aspekten. Die Meisterin der Pflege (Stufe 5) dagegen läßt sich zusätzlich auf die Situation ein – sie wird Teil der Situation (Kesselring, 1993). Die Teilnahme an der Situation bewirkt eine qualitativ andere Auseinandersetzung mit der Situation von Patienten und deren Angehörigen, indem nicht nur abstrakte Ratschläge zur Verbesserung der Situation erteilt werden, sondern individuelle Lösungen erarbeitet werden können. Das ergibt eine andere Umsetzungsqualität und Integration der Lösungen in das Leben der Patienten und Angehörigen.

Im weiteren erkennen und unterscheiden die Pflegenden auf Stufe 5 («expert») Ähnlichkeiten und Unterschiede und erkennen Muster (Kesselring 1993; Benner et al., 1996). Diese kommunizierte Fähigkeit kann die Transparenz und Klärung von schwierigen Situationen und deren Bewältigung erleichtern und ebnet den Weg für gangbare Lösungen. Ferner kann die Pflegende auf Stufe 5 Wichtiges von Unwichtigem unterscheiden und damit erkennen, welche(s) Problem(e) zuerst angegangen werden soll(en), was mit einer hohen Wahrscheinlichkeit zum Erfolg führen kann. Des weiteren hat sie die Fähigkeit, auf die Wünsche der Problemlösungsreihenfolge der Betroffenen einzugehen, da sie fähig ist, diese zu verstehen und alternative Lösungen zu finden.

Auch stellt sich für mich die Frage, ob im Akutbereich mit eher kurzer Aufenthaltsdauer der Patienten die von Powell und Lively (1982; siehe Kap. 6.5 und 6.6) genannten Ziele überhaupt in der kurzen Zeit erreicht werden können.

Ein anderer Aspekt ist, wie Kesselring (1987) feststellt, daß medizinische Betreuer eine eher untergeordnete Rolle in den Erfahrungen für die Krebspatienten darstellen. «Sie könnten jedoch eine Schlüsselposition einnehmen, wenn es darum geht, die Bedeutung der Krebskrankheit zu definieren» (Kesselring, 1987, S. 89). Hier wird die Wichtigkeit der Bedeutungsklärung der Krankheit für Patienten und Angehörige hervorgehoben. Sie ist ebenfalls in den Interventionszielen von Powell und Lively (1981) enthalten. Auch das ist aus meiner Sicht eine anspruchsvolle Erwartung an die Pflegenden. Es werden ausgereifte Gesprächsführungsfähigkeiten von den Pflegenden verlangt, die für alle Interventionsziele von Powell und Lively (1981) nötig sind. Daneben sollte die Pflegeperson Lebenserfahrung mitbringen. Der Begriff Lebenserfahrung ist schwammig, und doch ahnen und wissen wir, daß sie in der Pflege Vorurteilsfreiheit, Akzeptanz und Verstehen der Situationen von anderen Menschen und weniger Normabhängigkeit fördert bzw. begünstigt. Alle diese Eigenschaften können das Sich-Einlassen auf die Situation fördern und werden in den Interventionszielen erwartet. Expertinnen in der Pflege (Stufe 5) werden von Patienten, Angehörigen, Kollegen und Ärzten als solche erkannt und geschätzt (Kesselring, 1993).

## Literatur

Ackermann, N. (1958): The psychodynamic of family life. New York: Basic Books
Aegerter, H. (1989): Der Patient als Mitglied einer Familie. *Pflege* 2 (1)
Arbeitsgruppe Bundesamt für Sozialversicherung (1982): Familienbericht. Bern
Baldegger, E. (1995): Das Wechselspiel von Anforderung und sozialer Unterstützung für Patient und Familie während einer Bestrahlungstherapie. Diplomarbeit höhere Fachausbildung in Pflege, Aarau
Benner, P. (1994): Stufen zur Pflegekompetenz. Bern: Verlag Hans Huber
Benner, P.; Tanner, C. A.; Chesla, C. A. (1996): Expertise in nursing practice. Caring, clinical judgement and ethics. New York: Springer
Benner, P.; Wrubel, J. (1989): The primacy of caring – Stress and coping in health and illness. Menlo Park: Addison Wesley
Biener, K. (1993): Streß, Epidemiologie und Prävention. Bern: Verlag Hans Huber
Bischoff, C.; Zenz, H. (1989): Patientenkonzepte von Körper und Krankheit. Bern: Verlag Hans Huber
Bösch, J. (1984): Systemische Familientherapie bei psychosomatischer Erkrankung Jugendlicher. *Praxis* 73: 225–228
Carpenito, L. (1995a): Nursing diagnosis, application to clinical practice. Philadelphia: Lippincott
Carpenito, L. (1995b): Nursing care plans and documentation. Philadelphia: Lippincott
Corbin, J. M.; Strauss, A. (1993): Weiterleben lernen. Chronisch Kranke in der Familie. München: Verlag Piper
Dethlefsen, T.; Dahlke, R. (1989): Krankheit als Weg, Deutung und Be-Deutung der Krankheitsbilder. München: Goldmann
Doenges, M.; Moorhouse, M. (1994): Pflegediagnosen und Maßnahmen. Bern: Verlag Hans Huber
Dörner, K.; Plog, U. (1984): Lehrbuch der Psychiatrie/Psychotherapie. Rehburg-Loccum: Psychiatrie Verlag
Duden (1989): Herkunftswörterbuch der deutschen Sprache. Mannheim: Dudenverlag
Filipp, H. S. (1995): Kritische Lebensereignisse. Weinheim: Psychologie Verlags Union
Friedemann, M. L. (1996): Familien- und umweltbezogene Pflege. Bern: Verlag Hans Huber
Glaus, A.; Senn, H. J. (1988): Unterstützende Pflege bei Krebspatienten. Berlin: Springer
Heim, E.; Augustiny, K. F.; Blaser, A. (1983): Krankheitsbewältigung (Coping) – ein integriertes Modell. *Medizinische Psychologie* 33 (2): 35–40
Heim, E.; Perrez, M. (1994) (Hrsg.): Krankheitsverarbeitung. Jahrbuch der Medizinschen Psychologie 10. Göttingen: Hogrefe
Heim, E.; Willi, J. (1986): Psychosoziale Medizin. Band 2. Berlin: Springer
Holmes, T. H.; Rahe, R. H. (1967): The social readjustment rating scale. *Journal of Psychosomatic Research* 11: 213–218
Juchli, L. (1994): Pflege. Stuttgart: Thieme
Käppeli, S. (1994): Pflegediagnosen in der Akutpflege. Der Stoff, aus dem die Pflege besteht. Stabsstelle Entwicklung und Forschung in Pflege am Universitätsspital Zürich
Käppeli, S. (1995): Das Unfallerlebnis, eine kollaborative Untersuchung der daraus entstehenden Pflegebedürfnisse und -probleme von Unfallpatienten. Stabsstelle Entwicklung und Forschung in Pflege am Universitätsspital Zürich

Kast, V. (1994): Der schöpferische Sprung. München: dtv
Kesselring, A. (1987): Krebs: Was bedeuten Krankheit und Unterstützung für den Patienten? Basel: Recom
Kesselring, A. (1993): Praxiserfahrung als Quelle des Lernens. Bern: Schweiz. Berufsverband für Krankenschwestern und Krankenpfleger SBK
Kesselring, A. (1996): Die Lebenswelt der Patienten. Bern: Verlag Hans Huber
Kohlberg, L. (1974): Zur kognitiven Entwicklung des Kindes. Frankfurt am Main: Suhrkamp
Kohlmann, C. W. (1990): Streßbewältigung und Persönlichkeit. Flexibles versus rigides Copingverhalten und seine Auswirkungen auf das Angsterleben und physiologische Belastungsreaktionen. Bern: Verlag Hans Huber
Krulik, T. (1997): Chronic illness. Persönliche Unterrichtsnotizen zu diesem Thema, höhere Fachausbildung in Pflege, Stufe II, Kaderschule für die Krankenpflege, Aarau, März 1997
Kübler-Ross, E. (1973): Interviews mit Sterbenden. Stuttgart: Kreuz Verlag
Langer, E. J. (1975): The illusion of control. *Journal of Personality and Social Psychology* 32: 311–328
Lazarus, R. S. (1966): Psychological stress and the coping process. New York: Mc Graw-Hill.
Lazarus, R. S.; Folkman, S. (1984): Stress, appraisal and coping. New York: Springer
Lievegoed, B. (1985): Lebenskrisen, Lebenschancen. München: Verlag Kösel
Lindemann, E. (1985): Jenseits von Trauer. Beiträge zur Krisenbewältigung und Krankheitsvorbeugung. Göttingen: Vandenhoeck & Ruprecht
Meier, M.; Bär, M.; Gmelin, B.; Käppeli, S.; Rüedi, E.(1989): Angehörige in der Langzeitpflege. *Pflege* 2 (2)
Niederberger, J. (1994): Was sagen Töchter im Hinblick auf den Eintritt ihrer betagten Mutter in ein Pflegeheim. *Pflege* 7 (3)
Nitsch, J. R. et al. (1981): Streß: Theorien, Untersuchungen, Maßnahmen. Bern: Hans Huber
Perrez, M. (1995) (Hrsg.): Krise der Kleinfamilie. Bern: Verlag Hans Huber
Perrez, M.; Lambert, J. L.; Ermert, C.; B. Plancharel (Hrsg.) (1995): Familie im Wandel. Freiburger Beiträge zur Familienforschung. Freiburg: Universitätsverlag, Verlag Hans Huber, Bern
Piaget, J. (1983): Das moralische Urteil beim Kinde. Stuttgart: Ernst Klett
Powell, S. R.; Lively, S. I. (1981): Psychological crisis. In: Hart, L. K. (Hrsg.), Concepts common to acute illness. Identification and management. London: Mosby
Rahe, R. H.; Arthur, R. J. (1978): Life changes and illness studies. Past history and future. *Journal of Human Stress* 3 (15)
Ritter-Gekeler, M. (1992): Lebens- und Sterbekrisen. Untersuchungen zur Entwicklung der Bewältigungskonzepte in Psychologie und Sterbeforschung. Weinheim: Juventa
Roberts, S. L. (1986): Behavioral concepts and the critically ill patient. London: Prentice-Hall International
Rosenmayr, L. (1978) (Hrsg.): Die menschlichen Lebensalter: Kontinuität und Krisen. München: Piper
Roth, H.; Settelen-Strub, C. (1996): Jede Patientin, Jeder Patient benötigt eine Austrittsplanung. Studie über Austrittsplanungen bei kurzhospitalisierten chirurgischen PatientInnen. Aarau: Kaderschule für die Krankenpflege

Seligman, M. E. (1975): Helplessness, on depression, development and death. San Francisco: Freeman.
Selye, H. (1988): Streß, Bewältigung und Lebensgewinn. München: Piper Verlag
Silbernagl, S., Despopoulos, A. (1979): Taschenatlas der Physiologie. Stuttgart: Thieme
Soder, M. (1991): Bedeutung von Hoffnung von betagten Menschen im Pflegeheim. Diplomarbeit der höheren Fachausbildung in Pflege, Zürich
Stadelmann, C. (1991): Abschiednehmen im Alter. Diplomarbeit der höheren Fachausbildung in Pflege, Zürich
Teegen, F. (1990): Ganzheitliche Gesundheit. Reinbek: Rowohlt
Theorell, T. et al. (1987): Psychological work conditions before myocardial infarction in young men. *Cardiology Journal* 15 (33)
Ulich, D. (1987): Krise als Entwicklung zur Psychologie der seelischen Gesundheit. München: Psychologie Verlags Union
Vester, F. (1976): Phänomen Streß. Stuttgart: Deutsche Verlagsanstalt
Weigelt, V. (1991): Ungewißheit, Leiden und Chance. Diplomarbeit der höheren Fachausbildung in Pflege, Zürich
ZEFFP (1995): Pflegediagnostik. Zentrum für Entwicklung, Forschung und Fortbildung in der Pflege, Universitätsspital Zürich

# Ungewißheit

Marianna Winkler

## 1. Einleitung

Ungewißheit ist ein Phänomen, das alle Menschen in einem gewissen Grad erfahren, wobei sie je nach der Situation, in der sich das Individuum befindet, unterschiedlich bedeutend sein kann. Sie verändert sich im Laufe des Geschehens und wird oft als verunsichernde und schwierige Herausforderung erlebt, da der Mensch im allgemeinen ein nach Sicherheit strebendes Wesen ist. Im Prozeß der Entscheidungsfindung ist in der Regel Ungewißheit vorhanden. Jede Entscheidung und das damit verbundene Handeln ist geprägt von den eigenen Werten und kann einerseits im Risiko und andererseits in Ungewißheit erfolgen. Das Risiko enthält einen Grad an Wahrscheinlichkeit, und die Konsequenzen sind mindestens zum Teil rational erfaßbar. Im Gegensatz dazu werden Entscheidungen in Ungewißheit auf Grund von Erfahrungen, Überzeugungen oder Ratschlägen getroffen, wobei die Folgen oft nur zu erahnen sind (Wettstein, 1995). Solche Entscheidungen werden eher gemieden als gesucht und beinhalten ein großes Streßpotential.

Die Krankenhauswelt ist eine ungewisse Welt. Entscheidungen und Handlungen müssen von allen Beteiligten oft in großer Ungewißheit getroffen und vorgenommen werden. Viele Untersuchungen beschäftigen sich mit der Ungewißheit (u. a. Marino et al., 1996; Wurzbach, 1996; Bar-Tal et al., 1996), die das Pflegepersonal in der ethischen Entscheidungsfindung erfährt.

Die Ungewißheit als menschliches Phänomen trifft die Patienten besonders schwer und wird deshalb in der Pflegewissenschaft erforscht. Mishel (1981) entwickelte auf einem mittleren Abstraktionsniveau eine Pflegetheorie über Ungewißheit in der Krankheit, die der Pflegepraxis nahesteht. Um Ungewißheit in ihrem Ausmaß erfassen zu können, entwickelten Mishel (1981) und Hilton (1994) je ein Meßinstrument. Die Fragebogen wurden in der Pflegeforschung vielseitig verwendet (u. a. Braden, 1990; Christman, 1990; Wong & Bramwell, 1992).

Die Untersuchungen bestätigen, daß viele akut oder chronisch erkrankte Menschen Ungewißheit erleben und daß diese für sie und ihre Familie eine Hauptquelle von Streß darstellt. Ungewißheit hat einen lähmenden Einfluß auf die Bewältigungsmöglichkeiten und wird im Erleben mit verschiedenen Gefühlen und Empfindungen wie Angst, Hoffnung und Ausgeliefertsein in Verbindung gebracht.

Ungewißheit ist ein zentrales pflegerisches Thema, da sie die Erfahrung von Krankheit und Gesundheit maßgeblich beeinflußt. Um den Patientinnen und Patienten in ihrem Erleben die notwendige pflegerische Unterstützung bieten zu können, mit dem Ziel, ihnen die Ungewißheit weniger bedrohlich erscheinen zu lassen, ist ein spezifisches Fachwissen erforderlich, das im folgenden beschrieben wird.

## 2. Ungewißheit als theoretisches Konzept

In diesem Abschnitt werden einleitend Definitionen von Ungewißheit erläutert, verschiedene Aspekte der Ungewißheit beschrieben und theoretische Zusammenhänge aufgezeigt.

### 2.1 Definitionen

Der Begriff Ungewißheit ergibt ethymologisch betrachtet folgende Zusammenhänge: Durch *un-* als Verneinung, *ge-* als die Zusammengehörigkeit im Wissen, Erkennen, Erfahren und der Endsilbe *-heit*, die das Wesen und die Würde als auch das Abstrakte erkennen läßt, kann man sagen, daß Ungewißheit die ganze Person in ihrem Wesen um ihre Erfahrung, ihre geistigen Erkenntnisse und Wissen bringt. Im Brockhaus (1978) wird der Begriff Ungewißheit nicht beschrieben, jedoch das Wort Gewißheit. Da die Vorsilbe *un-* «nicht» heißt, kann die Beschreibung in negativer Form übernommen werden: Gewißheit ist «das unbezweifelte Glauben oder Wissen von der Existenz, Richtigkeit oder Wahrheit eines Gegenstands, Sachverhalts, Urteils».

Ferner unterscheidet Brockhaus zwei Formen, die subjektive Gewißheit als das absolute Für-gewiß-Halten (Glaube, Überzeugung, Meinung) und die objektive Gewißheit, die durch Beweise oder wissenschaftliche Erkenntnisse gesichert ist.

Die Gewißheit kann intuitiv unmittelbar erlangt oder durch einen Erkenntnisprozeß gewonnen werden. Deshalb hat Gewißheit erlangen etwas mit Erkenntnis zu tun. Die Erkenntnis wiederum ist der Vorgang der Einsicht, durch den ein dem betrachteten Sachverhalt adäquates Wissen erworben wird. Die Erkenntnis ist verbunden mit Wissen, das auch ein Wortstamm der Ungewißheit ist. Wissen ist der Inbegriff von (in erster Linie rationalen, übergreifenden) Kenntnissen. Wissen kann sich primär durch zufällige Beobachtung, systematische Erfahrung bilden, sekundär durch lernendes Aneignen von Wissensstoff.

Um die Ungewißheit in ihren zahlreichen Facetten aufzuzeigen, werden die sinngebenden wörtlichen Zusammenhänge aufgezeigt. Ungewißheit ist sinn- und sachverwandt mit Fraglichkeit, Unbestimmtheit, Unentschiedenheit und Unsicherheit und mit vielen anderen Pflegethemen: Angst mit Scheu, Hemmung, Panik; Gefahr mit Bedrohung, Sicherheitsrisiko; Ungesichertheit mit Ausgeliefertsein, Ausgesetztsein; Verlegenheit mit Beschämtheit, Schamhaftigkeit (Duden, 1986).

Neben Ungewißheit als Substantiv kennen wir im sprachlichen Bereich die Begriffe ungewiß und im Ungewissen sein. Wenn etwas ungewiß ist, drücken wir das oft in Bildern aus wie «es ist noch nicht aller Tage abend», «es hängt an einem Faden» oder «es steht auf der Kippe». Diese bildliche Sprache veranschaulicht, in welch schwieriger Lage sich das Individuum befinden kann, wenn es im Ungewissen ist. Ein Moment der Gefahr, aber auch der Hoffnung, ist darin enthalten (Mishel, 1988, 1995).

**Definitionen aus der Pflegeliteratur**

Mishel (1988) definiert Ungewißheit als Unfähigkeit, die kognitive Bedeutung der durch das Krankheitsgeschehen hervorgerufenen Ereignisse zu erkennen. Es fehlen dem Individuum in diesem kognitiven Zustand die Anhaltspunkte, um im Geschehen einen Sinn zu sehen.

Hilton (1994) erklärt Ungewißheit folgendermaßen: Ungewißheit in bezug auf Krankheit ist definiert als kognitiv wahrgenommener Zustand, der vom Gefühl, gerade nicht mehr sicher zu sein, bis zur Unbestimmtheit reicht. Ungewißheit verändert sich im Laufe der Zeit und ist begleitet von bedrohlichen und/oder positiven Emotionen.

Einen anderen Standpunkt nimmt Nelson (1996) ein: Ungewißheit bei chronisch erkrankten Menschen ist ein dynamischer Prozeß, der sich von der Diagnose bis zum Leben mit der Krankheit erstreckt.

Diese drei sehr verschiedenen Definitionen zeigen die Breite des Pflegekonzepts der Ungewißheit. Bei Mishel liegt die Betonung auf der kognitiven Leistung, die durch Faktoren behindert wird, Sinnhaftigkeit im Ereignis zu finden. Hilton nimmt zentrale Gedanken von Mishel auf und spricht vom kognitiven Zustand und den damit verbundenen Gefühlen wie auch von der Prozeßhaftigkeit in den Möglichkeiten zur Veränderung. Nelson betont nur noch den dynamischen Prozeß. Sie sagt dadurch etwas über die Zeitspanne aus, den nicht gradlinigen Verlauf der Krankheit und darüber, daß Ungewißheit in das gesamte Leben des betroffenen Individuums eingreift.

Es lohnt sich, die Frage zu stellen, ob Ungewißheit nur ein kognitives Problem oder ein Problem des Verstandes und der Gefühle ist oder ob das Individuum in seiner Ganzheit durch das Krankheitserleben beeinflußt wird. Aus diversen Untersuchungen (u. a. Kesselring, 1990; 1994; Duden, 1991; Nelson, 1996; Winkler, 1997) wird ersichtlich, daß das Erleben und die Erfahrung des Krankseins den Menschen in seiner Einheit betreffen und er die Trennung von Körper und Geist nicht wahrnimmt. Die Ansichten, die in den Definitionen zum Tragen kommen, beeinflussen die weitere Auseinandersetzung mit dem Thema. Das Bevorzugen der einen oder anderen Definition durch die LeserInnen prägt aber auch den Umgang mit den von Ungewißheit betroffenen Patienten.

Ungewißheit im Zusammenhang mit den Pflegediagnosen tritt immer beim Entscheidungskonflikt auf. In Anlehnung an Carpenito (1995) wird der Entscheidungskonflikt definiert als Zustand, in dem das Individuum Ungewißheit über einen Handlungsablauf erlebt, wenn die Wahl ein Risiko, einen Verlust oder eine Herausforderung beinhaltet. Gordon (1994, S. 245) definiert den Entscheidungskonflikt als «Zustand der Ungewißheit über den Verlauf eines Ereignisses, wenn die Entscheidung zwischen konkurrierenden Handlungsmöglichkeiten Risiken, Verlust oder eine Herausforderung an die persönlichen Lebensperspektiven (Werte) einschließt».

Von den Patienten werden oft große Entscheidungen verlangt, die vielfach in Ungewißheit erfolgen. Sie müssen wissen, wie sie entscheiden wollen, wie ihr Leben zu meistern ist und wie sie ihre Autonomie und Selbstverantwortung wahrnehmen können. Dies bedeutet eine unglaubliche Anforderung, es sei denn, die Ungewißheit wird als Pflegethema aufgegriffen und es werden Lösungen gesucht.

## 2.2 Theoretische Grundannahmen

Sicherheit ist ein erstrangiges Thema für den abendländischen Menschen, dem er den größten Teil seiner Aufmerksamkeit und Schaffenskraft widmet (Gronemeyer, 1996). Geschehnisse wie Naturereignisse und Krankheiten wurden erforscht, bezwungen oder berechnet, damit Vorhersehbarkeit und das Gefühl von Sicherheit entstehen kann. Ungewißheit läßt die Sicherheit, den Glauben an die Beherrschbarkeit aller Dinge ins Wanken geraten. Das Leben ist unsicher, die Menschen sind verletzlich und erfahren in der Ungewißheit, daß sie wenig Kontrolle über Ereignisse haben, die das Leben in bedeutsamer Weise ändern können (Hilton, 1994). Daher ist die Ungewißheit für Menschen, die an einer Krankheit leiden, besonders schmerzlich.

Ungewißheit beeinflußt die menschliche Antwort auf Krankheit, medizinische Behandlung, Hospitalisation und Heilung sehr wesentlich. Dies zeigte sich in diversen Untersuchungen (z. B. Mishel, 1981; Landis, 1996).

**Mishels Theorie: Ungewißheit in der Krankheit**

Die Ursache für Ungewißheit sieht Mishel (1988) darin, daß der Mensch für seine Krankheitsereignisse kein kognitives Schema entwickeln kann. Zum kognitiven Schema der Patienten gehört die subjektive Interpretation der Krankheit, der Behandlung und der Hospitalisation. Die Autorin beschreibt drei Faktoren, die Ungewißheit auslösen: das Symptommuster der Krankheit, die Vertrautheit des Ereignisses und die Kongruenz im Erwarteten zum Erfahrenen im Krankheitsereignis. Je nach Ausprägung dieser Faktoren nimmt die Ungewißheit zu oder ab. Die kognitiven Fähigkeiten des Individuums und die strukturellen Möglichkeiten wie Glaubwürdigkeit der Fachpersonen, soziale Unterstützung und Ausbildungsniveau der betroffenen Person, haben positiven oder negativen Einfluß auf die auslösenden Faktoren oder direkt auf die Ungewißheit.

In der Neukonzeption kombiniert Mishel (1990) ihre früheren Gedanken mit der Chaostheorie, damit ihre Theorie auch bei chronisch verlaufenden Krankheiten angewendet werden kann. Mishel sieht in der Ungewißheit die individuelle Reflexion über das Ich und dadurch die Möglichkeit, die Ungewißheit zu verändern. Gewißheit ist nicht absolut, und durch diesen bedingten Umstand eröffnet die Ungewißheit dem Individuum unzählige Überlegungen und Möglichkeiten. Reflexionen über das Ich beinhalten diese Bedingung. Die Änderung innerhalb der Ungewißheit ergibt sich aus dem Sehen oder Sehen-Wollen von neuen Möglichkeiten von anscheinend nicht in Zusammenhang stehenden Ereignissen, die nicht voraussagbar sind. Diese dynamische Weltsicht erlaubt unzählige Möglichkeiten und potentielle Ergebnisse, die entstanden sind durch eine Welt, die beschrieben ist als Unordnung und Chaos. Das Chaos in der Ungewißheit des Individuums, in den Beziehungen zu anderen und in ihrer Umgebung ermöglicht den Übergang von einer Lebensperspektive in eine neue, eine komplexere Orientierung gegenüber dem Leben.

In der Krankheit erfahrene Ungewißheit wird durch vier Faktoren verursacht:

- Vieldeutigkeit bezüglich des Krankheitszustands
- Komplexität der Behandlung und des Pflegesystems
- Informationsdefizit bezüglich Diagnose und Schweregrad der Krankheit
- Unvorhersehbarkeit des Verlaufs der Krankheit und der Prognose.

Ungewißheit als Zustand ist in ihrem Wert neutral, bis sie entweder als Gefahr oder als Chance beurteilt wird. Die verwendeten Copingstrategien der Betroffenen sind bei Ungewißheit als Gefahr direkte Handlungen wie gesteigerte Aufmerksamkeit und Informationssuche. Die Ungewißheit wird meist dann als Chance gesehen, wenn die Zukunft relativ schwarz aussieht und die Ungewißheit Illusionen und Hoffnung ermöglicht. Die Patientinnen und Patienten suchen in diesem Fall Strategien, sich die Unsicherheit zu erhalten.

In der ersten Version (1988) besteht gemäß Mishel das Ende des Prozesses darin, daß die Ungewißheit in der erwünschten Weise bewältigt wird. In der Neukonzeption von 1990 liegt das Ziel in der Entwicklung des Selbst und im kontinuierlichen Prozeß selbst.

## 3. Mögliche Ursachen

Eine Ursache von Ungewißheit kann im Innern des Menschen liegen, wenn dieser seine Überzeugungen, seine Werte und seinen Selbstwert in Frage stellt. Ungewißheit kann auch durch die Umgebung entstehen, die – wenn genügende Informationen fehlen – als unbekannt oder vieldeutig wahrgenommen wird (Cohen 1993).

Die Ursachen der Ungewißheit liegen in der ganzen Situation eines Krankheitsgeschehens, der plötzlich veränderten Lebenswelt, und nicht in einer spezifischen Krankheit. Die Ungewißheit bei chronisch verlaufenden Krankheiten wie Krebs, Diabetes mellitus und Multipler Sklerose wurde schon mehrfach erforscht (z. B. Mishel & Sorenson, 1991; Landis, 1996; Nelson, 1996; Braden, 1990). Eltern, deren Kinder an einer chronischen, lebensbedrohlichen Krankheit leiden, erfahren während einer unbestimmten Zeit eine ständige Ungewißheit (Cohen, 1993).

Sie beginnt mit den ersten erscheinenden Symptomen, hält über die Zeit der Diagnosestellung an und endet nie, da die Ungewißheit in der Natur der Krankheit liegt (Fitzgerald, 1992). Die betroffenen Menschen sind herausgefordert, die Ungewißheit in ihr Leben zu integrieren. Der Krankheitsverlauf ist kaum vorhersehbar und bestimmt so das alltägliche Leben der erkrankten Personen, da sie heute nicht wissen, wie es ihnen morgen ergeht.

Die Ursachen von Ungewißheit sind in charakteristischen Merkmalen von Situationen zu finden und in deren Interpretation. Vieldeutigkeit und Ungewißheit werden oft synonym verwendet, und es bestehen Parallelitäten. Norton (zitiert in Hilton, 1994) beschreibt acht Faktoren, die verwendet werden, um die Vieldeutigkeit zu umschreiben:

- Bedeutungsunterschiede hinsichtlich Begriffen wie z. B. Krankheit, Symptome, Therapie
- Unbestimmtheit, Unvollständigkeit, Vagheit betreffend eines Zustandes
- Wahrscheinlichkeit
- Unstrukturiertheit einzelner Faktoren in bezug auf den Zustand

- Mangel an Information
- Widersprüchlichkeit der vorhandenen Information
- Mangel an Klarheit
- Ungewißheit.

Wenn solche Aspekte eine Situation prägen, ist es einem Individuum kaum möglich, eine kognitive Bedeutung für das krankheitsbedingte, veränderte Geschehen zu erkennen, da die Sinn und Orientierung gebenden Faktoren fehlen. Nach der Definition von Mishel ist dies der Zustand der Ungewißheit. Vieldeutigkeit bezieht sich auf eine Sache beziehungsweise auf die Situation selbst. Die Ungewißheit indes bezieht sich auf das Wahrnehmen, das Interpretieren einer Situation durch das Individuum und kann oder kann nicht durch Vieldeutigkeit verursacht werden und/oder diese enthalten.

## 3.1 Diagnose

Die Zeit der Diagnosestellung ist eine Zeit des Bangens und der Ungewißheit. Sie ist geprägt von Merkmalen des Unbestimmten. Am Anfang des Diagnoseprozesses sind oft verschiedene Diagnosen wahrscheinlich (Brown, 1995). Die Patienten können das Gefühl bekommen, daß ihnen Informationen vorenthalten werden, da die Resultate nicht so schnell eintreffen, wie es ihren Vorstellungen entspricht. Sie erhalten Informationen von verschiedener Seite, nämlich sowohl vom medizinischen Personal als auch von den Zimmernachbarn und den Besuchern. Die Zeit, bis die Diagnose gestellt ist, ist oft geprägt von Warten in schrecklicher Ungewißheit (Fässler, 1990). Weigelt (1993) beschäftigt sich in ihrer Untersuchung mit der Ungewißheit, die während der Zeit des Stellens einer Diagnose auftritt. Sie beschreibt, daß alle Patienten erkennen, daß «etwas nicht stimmt», aber keine Person weiß, was nicht stimmt. Die daraus entstehende Ungewißheit ist für die Betroffenen kaum zu ertragen.

Auch die einmal gestellte Diagnose kann Ungewißheit verursachen, weil sie jeder Logik, Gerechtigkeit und Fairneß widerspricht (Cohen, 1993). Sie ist ein Angriff auf das frühere Wissen, auf Werte und Erwartungen und steht konträr zur natürlichen Ordnung und Organisation des familiären oder beruflichen Lebens.

Die Diagnose gibt Antwort auf die Frage: «Was ist es?» Damit ist die Ungewißheit vorerst beendet, aber es treten sofort unzählige neue, für die Betroffenen bedrohliche und unbeantwortbare Fragen auf, was die Ungewißheit multidimensional werden läßt (Cohen, 1995).

## 3.2 Zeit

Ungewißheit besteht, wenn eine Person nicht fähig ist, für sich eine Zukunft zu sehen, wenn über die Gegenwart keine Klarheit herrscht, wenn sie im Zweifel ist; wenn das Entscheidungsvermögen fehlt, da die Dinge nicht klar umrissen sind; wenn sich eine Person auf nichts abstützen oder sich auf niemanden verlassen kann; wenn ein Gefühl der Vagheit darüber besteht, was zu erwarten oder zu tun ist, was man wissen sollte oder zu fragen hätte (Hilton, 1994). Die offene, unklare Zeit, die Ungewißheit hervorruft, zeigt sich deutlich im Diagnoseprozeß (Weigelt, 1993) oder in der Rehabilitation von Hemiplegiepatienten (Winkler, 1997).

## 3.3 Symptome

Die durch die Krankheit hervorgerufenen Symptome unterscheiden sich oft hinsichtlich Zahl, Lokalisation, Frequenz, Auftreten, Intensität und Dauer. Sie verhalten sich in den Augen der Patientinnen und Patienten unlogisch und unvorhersehbar. Zudem sind sie oft kaum zu unterscheiden. Dies alles erschwert es den Patienten, sich ein einheitliches Bild zu machen. Sie erleben Ungewißheit, da sie sich keine eigene Meinung über ihren Krankheitszustand machen können (Mishel & Braden, 1988). Bei Krankheiten, die geprägt sind von Stadien der Besserung und der Verschlimmerung wie z. B. Krebs und bei denen sich die Symptome widersprüchlich verhalten, wird der Zustand der Krankheit vieldeutig und ungewiß. Um Symptome verstehen zu können, müssen diese genügend in den Vordergrund treten, damit sie nicht nur Resultate von medizinisch-technischen Untersuchungen bleiben. Je besser die Patienten die Symptome unterscheiden und je besser sie feststellen können, ob diese durch die Krankheit oder als Nebenwirkung medizinischer Behandlung entstehen, desto einfacher fällt es ihnen, ein Verständnis für das Krankheitsgeschehen zu erlangen. Besonders wichtig wird die Unterscheidung zwischen den Nebenwirkungen der Therapie und der Krankheit an sich bei onkologischen Patientinnen und Patienten.

## 3.4 Unvertraute Situation

Die Vertrautheit ist größer, je mehr Gewohntes, sich Wiederholendes oder je mehr erkennbare Eigenschaften eine Situation enthält. Umgekehrt wird die Lage unvertraut, je ungewohnter, einmaliger, diffuser ein Ereignis ist (Mishel & Braden 1988). Bei der ersten Hospitalisation ist die Krankenhauswelt absolut neu. Nach einiger Zeit oder bei einem erneuten Eintritt ins Krankenhaus verfügen die Patienten bereits über Erfahrungen und Wissen über die Behandlung und über den Krankenhausalltag. Ein Beispiel hierfür sind Chemotherapiezyklen.

## 3.5 Fehlende soziale Unterstützung

Bei einer mangelnden sozialen Unterstützung durch wichtige Bezugspersonen fehlt der benötigte Austausch von Meinungen und Ansichten über das Krankheitsgeschehen mit seinen Unsicherheiten (Mishel & Braden, 1988). Mit Personen zu sprechen, die einem wohlgesinnt sind oder die sich in ähnlicher Lage befinden, ermöglicht es den Patienten, Rückmeldungen auf die eigenen Interpretationen des Erlebens zu erhalten und dadurch an Sicherheit zu gewinnen.

Fehlende Bestätigungen der eigenen Einschätzung der Situation fördern das Nicht-vertraut-Sein und die damit verbundene Skepsis. Ferner verunmöglicht der mangelnde soziale Austausch mit Angehörigen ein Wissen um ein unabhängiges tragfähiges Beziehungsnetz, auf das sich die betroffenen Menschen in ihrer Ungewißheit mit allen Höhen und Tiefen verlassen können. Die Bedeutung des Sprichwortes «Geteiltes Leid ist halbes Leid» ist bei mangelnder sozialer Unterstützung erschwert. Die Patienten können ihre Ungewißheit mit den dazugehörigen Gedanken und Gefühlen nur beschränkt zum Ausdruck bringen, da diese entweder sozial nicht erwünscht sind oder rational nicht begründet werden können. Das Ausmaß der sozialen Unterstützung beeinflußt deshalb die Ungewißheit der Patienten, indem sie die Vertrautheit mit der Situation fördert.

## 3.6 Mangelndes Vertrauen in das medizinische Personal

Das Mehr oder Weniger an Vertrauen, das die Patientinnen und Patienten den betreuenden Pflegenden und Ärzten/Ärztinnen gegenüber haben, beeinflußt ihre Erfahrung von Sicherheit oder Ungewißheit sehr wesentlich. Ärzte und Pflegende werden als die maßgeblichen Quellen von Information gesehen (Mishel & Braden, 1988, Nelson, 1996). Erhalten die Patienten gute und umfassende Information, sind sie besser in der Lage, die Ursache ihrer Krankheit und deren Symptome zu verstehen und sich eine eigene Meinung zu bilden, wodurch die Ungewißheit verringert wird.

Besteht kein oder kein genügendes Vertrauensverhältnis zwischen den Medizinalpersonen und den Patienten, bleiben die Bedenken und Sorgen, die durch Ungewißheit verursacht werden, im Verborgenen und können nicht angegangen werden. (Weigelt, 1993). Vor allem von den Ärztinnen und Ärzten erwarten die Patienten, daß sie die Verantwortung übernehmen und ihnen Empfehlungen geben, die «Hand und Fuß» haben. Je mehr sich Patientinnen und Patienten auf die Vorschläge der Ärzte abstützen und deren Sicht übernehmen können, desto kleiner ist die Ungewißheit und umgekehrt. Eine gute Vertrauensbasis ist Voraussetzung, um der Ungewißheit begegnen zu können.

### 3.7 Niedrige Bildung

Wenn man annimmt, daß Ungewißheit ein kognitiver Zustand ist, dann hat ein niedriger Bildungsstand eines Menschen einen verstärkenden Einfluß auf die Ungewißheit. Um Informationen zu verwerten, Symptome zu interpretieren und Relationen zu früheren Erfahrungen herzustellen und um die Vertrautheit einer Situation zu erfassen, sind intellektuelle Fähigkeiten erforderlich. Deshalb benötigen Menschen mit einem tiefen Bildungsniveau länger, um ihren Zustand der Krankheit richtig zu erfassen, und sie sind deshalb länger Ungewißheit ausgesetzt (Mishel & Braden 1988).

## 4. Erleben und Verhalten

Die Patienten unterscheiden nicht zwischen der Ungewißheit in der Situation und der Ungewißheit im Verhalten. Die Betroffenen erleben alle Aspekte als ungewiß: die nicht vorhersagbare, unbestimmbare Zukunft und das Unentschlossensein, das dadurch verursacht wird, daß die Dinge nicht definiert sind. Sie können sich nicht auf Testresultate abstützen, sie sind unsicher, was zu tun ist, wie sie sich entscheiden sollen und wie sie anderen Personen begegnen können (Hilton, 1994). Daher lassen sich das Erleben und das Verhalten kaum trennen und sie werden deshalb in diesem Kapitel ineinander übergehend beschrieben.

Im Zusammenhang mit Gesundheit und Krankheit erleben die Patienten häufig Ungewißheit. Das Erleben der Ungewißheit als menschliches Phänomen kann sich sowohl auf das tatsächlich Erlebte, das Wahrgenommene und die damit verbundenen Gefühle als auch auf das sich Vorgestellte, Gedachte beziehen (Watson, 1996).

Die Diskussion über die verschiedenen in Kapitel 2 besprochenen Definitionen wird hier erneut deutlich. Kesselring (1990, 1994) beschreibt die Einheit des Erlebens von Frauen mit Brustkrebs. Diese erfahren Befindlichkeiten nicht losgelöst von Gestimmtheiten und umgekehrt. Die Gedanken beeinflussen sowohl die Gefühle als auch die Empfindungen. Zu diesem Schluß kommt auch Nelson (1996) in ihrer Untersuchung über Ungewißheit.

Nelson beschreibt fünf Themen im Erleben von Ungewißheit bei Brustkrebs, die unter sich verwoben sind wie ein Teppich. Ändert sich ein Thema, verändert sich das ganze Muster. Das zentrale Anliegen ist der Kampf darum, die Bedeutung der

Krankheit zu erkennen. Die folgenden Themenkreise sind geprägt durch das Erleben der Ungewißheit in der Krankheit. Sie umfassen Handlungen, Gedanken und Gefühle als Möglichkeiten des Verhaltens, die aus diesem Erleben hervorgehen.

## 4.1 Fünf Themenkreise (nach Nelson, 1996)

### Unbeständige, wechselnde Gefühle

Patientinnen und Patienten sind gezwungen, mit den unregelmäßigen, wechselnden Emotionen, die durch die Ungewißheit hervorgerufen werden, zu leben. Hilton (1994) beschreibt in ihrer Untersuchung zahlreiche Gefühle wie Angst, Wut, Frustration, Hilflosigkeit und Hoffnung sowie Empfindungen von Verwunderung und Niedergeschlagenheit. Um nicht von einer Flut von Emotionen überschwemmt zu werden, entwickeln sie Wege, um Gefühle und Gedanken an die unsichere Zukunft zu unterdrücken, oder sie lenken sich durch Aktivitäten ab.

*Ungewißheit verursacht Angst*
Angst in der Ungewißheit tritt auf wie Ebbe und Flut. Sie ist besonders intensiv in der Zeit der Diagnosenstellung (Fässler, 1990). Angst erleben die Patienten ebenso, wenn sie einen erneuten Schub der Krankheit befürchten. Sie fühlen sich beherrscht von der unsicheren Zukunft. In der Angst nehmen die Betroffenen ihre eigene Sterblichkeit und die Möglichkeit eines vorzeitig zu Ende gehenden Lebens wahr, besonders wenn sie an einer Krankheit wie Krebs leiden, die eventuell unheilbar ist. Die primäre Angst vor dem Sterben, die durch die Ungewißheit ausgelöst wird, verblaßt mit der Zeit und tritt in den Hintergrund. Sie bleibt aber im Hinterkopf stets gegenwärtig und kann jederzeit mit der alten Intensität wieder auftreten, wenn die Person z. B. neue Erfahrungen macht oder sich an ähnliche angstvolle Situationen erinnert.

Angst bezieht sich aber nicht immer auf etwas Spezifisches, sondern sie ist ein stetes Grundgefühl im Erleben von Ungewißheit, das an- und abschwillt. Nur schon das Bewußtsein der Nicht-Vorhersagbarkeit, die häufig in der Natur von unheilbaren Krankheiten liegt, verursacht die ständige, unterschwellige Angst.

*Ungewißheit verursacht Hoffnung*
Patienten sprechen auch von Hoffnung, die Vertrauen in die ungewisse Zukunft aufkommen läßt. Die Hoffnung ist aber ein sehr zerbrechliches Gefühl im Erleben von Ungewißheit. Hoffnung entwickeln Patientinnen und Patienten selber, indem sie sich um einen optimistischen Blick in die ungewisse Zukunft bemühen, was oft nicht einfach ist. Dieser Optimismus hilft ihnen, den Alltag zu strukturieren und ermöglicht eine Zukunft. Die Unterstützung durch andere Personen, auch durch

das medizinische Personal, ist wichtig, um das Vertrauen in die Zukunft zu fördern und damit die Hoffnung zu unterstützen.

Um die Hoffnung und die Ungewißheit im Gleichgewicht halten zu können, versuchen die Patienten, die Information, die sie erhalten, zu regulieren, und zwar sowohl in bezug auf die Menge als auch auf den Inhalt. Zuviel Information über die Tragweite der Krankheit kann die Hoffnung zerstören, da die Patienten nur noch die negativen Aspekte sehen können. Umgekehrt kann durch ungenügende Information Angst entstehen und sich Hoffnung in Hoffnungslosigkeit verändern.

Auf das Erleben von Hoffnungslosigkeit in der Ungewißheit folgt oft eine Depression, die in Dauer und Intensität unterschiedlich sein kann.

*Ungewißheit verursacht Frustration und Wut*
Patienten erleben auch Frustration und Wut über die Ungewißheit selbst und die mit ihr zusammenhängenden Schwierigkeiten. Patienten mit unheilbaren Krankheiten sind frustriert und wütend auf die medizinische Behandlung, die mangelnde Fortschritte bringt, und auch darüber, daß Heilung nicht möglich ist. Gerade über AIDS und Krebs erscheinen in den Medien immer wieder Berichte, die neue, erfolgversprechende Therapien ankündigen; eine Heilung kann aber nicht versprochen werden.

*Ungewißheit verursacht Trauer*
Je größer die Ungewißheit, desto größer ist der Kontrollverlust. Der Verlust, das eigene Leben planen und kontrollieren zu können, ist einschneidend und löst Trauer aus. Menschen, die sich noch in medizinischer Behandlung befinden, erleben viel Ungewißheit, da sich ihr Leben um die Behandlung und um das Warten von Resultaten dreht. Dadurch wird das Leben der Patientinnen und Patienten zum großen Teil fremdbestimmt, was ein Gefühl der Hilflosigkeit aufkommen läßt (Hilton, 1994).

Die Ungewißheit und damit das Unvermögen, das Leben zu planen, bestimmen den Ablauf des täglichen Lebens. So halten es z. B. Menschen mit rheumatischer Arthritis für unmöglich, im voraus zu planen, da unerwartet Schmerzen oder Steifheit auftreten können, wodurch viele Bewegungen sehr beschwerlich sind und Tätigkeiten, die man sich vorgenommen hat, nicht ausgeführt werden können (Fitzgerald, 1992).

Trauer erleben Menschen in Ungewißheit auch in bezug auf wahrscheinliche Verluste. Patienten trauern um Ereignisse, die sie vielleicht nicht mehr erleben können, da die Lebensspanne kürzer geworden ist. Häufig handelt es sich dabei um in Aussicht stehende Familienfeste wie Hochzeiten, Geburten, Geburtstage oder Weihnachten.

**Soziale Unterstützung**

Im Erleben der Ungewißheit der Patientinnen und Patienten ist die soziale Unterstützung ein ständiger Aspekt. Sie umfaßt die Beziehungen zur Familie, zu Freunden, zum medizinischen Personal sowie die spirituellen Werte. Die Wahrnehmung und Interpretation der Ungewißheit wird beeinflußt durch den Halt, den die Betroffenen in ihren Beziehungen erfahren können. Als unterstützend empfinden die Betroffenen vor allem das Akzeptiertsein, aber auch Vertrauen, Hoffnung und Optimismus.

Ein Gefühl der Unterstützung finden Patientinnen und Patienten offensichtlich auch in der Spiritualität (Landis, 1996). Diese umfaßt nicht nur religiöse Praktiken, sondern auch spirituelle Werte, wie in der Natur sein, Musik hören sowie das Ausüben von kulturellen Riten. Diese Arten der Unterstützung geben den Betroffenen inneren Frieden und stärken ihren Optimismus und ihre Hoffnung.

**Veränderungen im Dasein**

Patienten, die an einer unheilbaren chronischen Krankheit leiden, die gekennzeichnet ist durch Besserung und Verschlechterung, erleben die Ungewißheit als Prozeß der Veränderung ihres Daseins. Sie erleben, daß sie sich in einem Übergang befinden, in dem sich ihr Leben ändert und zu dem die Ungewißheit Anlaß gegeben hat. Die Veränderung im Leben der Patienten beginnt mit der Diagnose und damit, daß sie sich bewußt werden, daß sie nicht mehr in das gewohnte, normale Leben zurückkehren können. Die Menschen mit einer neu gestellten Diagnose erleben einen Bruch mit der früheren Welt und fühlen sich von anderen, sie umgebenden Menschen in wesentlichen Dingen getrennt (Cohen, 1993). Die täglichen Aktivitäten, die das Leben bisher ausmachten, sind zunichte. Die Kontinuität von Vergangenheit, Gegenwart und Zukunft ist unterbrochen.

Die Veränderung wird durch die Aussicht auf die begrenzte Lebenszeit gefördert. Die Betroffenen leben weniger im Hinblick auf die Zukunft, sondern im Hier und Jetzt. Dies ermöglicht einen neuen Weg des Daseins, der eine Normalität in relativer Gewißheit ermöglicht. Wegen der Ungewißheit der Zukunft lenken die Patientinnen und Patienten ihren Blick auf das Positive im Leben; sie sind weniger abwartend und nehmen Einfluß auf das, was ihnen bedeutungsvoll erscheint. Die Lebenseinstellung verändert sich von einem Leben mit unbestimmter Zukunft auf ein Leben mit bestimmter Zukunft. Dies ermöglicht den Betroffenen, sich dem sozialen Druck weniger zu beugen und mit gewissen kulturellen Erwartungen zu brechen.

Der Veränderungsprozeß ist verbunden mit dem Ablauf der Zeit, dem Fortschreiten der Krankheit und der Art und Weise, wie die Patienten ihre ungewisse

Zukunft wahrnehmen. Der Prozeß entwickelt sich jedoch nicht gradlinig, die Betroffenen können jederzeit wieder auf die früheren Erfahrungen der Ungewißheit zurückgeworfen werden.

## Reflektion über das Dasein

Die Reflektion über das eigene Leben ist ein anderes Thema im Erleben von Ungewißheit. Sie wird hervorgerufen, wenn sich Betroffene in andern Personen gespiegelt sehen. Wenn man sich in einer ähnlichen Lage befindet wie eine andere Person, die z. B. an der gleichen Krankheit leidet, kann der Vergleich schmerzlich sein, besonders wenn diese Person sich in einer schlechteren Verfassung befindet. Unter diesen Umständen entsteht ein Gefühl der eigenen Verletzlichkeit. Die Betroffenen finden sich in den Erfahrungen der anderen wieder und erkennen, daß ihnen solches auch widerfahren könnte. Es kann jedoch auch sein, daß Betroffene durch den Vergleich mit anderen, an der gleichen Krankheit leidenden Person Kraft finden, nämlich dann, wenn diese wieder gesund wurden.

Die Patienten, die sich in Ungewißheit befinden, erfahren durch die Selbstreflektion das Mysterium des Lebens. Sie wundern sich über den Gang des Lebens und begegnen diesem in einer Haltung der positiven Erwartung, da sie die vielen Möglichkeiten, die dieses bietet, erkennen.

Die Selbstreflektion ermöglicht den Betroffenen unter Umständen, anderen Menschen in schwierigen Lebenslagen beizustehen, was für sie selbst wiederum ihrem Leben Sinn gibt.

## Ungewißheit in das Leben integrieren

Das Leben mit Ungewißheit fordert von den Betroffenen nicht nur, die Ungewißheit in ihrem Kranksein zu verstehen, sondern sie in einen größeren Zusammenhang in ihrer Lebensperspektive zu integrieren. Die Patienten steuern die Information, damit sie die Emotionen ertragen und dadurch fähig sind, Entscheidungen für ihr Leben zu treffen. Obwohl in einem Leben in Ungewißheit viele Hürden zu nehmen sind, bietet es den Betroffenen auch die Möglichkeit, ihr Leben kritisch zu betrachten. Die eigene Bedeutungslosigkeit wird in Beziehung zum ganzen Lebensbild ersichtlich. Die eigenen Sorgen und Nöte bekommen eine neue, kleinere Dimension. Im Zusammenhang mit der neuen Lebensperspektive hegen und pflegen die Betroffenen ihr Leben mit neuer Leidenschaft. Sie erkennen ihr Leben in Unsicherheit, wo man nie weiß, was morgen sein wird, als Teil des kosmischen Geschehens.

## 4.2 Ungewißheit als Chance oder Gefahr

Mishel (1988) teilt das Erleben aufgrund der Einschätzung der Ungewißheit in zwei Kategorien ein, je nachdem, ob die Ungewißheit als Chance oder als Gefahr gesehen wird. In den zwei Fällen werden verschiedene Copingstrategien angewendet.

Wenn die Ungewißheit mit Gefahr assoziiert wird, lassen die Patienten eine pessimistische Einstellung zum Leben erkennen und beurteilen die Zukunft negativ. Sie leiden vermehrt unter Angst und versuchen, diese wenn möglich zu reduzieren und die Emotionen zu beherrschen.

Erleben die Betroffenen jedoch Ungewißheit als Chance, erkennen sie, daß durch die Offenheit, die durch das Unsichere zustande kommt, Möglichkeiten entstehen, die es in der Geschlossenheit der Gewißheit nicht gäbe. So sehen z. B. Jugendliche, die mit Mukoviszidose in großer Ungewißheit leben, für sich eine längere Lebensperspektive als andere gleichen Alters, die in geringerer Ungewißheit leben. Für Menschen, die in der Ungewißheit Hoffnung finden und diese als Chance sehen, ist es wichtig, daß die Ungewißheit bestehen bleibt, damit sie sich ihre Illusionen erhalten können.

Auch wenn es sich bei der im Vorhergehenden verwendeten Literatur meist um Untersuchungen an Krebskranken handelt, lassen sich die Aussagen doch im allgemeinen auch auf Menschen mit andern chronischen Krankheiten übertragen. Gewisse Aspekte der Ungewißheit (Diagnose, Symptome, soziale Unterstützung, Vertrautheit mit der Umgebung und rasch wechselnde Gefühle) treten jedoch auch während der Hospitalisation von Menschen auf, die an akuten Krankheiten leiden. Dazu einige Forschungsresultate.

## 4.3 Ungewißheit bei kurzzeitig hospitalisierten Menschen

Bei Frauen mit einer Risikoschwangerschaft wurde der Zusammenhang von Streß und Ungewißheit untersucht. Je größer die Ungewißheit über die Ursache, die Symptome und die Stabilität ihres Gesundheitszustandes ist, desto mehr leiden die Frauen unter Streß. Frauen, die länger im Krankenhaus bleiben müssen, erleben mehr Ungewißheit als solche, die nur für kurze Zeit hospitalisiert sind (Clauson, 1996).

Rose (1995) untersuchte, welche Bedeutung die Angehörigen der Situation zumessen, wenn ein Mitglied der Familie auf einer Intensivstation gepflegt wird. Sie erleben anfänglich eine Zeit großer Ungewißheit, ob das erkrankte Familienmitglied überleben wird oder nicht. Die Ungewißheit wird umschrieben mit einem Ausdruck wie «es kann beide Wege gehen», was Gefühle der Angst und der Hoffnung ausdrückt. Die Hinweise des Personals oder des Patienten/der Patientin über den Krankheitsverlauf beenden die Ungewißheit, wobei deren Aussagen von den Angehörigen verschieden erlebt werden.

In der Studie von Searle und Jeffrey (1994) steht die Beziehung von Lebensqualität zur Ungewißheit bei Patienten mit ventrikulären Arrythmien im Vordergrund. Je mehr sich diese über die Arrythmien sorgen, um so größer ist die Ungewißheit und desto kleiner die Lebensqualität.

Aus dem Vorhergehenden wird deutlich, daß sich die Ungewißheit nicht auf ein spezifisches Krankheitsbild beschränkt, sondern in verschiedenen Zusammenhängen erlebt wird.

## 5. Bewältigung

Die soziokulturelle Welt dient uns Menschen dazu, mit der Ungewißheit des Lebens zu existieren. Das Individuum akzeptiert zum Teil die Werte und kulturellen Interpretationen der Realität der umgebenden Welt, was ihm Sicherheit, Stabilität und Gelassenheit vermittelt. In dieser sich sicher wähnenden Umgebung ist es dem Menschen möglich, seine Erfahrungen zu ordnen und Entscheidungen zu treffen (Cohen, 1993).

Durch ihre Merkmale erschwert die Ungewißheit das Beurteilen der Situation und die Entscheidungsfindung. Die Bedeutung der Ungewißheit im Bewältigungsprozeß wird im Standardwerk von Lazarus und Folkman (1984) «Stress, appraisal and coping» beschrieben. In diesem Coping-Modell ist die Beurteilung der Situation zentral. Die Vieldeutigkeit, die oft bei Krankheiten prägend ist, und die daraus resultierende Ungewißheit verursachen Streß und können ein effektives Coping verhindern.

Landis (1996) beschreibt, daß anhaltende Ungewißheit die zur Verfügung stehenden Ressourcen vermindert und daß die Energien, um die nötigen Copingstrategien zu mobilisieren, verringert sind. Dies läßt das Individuum bezüglich seiner psychosozialen Anpassung in einer verletzlichen Position. Die Ungewißheit wirkt lähmend, verschlechtert die Lebensqualität und erschwert die Anpassung an die veränderten Lebensumstände. Hilton (1994) sieht die Ursache für den immobilisierenden Effekt, den die Ungewißheit verursacht, auf den Bewältigungsprozeß darin, daß Angst und Bedrohung die kognitiven Fähigkeiten stören, wodurch es den Betroffenen schwerfällt, eine Situation zu beurteilen und damit umzugehen. Deshalb kann Ungewißheit zu einem langen, sich hinziehenden Prozeß der Einschätzung und Neubeurteilung führen, bei dem sich widersprüchliche Gedanken, Gefühle und Verhaltensweisen entwickeln und der schließlich in Gefühlen der Hilflosigkeit und eventuell der Verwirrung enden kann.

## 5.1 Meistern von Faktoren, die Ungewißheit auslösen

Mishel (1995) beschreibt Methoden zur Bewältigung der Ungewißheit, als deren Ursache sie verschiedene Faktoren erkennt: die medizinische Ungewißheit, Ungewißheit bezüglich der Symptome und die Ungewißheit im täglichen Leben. Die Betroffenen versuchen ihre in der Krankheit erfahrene Ungewißheit zu bewältigen. Bezüglich der medizinischen oder diagnostischen Ungewißheit sowie derjenigen hinsichtlich der Symptome suchen die Betroffenen nach für sie zutreffenden Erklärungen für ihre Situation und legen sich ein Wertsystem zurecht, das gesundheitsfördernde Aktivitäten, z. B. das Vermindern von Streß oder das Einhalten von Diäten, umfaßt. Die Patienten setzen sich Maßstäbe, um ihre Genesung sichtbar zu machen, und Zeitlimiten, um ihre Zukunft zu strukturieren. Um die Unvorhersehbarkeit der Situation zu bewältigen, stellen sie sich Regeln auf, nehmen Informationen selektiv auf und überwachen ihre Behandlung. Eine weitere Methode, um die diagnostische Ungewißheit und die Ungewißheit hinsichtlich der Symptome zu bewältigen, ist, die Hoffnung aufrechtzuerhalten. Die Betroffenen vergleichen sich mit Patienten, die sich in einer schlechteren Lage befinden, und betrachten ihre jetzige Situation als nur vorübergehend oder glauben, daß eine «höhere Macht» ihre Probleme lösen werde. Gemäß Crigger (1996), die die Ungewißheit bei Multiple-Sklerose-Patienten untersucht hat, ist die erfolgreiche Bewältigung der Ungewißheit kaum abhängig davon, wie weit die Krankheit schon fortgeschritten ist, sondern primär von Beziehungen zu andern Personen und zu Gott.

Um die Ungewißheit im täglichen Leben bewältigen zu können, definieren die Betroffenen ihre Situation neu und passen ihre Ziele dementsprechend an. Der Glaube an sich selbst und an die eigene Urteilsfähigkeit bezüglich der Krankheit und der Therapie geben Sicherheit. Die Betroffenen unterscheiden zwischen dem, was sie beeinflussen, und dem, was sie nicht beeinflussen können. Dabei legen sie ihr Augenmerk auf ersteres, indem sie z. B. an einem guten Tag alle möglichen Aktivitäten erledigen oder die berufliche Tätigkeit so planen, daß diese auch mit größeren Behinderungen auszuführen ist. Die Betroffenen führen rituelle Handlungen aus und werden als Teil des Lebens akzeptiert.

## 5.2 Umgang mit der Ungewißheit im Leben

Ungewißheit wird auf sechs ineinandergreifenden Ebenen bewältigt, die durch den Prozeß des Lebens mit der Ungewißheit definiert sind, nämlich die Zeit, die Beziehungen, die Information, das Bewußtsein, die Krankheit und die Umgebung (Cohen, 1993).

Um die Zeit zu bewältigen, legen sich die Betroffenen und ihre Angehörigen die Philosophie «vom Leben von einem Tag zum anderen» zu. Das Planen und das

Denken in die Zukunft ist durch die Ungewißheit angstbesetzt. Von einem Tag in den nächsten zu leben nimmt die Möglichkeit zu planen und hat dadurch Konsequenzen für die sozialen Beziehungen. Gemeinsame Aktivitäten mit anderen Personen werden sehr erschwert, da diese in der westlichen Welt in der Regel im voraus geplant werden.

Die Betroffenen müssen sich in ihren sozialen Kontakten zurechtfinden. Ferner muß die Frage «wem erzähle ich wann was» geklärt werden, damit die Patienten gewisse Risiken vermeiden können, z. B. mit Mitleid behandelt, stigmatisiert oder nicht ernst genommen werden, weil die Krankheit äußerlich noch nicht sichtbar ist. Zeitweise besteht auch die Angst gemieden zu werden aus Furcht vor Ansteckung.

Den Informationsfluß zu steuern und die Informationen zu bewältigen ist immens wichtig, um die Bedrohlichkeit der Ungewißheit unter Kontrolle zu halten (u. a. Mishel, 1995; Nelson, 1996). Sowohl die Betroffenen als auch die Bezugspersonen benutzen diverse Taktiken, um Informationen zu erhalten, einzuschränken, unberücksichtigt zu lassen und zu verändern.

Patientinnen und Patienten, die sich durch die größtmögliche Information gestärkt fühlen, suchen diese aktiv. Sie lesen über ihre Krankheit und stellen Fragen um Fragen an Ärzte und Pflegende, bis sie Antworten gefunden haben. Zwischen den Patienten und dem medizinischen Personal kann ein Konflikt entstehen, wenn im Krankenhaus eine zurückhaltende Informationspolitik vertreten wird. Die Betroffenen suchen auch Antworten im metaphysischen Bereich und neuerdings auch im Internet, was laut Krulik (1996) in Israel schon zu einem größeren Problem wurde.

Die Informationen einzuschränken ist ein möglicher Weg der Bewältigung, wenn das Wissen hinderlich und lähmend wirkt. In diesem Fall stellen die Betroffenen kaum Fragen, und sie lesen auch nicht über die Krankheit nach. Die Situation führt dann zu Problemen, wenn das medizinische Personal zu wissen glaubt, was die Betroffen wissen müßten, und ihnen zu viel Informationen gibt.

Die erhaltene Information nicht zu berücksichtigen ist eine weitere Bewältigungsform, um Unerwünschtes loszuwerden. Dies kann dadurch geschehen, daß die Quelle der Information nicht für vertrauenswürdig gehalten wird, z. B. junge Ärzte/Ärztinnen und neu Pflegende, oder aufgrund einer früheren Erfahrung mit einer falschen medizinischen Prognose oder auch dadurch, daß man annimmt, die statistische Wahrscheinlichkeit treffe einem selbst nie.

Die Bedeutung negativer Informationen wird dadurch verändert, daß die Patienten wiederum die statistische Wahrscheinlichkeit verändern. Eine 10%-Heilungschance ist so gering, daß die Betroffenen nicht die Anzahl der erkrankten Personen als 100% wahrnehmen, sondern die 100% auf die Heilungschance verschieben. In bezug auf die Heilung bekommt der betroffene Mensch dadurch eine Chance von 50%, was doch bedeutend mehr ist als 10%.

Um die Bedrohung durch die Ungewißheit zu verringern und sich deren nicht stets bewußt sein zu müssen, wenden die Betroffenen kognitive Strategien an. Dazu gehört, aktiv zu sein, Handlungen, die im Rahmen des Krankseins ausgeführt werden müssen, zur Routine werden zu lassen oder bewußt nicht an ungewisse Vorgänge zu denken.

Die Patienten, aber besonders auch deren Angehörige, beobachten die kleinsten Veränderungen, um frühzeitig eingreifen und die Krankheit bewältigen zu können. Anfangs ist ihr Blick diffus und ängstlich, bis sie erfahren haben, welche Abweichungen bedrohlich sind und welche nicht. Es wird beschrieben, daß z. B. Eltern mit chronisch erkrankten Kindern einen sechsten Sinn entwickeln für die subtilsten Veränderungen im Verhalten des Kindes und dadurch sofort erkennen, wenn etwas nicht mehr stimmt (Cohen, 1993). Die Betroffenen erweitern mit der Zeit oft auch die Grenzen der verordneten medizinischen Therapien, indem sie z. B. die Medikationen ihrem Empfinden anpassen. Dadurch erhalten sie ein Gefühl der Selbstkontrolle und Unabhängigkeit, wodurch die Ungewißheit abnimmt.

Die Umgebung birgt viele Risiken für die Gesundheit von erkrankten Personen. Wenn der Einfluß der physischen und psychischen Risiken bekannt ist, können sich die Betroffenen vor diesen schützen, was Sicherheit gibt und die Ungewißheit verringert. Für die Eltern chronisch erkrankter Kinder ist das Abwägen zwischen dem Wunsch, einerseits ihr Kind beschützen und ihm andererseits eine möglichst normale Entwicklung zu erlauben, eine dauernde Gratwanderung (Cohen, 1993).

Ungewißheit in der Krankheit wird von den Betroffenen individuell bewältigt. Die Betroffenen wählen von den ihnen zur Verfügung stehenden Coping-Strategien diejenige aus, die sie aufgrund ihrer Einschätzung der Ungewißheit für die geeignetste halten. Diese Individualität muß von den Pflegenden im täglichen Umgang mit den Patientinnen und Patienten berücksichtigt werden, auch wenn die Erlebnisse und Bewältigungsformen wiederkehrende Themenkreise beinhalten.

# 6. Interventionen

Die Konsequenzen für die Pflegenden sind so vielfältig wie das Erleben und Verhalten der Patienten in ihrer Ungewißheit. Die Konsequenzen beziehen sich sowohl auf die ursächlichen Faktoren, die Ungewißheit auslösen, als auch auf den Prozeß des Lebens mit Ungewißheit. Alle Bewältigungsstrategien, die die Patienten anwenden, um die Ungewißheit zu reduzieren, wenn nötig diese zu erhalten oder mit ihr leben zu lernen, sind in der Praxis anwendbar. Wenn die Pflegenden ermittelt haben, welche Methoden die Patienten anwenden, können sie diese unterstützen oder anderen Menschen in Ungewißheit weiter vermitteln (Mishel, 1995).

## 6.1 Über Wissen verfügen

Eine Grundvoraussetzung dazu ist, daß die Pflegenden und andere medizinisch Tätige verstehen, was es heißt, mit Ungewißheit, die eventuell von anhaltender Natur ist, zu leben (Nelson, 1996). Die Pflegenden müssen sich bewußt sein, daß Ungewißheit eine alltägliche Erfahrung der Patienten ist, die oft als sehr unangenehm empfunden wird. Wenn die Patienten Angst zeigen, unsicher sind, sich nicht entscheiden können, Hemmungen haben und sich ausgeliefert fühlen, versteckt sich dahinter oft Ungewißheit. Wenn solches Verhalten beobachtbar wird, ist es notwendig, daß sich die Pflegenden Gedanken machen und das Wissen über das facettenreiche Pflegekonzept der Ungewißheit zu Hilfe nehmen, um der Ungewißheit in der konkreten Situation begegnen zu können.

## 6.2 Einschätzung

Um der Ungewißheit in der konkreten Situation auf die Spur zu kommen, benötigen die Pflegenden eine gezielte Einschätzung (Carpenito, 1995), die in bezug auf die Ungewißheit folgende Fragen beantworten muß:

- Wie vertraut sind die Patientinnen und Patienten mit der Situation?
- Welche Bilder, Vorstellungen und Phantasien machen sie sich über ihre Symptome, die Untersuchungen, mögliche Diagnosen und Behandlung?
- Wie haben die Patienten frühere, schwierige Situationen gemeistert?
- Wie schätzen sie ihre Situation ein und wie sehen sie ihre Zukunft?
- Über welches Wissen in bezug auf die Hospitalisation und deren Folgen verfügen die Patienten?
- Wie ist das soziale Bezugsnetz der Patienten?

Mit der Beantwortung dieser Fragen können die Pflegenden die Ungewißheit eingrenzen und die im Augenblick im Vordergrund stehenden Ursachen der Ungewißheit erkennen. Da die Ungewißheit so viele auslösende Momente beherbergt, können sich die im Zentrum stehenden Fragen oder Bedenken durch äußere oder innere Faktoren schnell verändern, was bei der täglichen Pflege zu berücksichtigen ist.

## 6.3 Beziehungen

Die vertrauensvolle Beziehung zwischen den Patienten und den Pflegenden und anderen medizinischen Personen trägt sehr viel dazu bei, die Ungewißheit zu reduzieren (Mishel, 1995). Eine solche Beziehung umfaßt alle Aspekte, die im «Caring» im Sinne von «sich sorgen, sich kümmern» umschrieben sind. Solche Begegnungen zwischen Patienten und Pflegenden führen auf beiden Seiten zu Wachstum, Autonomie und Selbsterkenntnis (Holenstein et al., 1996). Die Pflegenden lassen sich somit in die Situation der Erfahrungen und der Lebenswelt der Patienten ein. Dadurch wird es ihnen möglich, eine gesündere Umgebung zu schaffen, in der die Beziehungen des Patienten und das existentielle und spirituelle Wohlbefinden gefördert werden (Landis, 1996).

Durch die fachliche Kompetenz, die für das «Caring» Voraussetzung ist, entsteht bei den Patientinnen und Patienten Vertrauen in die Fähigkeiten von Pflegenden und Ärzten/innen, da diese als wichtige Informationsquellen gelten (Mishel, 1995).

## 6.4 Information

Der ganze Themenkreis der Information in der Bewältigung der Ungewißheit nimmt eine zentrale Rolle ein. Informationen über die Krankheit reduzieren die Ungewißheit in der Regel. Meerwein (1985, S. 90) sagt, daß «die von den meisten Kranken gewünschte volle Information unter der Voraussetzung empathischen Vorgehens in der Regel ohne größere Schwierigkeiten nötig und möglich ist».

Die Informationen müssen dem betroffenen Individuum angepaßt sein, damit sie für dieses bedeutungsvoll sind und die nötige Unterstützung in der Ungewißheit geben können. Indem die Information der Situation und der Person angepaßt wird, können die Patienten ihre Wahrnehmung der durch die Krankheit hervorgerufenen Tragik realitätsbezogen revidieren (Clauson, 1996).

Angemessene Informationen ermöglichen es den Patienten, ihre wechselnden Emotionen kontrollieren zu können und Entscheidungen für ihr Leben zu treffen (Nelson, 1996). Emotionaler Streß, Mangel an Information, Druck seitens außenstehender Personen und Unklarheit über die persönlichen Werte verstärken die Ungewißheit und erschweren die Entscheidungsfindung.

Carpenito (1995) schreibt dazu, daß wichtigste Prinzip sei, den Prozeß der Entscheidungsfindung zu fördern und nicht eine bestimmte Entscheidung zu forcieren. Die Betroffenen müssen entscheiden können, wieviel Information sie zu erhalten wünschen. Es ist weder an den Pflegenden noch an den Ärztinnen und Ärzten, den Umfang oder den Inhalt der Information zu bestimmen. Dies ist das Recht der Patienten allein, da nur sie wissen, welches für sie die richtige Dosis ist.

Die Pflegenden sollten hingegen ein Klima der Offenheit schaffen, das es den Patienten erlaubt, zu jeder Zeit Fragen zu stellen, auch wenn sie vielleicht kaum zu beantworten sind oder mehrmals gestellt werden. Die persönliche Entscheidung, wenig Wissen zu wollen, ist ebenso zu respektieren wie umgekehrt. Beide Wege können der von Ungewißheit betroffenen Person Sicherheit und Hoffnung geben.

## 6.5 Hoffnung

In der Ungewißheit Hoffnung zu gewinnen ist für die Patienten von großer Bedeutung, da jede Hoffnung auf die Zukunft gerichtet ist. Dank der Hoffnung verringert sich die Ungewißheit, während die Unabhängigkeit, die Lebensqualität und die Selbstpflegeaktivitäten der betroffenen Personen zunehmen (Braden, 1990). Die Hoffnung zu stützen wird daher zur pflegerischen Aufgabe. Die Pflegenden sollten dementsprechend die Werte und Ziele der Patienten bestätigen und aufrechterhalten und ihnen ihre Möglichkeiten und Fähigkeiten aufzeigen. Pflegerische Strategien zielen darauf ab, die Patienten Einfluß auf die Gegenwart ausüben zu lassen, indem sie gemeinsam mit den Pflegenden Ziele setzen, über Aktivitäten im Krankenhaus mitbestimmen und damit ihre Zukunft strukturieren. Erfolge sollten sichtbar gemacht werden, und wenn gewünscht sollte das Entstehen von Gottvertrauen unterstützt werden (Bischofberger, 1997).

Illusionen und Phantasien, die teilweise aus der Ungewißheit entstehen, können ebenfalls Hoffnung geben. Die Pflegenden können solche Illusionen unterstützen, indem sie sich auf Phantasiereisen oder «unrealistische» Zukunftspläne einlassen, wobei sie sprachlich die Möglichkeitsform wählen.

## 6.6 Über Kontrolle verfügen

Die Ungewißheit wird weniger bedrohlich erlebt und somit gefahrloser interpretiert, wenn die Betroffenen das Gefühl erlangen können, über Kontrolle zu verfügen (Mishel & Sorenson, 1991). Der Kontrollverlust ist an die Ungewißheit gebunden. Um eine Situation beherrschen zu können, muß diese bekannt und in ihrer Bedeutung klar sein.

Bekannt sind Situationen durch frühere Erfahrungen oder wiederkehrende Erlebnisse. Hilfreich kann schon sein, wenn die Patienten über die nötigen Informationen über Krankenhausinfrastruktur, Zimmernachbarn und die zuständigen medizinischen Personen sowie über den Tagesablauf im Krankenhaus verfügen. Dies gibt ihnen Anhaltspunkte, an denen sie sich orientieren können.

Wenn die Patienten ihre Krankheitssymptome einordnen und unterscheiden können, sind sie in der Lage zu erkennen, wie sich diese durch die medizinische

Behandlung verändern (Mishel & Braden 1988). Dieses Verständnis hilft den Patienten, Einfluß zu nehmen. Durch gezieltes Beobachten können sie die Fähigkeit entwickeln zu erkennen, wie sich ihr Befinden aufgrund welcher Begebenheit verändert. Die Krankheit wird zu einem Teil voraussehbar, dies ermöglicht es, unangenehme Symptome zu bewältigen, wodurch sich die Ungewißheit wiederum verringert.

Zu diesem Zweck sollten die Pflegenden die Patienten unterrichten, sie gezielt fachlich informieren, ihnen Wirkungen aufzeigen und sie dazu anregen, alle Vorgänge kritisch zu verfolgen. Eltern von an Mukoviszidose erkrankten Kindern können lernen, mit einem Stethoskop deren Lunge abzuhören, um die gesundheitsgefährdenden Veränderungen im Griff zu haben (Cohen, 1995).

Wichtig ist auch, die Patienten vor dem Austritt aus dem Spital über Symptome, Möglichkeiten von Verschlechterungen und Verhaltensweisen zu schulen. Um der Ungewißheit begegnen zu können, wird auch ein 24-Stunden-Sorgentelefon für pflegerische Fragestellungen für entlassene Patientinnen und Patienten zur Diskussion gestellt (Clauson, 1996).

## 6.7 Unterstützung von sozialen Kontakten

In ihrer Ungewißheit teilen die Betroffenen oft ihre Sorgen und Nöte mit ihren Angehörigen. Diese erleben die Ungewißheit mit und sind davon ebenfalls betroffen. Wenn das Leben nicht mehr geplant werden kann und die Zukunft nicht mehr selbstverständlich ist, wirkt sich dies auf das gesamte Beziehungsnetz der Betroffenen aus.

In Situationen anhaltender Ungewißheit ist es eminent wichtig, die Angehörigen mittels Gesprächen in die Pflege zu integrieren, da diese oft selbst auch Angst und Unsicherheit verspüren (Rose, 1995). Wenn die Bezugspersonen bei den Pflegenden Verständnis und etwas Boden unter den Füßen finden, wird es ihnen möglich, ihre wichtige Rolle im Unterstützen der Patientinnen und Patienten in ihrer Ungewißheit zu übernehmen.

Auch wenn sich das Resultat nicht ändert, finden die Patienten Unterstützung in ihren Beziehungen, indem sie über ihre Ungewißheit sprechen können. In ihrer schwierigen Lage stützen sich die Betroffenen auf die Stärke und das Vertrauen der anderen Person. Sie benötigen das Gefühl, geliebt und akzeptiert zu werden (Nelson, 1996). Durch ihre Beziehungen erkennen die Betroffenen auch den Wert ihres Lebens. All dies hilft den Patienten, ihre Ungewißheit zu bewältigen, und deshalb sollten im Krankenhaus deren soziale Kontakte gefördert und unterstützt werden.

Bei chronisch verlaufenen Krankheiten, die wiederkehrende, planbare Hospitalisationen zur Folge haben, sollte die Terminplanung zusammen mit den Angehörigen erfolgen. Dies ermöglicht, daß die medizinische Behandlung Teil des Lebens wird, wodurch die Ungewißheit abnimmt. Die Angehörigen sollten über die vorgesehenen Schritte und Resultate von Untersuchungen unverzüglich informiert werden. Die Zeit des Wartens wird dadurch auf ein Minimum verkürzt (Cohen, 1995). In der Wartezeit steigt die Ungewißheit oft stark an. Erinnerungen an den Diagnoseprozeß können aufsteigen, die das Erleben der Ungewißheit erneut wachrufen.

## 6.8 Bedeutung der Erfahrung

Die Erfahrung der Ungewißheit ist im alltäglichen Leben bestimmend und beeinflußt auch die Wahrnehmungen und das Verarbeiten der Krankheit und ihrer Folgen in hohem Maß. Die Betroffenen erfahren die Ungewißheit meist als bedrohlich. Sie hat einen lähmenden Einfluß auf das Coping-Verhalten und vermindert die Lebensqualität der Patienten (Hilton, 1994). Deshalb sind das Erleben und die Ungewißheit pflegerelevante Themenkreise, die nicht losgelöst voneinander stehen.

Im Erleben kommen die widersprüchlichen, sich schnell ändernden Gefühle und Empfindungen, die das «wie es ist» betonen, sowie Vorstellungen, Gedanken und Bilder zum Tragen (Winkler, 1997). Dies steht immer in Bezug zur Ungewißheit.

Wenn die Pflegenden das Erleben in ihrem Umgang mit den Patienten berücksichtigen, haben auch die wirrsten Gedanken und die widersprüchlichsten Gefühle Platz und können zum Vorschein kommen. Dies hilft ihnen ihre Ungewißheit in der Krankheit in Grenzen zu halten. Die Pflegenden sollten das Erleben der Patienten in seiner Ganzheit wahrnehmen wie ein Spinngewebe. Wird das Erleben jedoch in theoretische Gefüge wie Diagnosen, Probleme und Symptome zerlegt, erscheint es oft als bedeutungslos.

Für die Pflegenden hat die Orientierung am fließenden, unlogischen und dynamischen Erleben zur Folge, daß die Pflege weniger stereotyp wird. Die Einzigartigkeit der Patientinnen und Patienten wird betont und gleichzeitig wird das wiederkehrende Thema der Ungewißheit in der Krankheit erkannt. Dadurch werden pflegerische Interventionen möglich mit dem Ziel, den Patienten zu helfen, die Ungewißheit zu bewältigen oder aber mit ihr zu leben.

## Literatur

Bar-Tal, Y.; Tabak, N.; Cohen-Mansfield, J. (1996): Clinical decision-making of experienced and novice nurses. *Western Journal of Nursing Research* 5: 534–547

Bischofberger, G. (1997): Die Bedeutung der Hoffnung für Betagte im Akutspital, unveröffentlichte Diplomarbeit der Höfa II, Kaderschule für Krankenpflege, SRK, Aarau

Braden, C. (1990): A test of the self-help model: Learned response to chronic illness experience. *Nursing Research* 1: 42–47

Brockhaus (1978): Wiesbaden: Brockhaus-Verlag

Brown, S. (1995): Women's experiences of rheumatoid arthritis. *Journal of Advanced Nursing* 21: 695–701

Clauson, M. (1996): Uncertainty and stress in women hospitalized with high-risk pregnancy. *Clinical Nursing Research* 3: 309–325

Carpenito, L. (1995): Nursing Diagnosis, application to clinical practice. Philadelphia: Lippincott

Cohen, M. (1993): The unknown and the unknowable. Managing sustained uncertainty. *Western Journal of Nursing Research* 15: 77–96

Cohen, M. (1995): The triggers of heightened parental uncertainty in chronic, life-threatening childhood illness. *Qualitative Health Research* 1: 63–77

Crigger, N. (1996): Testing an uncertainty model for women with multiple sclerosis. *Advances in Nursing Science* 3: 37–47

Christman, N. (1990): Uncertainty and adjustment during radiotherapy. *Nursing Research* 1: 17–20

Duden, B. (1991): Geschichte unter der Haut. Stuttgart: Greif

Duden (1986): Die sinn- und sachverwandten Wörter. Mannheim: Dudenverlag

Fitzgerald Miller, J. (1992): Coping with chronic illness, overcoming powerlessness. Philadelphia: F. A. Davis

Fässler-Weibel, P. (1990): Nahe sein in schwerer Zeit: Zur Begleitung der Angehörigen von Sterbenden. Freiburg: Paulusverlag

Gordon, M. (1994): Handbuch Pflegediagnose. Wiesbaden: Ullstein Mosby

Gronemeyer, M. (1993): Das Leben als letzte Gelegenheit, Sicherheitsbedürfnis und Zeitknappheit. Darmstadt: Wissenschaftliche Buchgesellschaft

Hilton, B. (1994): The uncertainty stress scale: Its development and psychometric properties. *Canadian Journal of Nursing Research* 3: 15–30

Holenstein, H. et al. (1996): Sich sorgen für andere. Kaderschule für Krankenpflege SRK, Aarau

Kesselring, A. (1990): When taken-for-grantedness falters. The experienced body. Dissertation, San Francisco

Kesselring, A. (1994): Körperlichkeit und Krankheitserleben. Erfahrungen von Frauen mit Brustkrebs. *Pflege* 1: 4–10

Krulik, T. (1997): Chronical illness through the life-span. Unveröffentliche Kursunterlagen Höfa II

Landis, B. (1996): Uncertainty, spiritual well-being and psychosocial adjustment to chronic illness. *Issues in mental health nursing* 17: 217–231

Lazarus, R.; Folkman, S. (1984): Stress, appraisal and coping. New York: Springer

Marino, A. et al. (1996): A lesson in the science of uncertainty. *Nursing* 2: 60–64

Meerwein, F. (1985): Einführung in die Psycho-Onkologie. Bern: Verlag Hans Huber
Mishel, M. (1981): The measurement of uncertainty in illness. *Nursing Research* 5: 258–263
Mishel, M. (1988): Uncertainty in illness. *Image: Journal of Nursing Scholarship* 4: 225–232
Mishel, M.; Braden, C. (1988): Finding meaning: Antecedents of uncertainty in illness. *Nursing Research* 2: 98–103
Mishel, M. (1990): Reconceptualization of the uncertainty in illness theory. In: P. Chinn, M. Kramer (1996), Pflegetheorie, Konzepte – Kontext – Kritik. Wiesbaden: Ullstein Mosby
Mishel, M.; Sorenson, D. (1991): Uncertainty in gynecological cancer: A test of the mediating functions of mastery in coping. *Nursing Research* 3: 167–171
Mishel, M. (1995): Living with chronic illness: Living with uncertainty. In: S. Funk et al. (Ed.), Key aspects of caring for the chronically ill, hospital and home. New York: Springer Publishing
Nelson, J. (1996): Struggling to gain meaning: living with the uncertainty of breast cancer, in *Advances in Nursing Science* 3: 59–76
Rose, P. (1995): The meaning of critical illness to families. *Canadian Journal of Nursing Research* 4: 83–87
Searle, C.; Jefferey, J. (1994): Uncertainty and quality of life of adults hospitalized with life-threatening ventricular arrhythmias. *Canadian Journal of Cardiovascular Nursing* 3: 15–22
Watson, J. (1996): Pflege: Wissenschaft und menschliche Zuwendung. Bern: Verlag Hans Huber
Weigelt, V. (1993): Die Ungewißheit, Leiden und Chance. In: S. Käppeli (Hrsg.): Pflegekonzepte. Bern: Hans Huber
Wettstein, H. (1995): Leben- und Sterbenkönnen, Gedanken zur Sterbebegleitung und zur Selbstbestimmung der Person. Bern: Peter Lang
Winkler, M. (1997): Das Erleben des Schlaganfalls, unveröffentlichte Diplomarbeit der Höfa II, Kaderschule für Krankenpflege, SRK, Aarau
Wong, C.; Bramwell, L. (1992): Uncertainty and anxiety after mastectomy for breast cancer. *Cancer Nursing* 5: 363–371
Wurzbach, M. (1995): Long-term care nurses' moral convictions. *Journal of Advanced Nursing* 21: 1059–1064
Wurzbach, M. (1996): Long-term nurses' ethical convictions about tube feeding. *Western Journal of Nursing Research* 1: 63–76

# Verwirrung

Marlis Glaus Hartmann

## 1. Einleitung

Akute Verwirrung ist ein häufiges und schwerwiegendes Problem bei Krebskranken im Terminalstadium (de Stoutz, 1996), auf Intensivstationen (Depenbusch, 1996). Schätzungen gehen davon aus, daß 15 bis 50% der Patientinnen und Patienten akute Verwirrungszustände durchleben, allerdings abhängig von Art und Stadium der Erkrankung (Stiefel, 1996, Corr & Corr, 1992). Ältere Patienten unterliegen einem größeren Risiko, akute Verwirrungszustände zu entwickeln. Bei weitem werden nicht alle akuten Verwirrungszustände erkannt und behandelt.

Pflegedokumentenanalysen und Beobachtungen weisen darauf hin, daß Verwirrung als Pflegediagnose nicht aufgenommen wird, die Beurteilung «der Patient ist verwirrt» in den Köpfen der Pflegenden jedoch vorhanden ist. Die Pflegediagnose Verwirrung ist nicht präzis (Wolanin & Philipps, 1981). In der Literatur ist keine Übereinstimmung festzustellen bezüglich Definition und Instrumenten, um Verwirrung zu identifizieren und zu messen. Die Merkmale der Verwirrung sind mannigfaltig und kommen in unterschiedlichsten Kombinationen vor. Verwirrung ist eine Ursache für vielfältige Selbstpflegedefizite. Die Vorstellung, Verwirrung sei die Folge einer chronischen hirnorganischen Erkrankung, kann einen «therapeutischen Nihilismus» bewirken im Sinne von «Da ist nichts mehr zu machen» (Grond, 1991).

Die Pflege von chronisch verwirrten alten Menschen wird in unserer Gesellschaft als nicht anspruchsvoll und nicht komplex erachtet. Auf Langzeitstationen arbeiten häufig zuwenig ausgebildete Pflegende. Gemäß einer Studie von Ekman et al. (1991) verbrachten Pflegende mit der kürzesten Ausbildung bzw. Pflegehelfer und -helferinnen am meisten Zeit in direktem Kontakt mit den verwirrten alten Menschen. Laut Armstrong und Browne (1986) ist die Pflege dieser Patienten vorwiegend physisch orientiert. Der psychosozialen Pflege (Kommunikation mit den verwirrten Menschen, Unterstützung in der sozialen und geistigen Aktivität) wird weniger Bedeutung beigemessen.

## 1.1 Kognitive Fähigkeiten

Verwirrung ist ein Zusammentreffen von Verhaltensweisen, die auf eine mentale Beeinträchtigung bzw. kognitive Störungen hinweist. Ein gesunder Mensch mit einer intakten Gehirnfunktion kann verwirrende äußere Umstände schnell einordnen. Das Gehirn benutzt aktuelle Wahrnehmungen, im Langzeitgedächtnis gespeichertes Wissen und Erfahrungen und kombiniert beide in Gedanken, um die Orientierung wiederzufinden und die Situation einzuschätzen. Diese Wahrnehmungs-, Erinnerungs-, Denk- und Kombinationsfähigkeiten werden als kognitive Fähigkeiten bezeichnet (de Stoutz, 1996). Nachfolgend werden die kognitiven Fähigkeiten, die bei Verwirrungszuständen verändert sein können, kurz beschrieben.

### Gedächtnis

Das Gedächtnis umfaßt nicht nur das Langzeit- und Kurzzeitgedächtnis, sondern auch Erinnerung und Erkennen. Das Gedächtnis ist keine einheitliche Funktion, sondern besteht aus unterschiedlichen Aktivitäten: «Wahrnehmen, Erfahren, Üben, Lernen, Hervorrufen, Gegenwärtig-sein-Lassen von Gewesenem, Wiedererkennen, Vergleichen, Kombinieren, neu Lernen» (Scharfetter, 1991, S. 112). Nebst der Wahrnehmung ist das Gedächtnis für ein denkendes Wesen das Notwendigste. Seine Bedeutung ist groß. Bei ausgeprägten Gedächtnisstörungen gehen die Lebensgeschichte, der zeitliche Ablauf und der Sinnzusammenhang der eigenen Entwicklung verloren. Die Merkfähigkeit des Kurzzeitgedächtnisses umfaßt eine Zeitspanne von ca. zwanzig bis sechzig Minuten. Das Frischgedächtnis wird als störbarer und labiler bezeichnet. Im Langzeitgedächtnis sind die Erinnerungen dauerhaft gespeichert. Es wird als stabil beschrieben (Scharfetter, 1991).

### Denken

Denken umfaßt intellektuelle Tätigkeiten, wie begreifen, abstrahieren, phantasieren, urteilen, planen, entscheiden, wählen. Denken umfaßt Konzentration, Nachdenken, Erkennen, Informationsverarbeitung. Denken beinhaltet das Einordnen und Verbinden nach logischen Kategorien, nach Gleichheit, Unterschied, nach Stimmungen und Wünsche. Eine wesentliche Funktion des Denkens ist die Ordnungsleistung: das Ordnen der Gegebenheiten unseres Selbst und unserer Welt. Denkstörungen können nicht isoliert betrachtet werden, die ganze Betroffenheit eines Menschen kommt zum Ausdruck (Scharfetter, 1991).

## Aufmerksamkeit

Die Aufmerksamkeit gehört zu den Grundfunktionen eines Menschen. Durch sie wird das Bewußtsein auf das Erleben, die Wahrnehmung, das Denken gerichtet. Sie beeinflußt die Auseinandersetzung des Individuums mit seiner Umwelt und mit sich selbst. Ohne Aufmerksamkeit würde unser Wahrnehmungssystem überfordert werden. Sie bewirkt, daß Gegenstände, Personen, Stimmungen bevorzugt beachtet, fixiert und deutlicher erfaßt werden. Bedürfnisse, Interessen, Stimmungen, Einstellungen, Gewohnheiten spielen bei der Entstehung und Verteilung von Aufmerksamkeit eine zentrale Rolle. Voraussetzungen, um aufmerksam sein zu können, sind Wachheit, Bewußtseinsklarheit, intakte zerebrale Gesamtfunktionen und ein einigermaßen intaktes Sinnessystem (Scharfetter, 1991). Unaufmerksamkeit, Konzentrationsstörung zeigt sich durch eine verminderte Fähigkeit, sich auf einen Gegenstand, auf eine Tätigkeit auszurichten, bei der Sache zu bleiben. Starke Ablenkbarkeit, Zerstreutheit sind zu beobachten. Die Aufmerksamkeit kann erhöht oder eingeengt sein. Müdigkeit, Sorgen, Ärger, Angst, dämpfende Drogen können die Aufmerksamkeit einengen. Stimulierende Drogen können die Aufmerksamkeit steigern.

## Bewußtsein

Der Philosoph Christian Wolff führte den Begriff 1719 in den deutschen Sprachgebrauch ein. Scharfetter (1991, S. 49) schreibt: «Bewußtsein ist bewußtes Sein... wissend um sich selbst und die Welt.» Ein wacher Mensch «hat nicht Bewußtsein, sondern ist bewußt Seiender, ist selbst unterschiedlich waches, empfindendes, erlebendes, fühlendes, gestimmtes, rational wissendes, tätiges Bewußtsein». Bewußtsein bezieht sich darauf, wie es ist, etwas zu erkennen, wahrzunehmen oder zu fühlen. Scharfetter (1991) nennt fünf sich gegenseitig beeinflussende Bereiche, damit Bewußtsein möglich ist: Wachsein, Bewußtseinsklarheit, Ich-Bewußtsein, Erfahrungsbewußtsein, Realitätsbewußtsein, Zeiterleben. Bewußtseinsstörungen sind Zustände, bei denen das Bewußtsein quantitativ (Benommenheit, Somnolenz, Sopor, Koma) als auch qualitativ (Dämmerzustand, Verwirrung) verändert sein kann.

## Wahrnehmung

Der Mensch baut sich anhand der Wahrnehmung seine Welt auf, innerhalb der er Erfahrungen sammelt, verarbeitet, seinen Lebenssinn zu verwirklichen strebt bzw. findet. Durch verschiedene Sinnesorgane nehmen wir Lichtwellen, Schallwellen,

Temperaturen usw. auf. Sie werden durch das Nervensystem verarbeitet und schließlich zu psychischen Vorgängen. Um Personen, Ereignisse, Dinge, Orte als solche wahrnehmen und erkennen zu können, ist die Mitwirkung des Langzeitgedächtnisses zentral, wir greifen auf die im Langzeitgedächtnis verankerten Erfahrungen zurück (Asanger & Wenninger, 1988). Die individuelle Wahrnehmung ist selektiv. Was wir wahrnehmen, hängt nicht nur von Umweltreizen ab, sondern von den Bedürfnissen, Stimmungen, Erfahrungen, Einstellungen, Erwartungen, vom Wissen und Selbstbild. Ein Förster sieht im Wald etwas anderes als ein Liebespaar. Ein Laie sieht auf einem Röntgenbild etwas anderes als ein Radiologe. Selektion und Organisation sind wesentliche Elemente im Verarbeitungsprozeß der Wahrnehmung. Sie dienen unserer Orientierung in der Welt. Das Bild, das wir von der uns umgebenden Wirklichkeit haben, ist also eine individuelle Variante der Realität (Reinhold & Lamnek, 1992).

In der Philosophie verführt das Wort Wahrnehmung zur Frage, «ob die Wahrnehmung etwa die Nehmung des Wahren sei» (Schischkoff, 1978).

**Orientierung**

Sich zurechtzufinden, Bescheid zu wissen bezüglich zeitlichen, örtlichen, persönlichen und situativen Gegebenheiten bedeutet Orientierung. Die zeitliche und situative Orientierung ist häufig zuerst, die autopsychische Orientierung ist zuletzt betroffen. Die zeitliche Orientierung wird als labil und störbar beschrieben. Werden der Monat, die Jahreszeit, die Jahreszahl nicht mehr gewußt, wird diese Störung als schwerer eingestuft. Die örtliche Orientierung ist in bezug auf bekannte Orte recht stabil. In einer neuen Umgebung muß sie erworben werden und ist labiler. Sie kann schwanken (Tag/Nacht). Eine örtliche Desorientierung sollte im Zusammenhang mit Vertrautheit bzw. Fremde eines Ortes beurteilt werden. Desorientierung in der eigenen Wohnung weist auf eine stärkere Störung hin, als Desorientierung in einer unvertrauten, neuen Umgebung. Auf eine schwere Störung weist ein dauernder Verlust der Orientierung in bezug auf die eigene Person hin. Eine situative Desorientierung kann kurzzeitig sein. Als langandauernde, in der Ausprägung oft schwankende Desorientierung ist sie ein Zeichen einer schweren Störung (Scharfetter, 1991).

## 1.2 Alter und Verwirrung

Die Vorstellung, daß Verwirrung normal sei bei alten Menschen, existiert noch heute. Die Menschen werden verschiedener, vielfältiger, individueller und komplexer, je älter sie werden. Die Menge möglicher Erfahrungen, die eine Person machen kann, nimmt mit jedem Jahr zu. Veränderungen im Alter beinhalten unter anderem die Hinwendung zu einem auf Wissen und Erfahrung basierenden, breiter gefaßten Verständnis von Leben und Umwelt, mehr einstellungsmäßige Bindungen, ein festeres Selbstbild. Die Intelligenz ändert sich nicht bis ins hohe Alter. Ältere Menschen benötigen unter Umständen mehr Zeit, um Informationen zu verarbeiten. Das Lerntempo kann langsamer sein. Ältere Menschen können eine zunehmende Vergeßlichkeit erleben, das Kurzzeitgedächtnis kann beeinträchtigt sein.

Im Laufe des Alterungsprozesses reduziert sich die Fähigkeit, physiologische Abweichungen zu ertragen und zu kompensieren (Corr & Corr, 1992). Ältere Menschen sind verletzbarer für akute Verwirrungszustände, wenn ihre physischen und psychischen Fähigkeiten, Stressoren zu kompensieren, beeinträchtigt sind (Carpenito, 1995). Ältere, kränkere Menschen mit vorbestehenden Hirnschäden und chronischen Hirnerkrankungen werden als gefährdet für akute Verwirrungszustände bezeichnet.

Wolanin und Philipps (1981) nennen folgende Risikofaktoren für Verwirrungszustände bei älteren Menschen:

- hohes Alter (über 80jährige)
- Verlust der Kontinuität der eigenen Lebensgeschichte
- Verwirrende Krankenhausumgebung
- Kontrollverlust
- physiologische Probleme
- bestimmte Medikamente mit entsprechenden Nebenwirkungen.

## 1.3 Verwandte Pflegekonzepte

Verschiedene Pflegekonzepte überschneiden sich mit dem Konzept Verwirrung. *Veränderte Denkprozesse* werden definiert als «Zustand, bei dem ein Mensch eine Störung der kognitiven Abläufe und Vorgänge erlebt» (Doenges & Moorhouse, 1993). Veränderte Denkprozesse können als primäre pflegediagnostische Kategorie für verschiedene Phänomene der Kognition bezeichnet werden. McFarland et al. (1992) ordneten Verwirrung, Illusionen, Halluzinationen und Mißtrauen unter die veränderten Denkprozesse. *Beeinträchtigtes Gedächtnis* ist ein weiteres verwandtes Konzept von Verwirrung. Wichtige Charakteristiken sind: Unvermögen, neue Informationen oder Fähigkeiten zu lernen oder zu behalten, kürzliche oder vergangene Ereignisse zu erinnern. *Veränderte Sinneswahrnehmungen* werden definiert als ein Zustand, bei dem ein Mensch eine Veränderung der Anzahl, der Muster und der Interpretation von ankommenden Reizen erlebt (Carpenito,

1995). Hancock et al. (1994) zeigen die Schwierigkeit auf, entscheidende Unterschiede in den Konzepten *veränderte Denkprozesse* und *veränderte Sinneswahrnehmung* zu definieren. Eine beeinträchtigte Fähigkeit, Probleme zu lösen und Entscheide zu treffen, definieren sie als Charakteristiken für veränderte Denkprozesse. Eine Veränderung im üblichen Umgang mit Reizen wird als Hauptmerkmal für veränderte Sinneswahrnehmung beschrieben.

## 2. Definitionen

Der Begriff Verwirrung wird oft synonym für Demenz, Delir oder POS verwendet. In der medizinischen Fachsprache wird *Delir* für akute Verwirrungszustände gebraucht. Delir kommt vom Lateinischen delirare und kann als verrückt sein übersetzt werden. Scharfetter (1991) meint Verwirrtheit sei eine historische Bezeichnung, die heute nicht mehr allgemein im Gebrauch sei. Bopp (1988) bezeichnet Verwirrung als Pflegebegriff und nicht als einen «psychopathologischen Begriff». Wolanin und Philipps (1981) postulieren, Verwirrung sei eine Pflegediagnose und keine medizinische Diagnose.

### 2.1 Medizinische/psychiatrische Definitionen

Die Definition von Grond (1992) wird in der deutschsprachigen Pflegeliteratur am häufigsten verwendet. Er wurde durch das Buch «Confusion, Prevention and Care» von Wolanin und Philipps (1981) angeregt. Verwirrung ist ein Symptom einer Erkrankung, eine Reaktion auf eine körperliche oder psychische Erkrankung, auf psychische und sozial verwirrende Faktoren. Verwirrtheit beinhaltet zeitliche, örtliche und situative Desorientierung, haufig verbunden mit Bewußtseinstrübung.

Relevante Symptome eines deliranten Zustandes sind: Veränderungen im Bewußtseinszustand (verminderte Klarheit in der Wahrnehmung der Umwelt, Bewußtseinstrübung), verminderte Fähigkeit, die Aufmerksamkeit aufrechtzuerhalten, reduzierte Konzentrationsfähigkeit und Orientierung, intensive affektive Zustände (Angst, Wut), Verhaltensauffälligkeiten, Veränderungen im Schlafrhythmus, Halluzinationen und Illusionen (Stiefel, 1996).

### 2.2 Definitionen in der Pflege

Carpenito (1995) definiert Verwirrung als Zustand, in dem das Individuum eine Störung im Denken, im Gedächtnis, in der Aufmerksamkeit, in der Orientierung erlebt aufgrund einer unbestimmten bzw. unbekannten Ursache oder eines unbestimmten Ausbruches. Die *akute Verwirrung* zeichnet sich durch einen *abrupten Ausbruch* und eine *Gruppe von globalen, schwankenden Störungen* im Bewußtsein, Gedächtnis, Denken, Schlaf-wach-Rhythmus, psychomotorischen Verhalten, in der Aufmerksamkeit, Wahrnehmung und Orientierung aus. Die Störungen können gegen Abend schlimmer werden, wenn der Patient müde ist oder aufgrund von fehlenden Orientierungsmöglichkeiten in der Nacht («Sundown-Syndrom») (Stiefel, 1996). Die chronische Verwirrung definiert sie als Zustand, in dem das Individuum eine *irreversible, lang andauernde* und/oder *fortschreitende Verschlechterung von intellektuellen Fähigkeiten* und *Persönlichkeit* erfährt. Die chronische Verwirrung wird im Zusammenhang mit Auswirkungen der progressiven Degeneration des zerebralen Kortex gesehen. Thompson (1992) schreibt, in diesem Gehirnbereich befindet sich ein wesentlicher Teil des «Geheimnisses unseres Bewußtseins, unserer überragenden Sinnesleistungen und Empfindsamkeit für die uns umgebende Umwelt». Unsere motorischen und sprachlichen Fähigkeiten, unser Denk- und Vorstellungsvermögen verbergen sich im Kortex.

Für McFarland et al. (1992) ist Verwirrung ein Zustand, in dem klares, ordentliches Denken fehlt und Unterscheidungen zwischen Begriffen, Ereignissen und Personen undeutlich werden. Der verwirrte Mensch ist nicht in der Lage, eine klare Beschreibung von Geschehnissen zu geben und ist auf andere angewiesen, um Ereignisse zu interpretieren. Verschiedene Ausprägungen der kognitiven Beeinträchtigung mit sichtbaren Einbußen (Gedächtnis, Konzentration, Aufmerksamkeit, Orientierung, Verstehen, Kooperationsbereitschaft, Gestimmtheit, Interpretation der Umgebung) können vorhanden sein.

Wolanin und Philipps (1981) meinen, Verwirrung sei ein Beispiel von «Katastrophenverhalten», das immer dann entsteht, wenn der Mensch mit Reizen von außerhalb oder innerhalb nicht zurecht kommt. Verwirrung kann deshalb nicht als Krankheitszustand betrachtet werden, sondern als Reaktion auf eine bestimmte Ursache. Weil der Mensch sich immer verändert und konfrontiert ist mit einer sich ständig verändernden Umgebung, tritt Verwirrung immer dann auf, wenn es ein Problem gibt mit der Anpassung an Reize, wenn die Reaktionen der Vergangenheit nicht mehr adäquat sind für die Anforderungen der Gegenwart. Verwirrtheit im Alter sollte als Verhalten bezeichnet werden im Kontext von Zeit, Umgebung, menschlichen Interaktionen und vorhergehenden Ereignissen. Verwirrtheit variiert mit dem Grad (Schweregrad), mit der Zeit (klar am Tag, desorientiert nachts), ist veränderbar durch das institutionelle Tempo und den physiologischen Zustand.

Für Käppeli (1991, S. 2) sind es «Zustände, in denen eine Person weniger kompetent entscheidet, handelt oder sich verhält, als sie dies in ihren alltäglichen Lebensumständen tun würde. Dies beruht darauf, daß sich verwirrende Umstände auf die intellektuelle Leistungsfähigkeit, die Gefühle und das soziale Verhalten auswirken».

## 3. Mögliche Ursachen

Es gibt verschiedene Ansätze, um das Auftreten von Verwirrungszuständen zu erklären. Verwirrung als Folge von vorübergehender biochemischer Störungen, lang andauerndem Streß, erlerntem Fehlverhalten, veränderten Sinneswahrnehmungen, ungünstigen Umgebungsfaktoren. Akute Verwirrung ist meistens das Resultat mehrfacher, sich gegenseitig beeinflussender Faktoren und weniger das Resultat einer einzigen Ursache (Foreman, 1996). Die Hauptursache für chronische Verwirrung ist eine bestehende degenerative vaskuläre Demenz oder eine sekundäre oder Folge-Demenz als Folge anderer Erkrankungen. Bei der degenerativen Demenz schwinden die Nervenzellen, lichten sich die Nervenzellverbindungen, die Vernetzungsdichte nimmt ab. Das Erkrankungsrisiko nimmt im hohen Alter zu. Man geht von der Annahme aus, daß Demenz nicht nur körperlich, sondern auch sozial bedingt ist. Versuche zeigten, daß Training und Anregung nicht nur die Funktion, sondern auch die Substanz des Gehirns erhalten (Grond, 1992).

### 3.1 Erkrankungen/biochemische Störungen

Nicht nur zerebrale Erkrankungen, sondern vielfältige physiologische Störungen, unterschiedlichste Erkrankungen und medizinische Eingriffe können akute Verwirrungszustände verursachen (Depenbusch, 1996; Stiefel, 1996; Wolanin & Philipps, 1981; Grond, 1992; Carpenito, 1995; Martin & Junod, 1990). Unzählige Kombinationen von pathophysiologischen Störungen sind möglich. Das gleichzeitige Bestehen von mehreren Krankheiten begünstigt akute Verwirrungszustände, z. B. Rhythmusstörungen, niedriger Blutdruck, diffuse Gehirngefäßarteriosklerose (Martin & Junod, 1990). Beeinträchtigter Hirnstoffwechsel und Sauerstoffmangel im Gehirn sind die Folgen. Es bestehen mehrere Hypothesen für die Entwicklung von akuten Verwirrungszuständen: reduzierter Stoffwechsel der zerebralen Nervenzellen, Ungleichgewicht zwischen den Neurotransmittern Azetylcholin und Dopamin, Hirngewebeveränderungen, erhöhter Kortisonspiegel, Veränderungen der Endorphinspiegel (Stiefel, 1996). Mögliche Ursachen sind:

- Flüssigkeits- und Elektrolytstörungen
- Ernährungsmangel
- zerebrale, kardiovaskuläre, respiratorische, metabolische, endokrine und rheumatische Störungen und Erkrankungen
- Infektionen
- behandlungsbedingte Störungen infolge Operationen, Anästhesie, Bestrahlung

- Nebenwirkungen von Medikamenten
- Vergiftungen und Entzugserscheinungen von Drogen
- veränderte physiologische Zustände (Müdigkeit, Inaktivität, Schmerzen, Schlafentzug, Immobilität, Ausscheidungsprobleme)
- veränderte Sinneswahrnehmungen.

Pflegende betreuen immer wieder Patienten, die unter Störungen der Sinneswahrnehmungen leiden. Krohwinkel (1991) stellte in ihrer Untersuchung «Der Pflegeprozeß am Beispiel von Apoplexiekranken» fest, daß Bedürfnisse und Probleme, die im Zusammenhang mit Gesichtsfeldeinschränkungen, Seheinschränkungen und Schwerhörigkeit standen, weitestgehend unerkannt und unberücksichtigt blieben. Pflegende standen außerhalb des Gesichtsfeldes der Patienten, Hörgeräte wurden nicht eingesetzt. Es bestand Gefahr, daß Patienten irrtümlich als «teilweise verwirrt», «beschränkt reaktionsfähig», «nicht kommunikativ» eingestuft wurden.

Foreman (1996) erfaßte sechs Hauptursachen für akute Verwirrungszustände bei älteren Menschen:

1. Medikamente
2. Infektionen (vor allem Harn- und Atemwege)
3. Flüssigkeits- und Elektrolytungleichgewicht
4. Metabolische Störungen
5. Sensorische Überstimulation/Unterstimulation
6. Psychologische Stressoren/unerfreuliche Reize

Unterzuckerung, Austrocknung, nächtlicher Blutdruckabfall kennen wohl die meisten Pflegenden. Oft wird diesen Faktoren zuwenig Gewicht beigemessen. In Institutionen des Gesundheitswesens wird das Abendessen zwischen 17 und 18 Uhr und das Frühstück zwischen 7.30 und 8.30 Uhr verteilt. Es kann bedeuten, 13 Stunden ohne Nahrung zu sein. Pflegende in einem Pflegeheim, die den Bewohnerinnen und Bewohnern eine Spät- und Frühmahlzeit reichten, hatten nach einem halben Jahr morgens ein Viertel weniger verwirrte Bewohner (Grond, 1992).

## 3.2 Distreß/Verluste

Streß- und Krisentheorien können verwendet werden, um Verwirrung zu erklären. Verwirrung kann eine dekompensierte Reaktion auf chronischen Distreß oder auf eine Krise sein. Ciompi (zit. in Schnyder & Sauvant, 1993) nennt Verwirrung ein psychisches Symptom, das je nach Schweregrad einer Krise auftreten kann. Werden Stressoren als sehr bedrohlich erlebt und drohen das Individuum zu überfordern, wird von Distreß gesprochen. Wenn die Anpassungsfähigkeit erschöpft ist, kann es zu Krankheit bzw. Verwirrung kommen. Kritische Lebensereignisse gelten als Erfahrungen, die das Anpassungspotential eines Menschen herausfordern oder übersteigen. Ereignisse, die den eigenen Einflußmöglichkeiten entzogen sind oder zu sein scheinen, die als Bedrohung des Selbstwertes erlebt werden oder die nicht bzw. nur in geringem Ausmaße voraussehbar waren, werden als besonders belastende Erfahrungen erlebt (Filipp, 1989). Die Wahrscheinlichkeit, verwirrt zu reagieren, ist um so größer, je unzureichender die persönlichen und sozialen Ressourcen sind.

Philipps (zit. in Wolanin, 1981) erfaßte drei Hauptstressoren von alten Menschen: Verluste, Zurückweisung, Machtlosigkeit. Bei 34% der gegen ihren Willen in ein Heim Eingewiesenen kam es zu Verwirrung. Ein Heimeintritt bedeutet Verlust. Was lieb geworden ist (Personen, Dinge, Tiere, Umgebung), soll aufgegeben werden. Man wird zu jemandem unter vielen. Bevormundung und Kommunikationsmuster, wie Duzen, vereinnahmendes «Wir», stereotype Antworten, über die Betroffenen statt mit ihnen sprechen, fördern den Identitätsverlust. Intimpflege und Einlagewechsel bei offener Türe vermitteln das Gefühl, nichts wert zu sein (Mißachtung der Intimsphäre). Wolanin und Philipps (1981) schreiben von Verwirrung als Folge der Unterbrechung von Lebensentwürfen und Lebenssinn.

## 3.3 Umgebungsbedingte Faktoren

Das Krankenhaus ist eine Einrichtung für die Fachleute. Betrachtet man diese Einrichtung als Lebenswelt für die Patienten, so muß man dieses Umfeld als einerseits reizarm und andererseits als verwirrend und überstimulierend einschätzen (Fröhlich, 1995). Umgebungsbedingte Faktoren können Verwirrungszustände auslösen oder verstärken, z.B. die Einstellung der Berufspersonen, daß Verwirrung nicht beeinflußt werden kann. Eine ungenügende qualitative und quantitative Personaldotation hat Auswirkungen, die Verwirrung auslösen oder verstärken kann:

- Arbeit unter großem Zeitdruck
- ein Pflegesystem, das auf rationelles Arbeiten und auf Routineversorgung ausgerichtet ist
- die Gefahr, daß vor allem physische Bedürfnisse, Sicherheit, Ordnung, Ruhe beachtet und die individuellen und psychosozialen Bedürfnisse vernachlässigt werden.

Krohwinkel (1991) stellte vier Merkmale einer defizitären Pflegepraxis fest: Diskontinuität, Unsichtbarkeit, Fragmentierung, Abhängigkeit. Die fehlende Kontinuität und Konstanz in der Pflege führt häufig dazu, daß Probleme und vor allem auch Fortschritte der Patienten unsichtbar bleiben. Fehleinschätzungen haben zur Folge, daß unterschiedliche Pflegeinterventionen durchgeführt werden. Mundpflege mit Péans und Tupfer statt Zähne putzen und Mund ausspülen lassen, Anwendung von unterschiedlichen Trinkhilfen: Spritze, Schnabelbecher, einlöffeln. Ständiges unterschiedliches Vorgehen in derselben Situation kann gefährdete Patientinnen und Patienten verwirren.

## 3.4 Erlerntes Fehlverhalten

Aus der Lerntheorie gesehen ist Verwirrtheit erlerntes Fehlverhalten. Die Gewohnheit, «wenn ich verwirrt bin, bekomme ich Zuwendung, werde in Ruhe gelassen», kann die Verwirrung verstärken. Verhaltenstherapeutisches Training, «nicht-verwirrtes Verhalten» zu belohnen, klare Äußerungen zu verstärken und «verwirrtes Verhalten» nicht zu beachten, sind Ansätze, damit verwirrtes Verhalten nicht eine Verhaltensweise wird, um Zuwendung zu erreichen (Grond, 1992). Dieser Ansatz beinhaltet die Gefahr, daß dem Betroffenen ein Gewinn für sein verwirrtes Verhalten unterstellt wird. Das Risiko, daß ein verwirrter Mensch mißverstanden und überfordert wird, ist groß.

## 3.5 Schlußfolgerungen für die Praxis

Akute Verwirrungszustände können oft das einzige Symptom einer Störung oder Erkrankung sein. Sie können im Zusammenhang mit lebensbedrohlichen Erkrankungen auftreten, die unmittelbare ärztliche Interventionen erfordern. Verwirrung nach einem Sturz auf den Kopf gibt Hinweise auf ein akutes Hirngeschehen. Akute Verwirrungszustände können längere Krankenhausaufenthalte, mehr Komplikationen (Stürze, Verletzungen, Infektionen), intensivere Pflege verursachen. Weil die Folgen akuter Verwirrungszustände gravierend sein können, ist die Analyse der Ursachen/beeinflussenden Faktoren eine zentrale Aufgabe, um nachher die richtigen Behandlungsmaßnahmen einleiten zu können.

# 4. Erleben/Bedeutung

Ein plötzlicher, innerhalb von wenigen Stunden auftretender Verwirrungszustand kann zu einer Zerstückelung des momentanen Erlebens führen. Die zeitliche Kontinuität wird unterbrochen, in Fragmente zersplittert. Als Folge kann eine zeitlich-räumliche Desorientierung entstehen. Die Umgebung kann verzerrt wahrgenommen werden. Der verwirrte Mensch kann zwischen einer zusammenhängenden und einer fragmentierten Welt hin und her schwanken. Der Wechsel zwischen Hinübergleiten in eine Desorientierung (fragmentierte Welt) und Auftauchen in eine zusammenhängende Welt verlangt von einem Menschen, der die Kontrolle zu behalten versucht, eine große Anstrengung (Martin & Junod, 1990).

Intensive Gefühle (Ängste, Wut, Verunsicherung, Weinen) und Verhaltensveränderungen können beobachtet werden. Warum gewisse Patienten still, zurückgezogen und lethargisch werden, andere erregt, teilweise aggressiv und andere zwischen Erregung und Lethargie schwanken, ist nicht geklärt (de Stoutz, 1996). Erregung, Schreien ist häufig ein Zeichen von Angst, Furcht, Kontrollverlust.

Man kann Patienten fragen, ob sie manchmal verwirrt sind. Haben sie erste Anzeichen von Verwirrung verspürt, kann das Darüber-Sprechen eine Erleichterung bewirken, insbesondere wenn aufzeigt werden kann, welche Einflußfaktoren Verwirrung auslösen können und daß sie nicht «verrückt» sind. Nach der Genesung können sich viele Betroffene an die Verwirrungszustände erinnern. Ein Patient mit akuter Verwirrung und Amnesien über gewisse Perioden erinnerte sich nach der Genesung an folgende Störungen: Gedächtnisstörungen, generelle Interesselosigkeit, Unfähigkeit, sich zu konzentrieren, Lethargie, Mangel an Einsicht (Wolanin & Philipps, 1981). Im nachhinein erklärte ein Patient sein zeitweise aggressives Verhalten mit seiner Unfähigkeit, sich verständlich ausdrücken zu können, und der Erfahrung, von den anderen nicht verstanden worden zu sein. Patienten schilderten Scham darüber, die Kontrolle verloren zu haben und den Pflegenden viel Arbeit verursacht zu haben. Ein Patient fragte die Pflegenden ständig, schrieb sich Ereignisse fortlaufend auf und versuchte so die fragmentierte Welt puzzleartig in eine zusammenhängende Welt zusammenzufügen.

Bei der chronischen Verwirrung kommt es durch die Schwächung des Erinnerungsvermögens zur zeitlich-räumlichen Desorientierung. Die Wahrnehmung der zeitlichen Dauer reduziert sich und beeinträchtigt das Erkennen von Tag, Monat, Jahr, Jahreszeit. Gegenwart und Vergangenheit verschmelzen. Dem verwirrten Menschen gelingt es zunehmend weniger, sich am Hier und Jetzt zu orientieren. Gleichzeitig werden ziemlich große Lebensabschnitte langsam aus dem Gedächtnis gelöscht. In einer dadurch entstandenen chaotischen Welt hat eine verwirrte Person Schwierigkeiten, Personen, Dinge, Örtlichkeiten zu erkennen (Martin & Junod, 1990).

Pflegende erleben, daß sich verwirrte, ältere Menschen zunehmend in eine andere Wirklichkeit begeben, d. h. in ihre innere Realität. Die zum Teil massiven Veränderungen, die betagte, verwirrte Menschen erleben, tragen zu einer Überforderung der Betroffenen bei. Feil (zit. in Gerster, 1991) meint, desorientierte Menschen hätten die Grenze ihres Vermögens erreicht, sich selbst gegen Verluste zu schützen und zugleich an der Gegenwart orientiert zu bleiben. Fröhlich (1995) argumentiert, die in Zuständen der Verwirrung gezeigten Verhaltensweisen können als die Versuche des jeweiligen Menschen gedeutet werden, sich der neuen und für ihn unverständlichen Situation anzupassen. Verwirrungszustände können für den Betroffenen ein Katastrophenerlebnis bedeuten. Der Betroffene verliert Kontakte, Kontrolle, Identität, Selbstwert, Sinn, was Gefühle von Angst, Ohnmacht, Hilflosigkeit, Unsicherheit, Trauer, Verzweiflung auslösen kann (Grond, 1991).

Patienten geben der Welt, in der sie leben, einen Sinn, ordnen sie auf ihre Weise. Bosch (1992) stellte in ihrer Studie mit Frauen in einem psychogeriatrischen Pflegeheim folgende Phänomene fest. Die Frauen waren stark beschäftigt mit dem Bedürfnis, «*heimgehen zu wollen*». Wenn die betagten Frauen von Daheim sprachen, meinten sie ihr eigenes oder das Elternhaus. Die Frauen hatten das Gefühl, «daheim sein zu müssen», und die Besorgnis behalten, «nicht zu Hause zu sein, wenn ihre Familie heimkommt». Sie konnten nicht verstehen, warum sie das Pflegeheim nicht verlassen durften. Dies bewirkte bei ihnen Trauer, Wut, manchmal Aggression. Untersuchungen zeigen, je besser man die Patienten kennenlernt, je mehr man über ihre Vergangenheit und über das, was ihnen wichtig ist, Bescheid weiß, desto besser kann man scheinbar zusammenhangloses verwirrtes Verhalten verstehen.

Verwirrungszustände scheinen eine einschneidende Erfahrung für die Betroffenen zu sein. Die emotionale Befindlichkeit und Selbsthilfestrategien zu erfassen ist wichtig in der Begleitung dieser Menschen. Gespräche anzubieten, um über die Erfahrungen eines Verwirrungszustandes zu sprechen, kann dazu beitragen, daß Patienten sich im nachhinein emotional entlasten können.

## 5. Verhalten/Erscheinungsformen

In der Literatur wird das Unterscheiden einer Depression, einer akuten Verwirrung und einer Verwirrung als Folge einer dementiellen Entwicklung betont. Die Symptome können sich durchaus ähneln. Sie unterscheiden sich jedoch durch Beginn, Verlauf, Dauer und Merkmale. **Tabelle 1** zeigt die Unterschiede auf.

Im Gegensatz zur akuten Verwirrung, wo Carpenito (1995) Störungen aufzeigt, beschreibt sie bei Verwirrungszuständen aufgrund einer dementiellen Entwicklung vorwiegend Verluste:

- kognitive oder intellektuelle Verluste
- Unvermögen, Probleme zu lösen
- affektive Verluste und Persönlichkeitsveränderungen
- Verlust der Fähigkeit zu willentlicher Planung und Durchführung von Handlungen
- zunehmende niedrigere Streßschwelle.

**Tabelle 1:** Vergleich akute Verwirrung, Demenz, Depression (Arbeitsübersetzung aus: Foreman, M. D. [1996]: Nursing Strategies for Confusion in Elders. *AJN* 96 [4]: 49)

| Klinische Merkmale | Akute Verwirrung | Demenz | Depression |
|---|---|---|---|
| Ausbruch | akut/subakut, abhängig von Ursache; häufig in Dämmerung, nachts, bei Müdigkeit | chronisch, in der Regel schleichende Entwicklung, abhängig von Ursache | im Zusammenhang mit einschneidenden Lebensveränderungen/Krisen häufig abrupt |
| Verlauf | kurz, Tagesschwankungen in den Symptomen, schlimmer in der Dämmerung/Nacht, beim Erwachen | lang, unabhängig der Tageszeit, Symptome zunehmend, jedoch relativ stabil über Zeit | abhängig von der Tageszeit, schlimmer am Morgen; situationsbedingte Schwankungen, weniger als bei der akuten Verwirrung |
| Entwicklung | abrupt | langsam, jedoch unterschiedlich | unterschiedlich schnell oder langsam |
| Dauer | Stunden bis weniger als ein Monat, selten länger | Monate bis Jahre | mind. 2 Wochen, kann mehrere Monate bis Jahre sein* |
| Bewußtsein | reduziert, kann getrübt sein, Bewußtseinsverschiebung | klar, Hirnleistungsschwäche | klar |
| Wachheit | schwankend, lethargisch oder überwachsam | in der Regel normal | normal |
| Aufmerksamkeit | beeinträchtigt, schwankend | in der Regel normal | minime Beeinträchtigung, aber ablenkbar |
| Orientierung | in der Regel beeinträchtigt, Schweregrad variiert | kann beeinträchtigt sein, abhängig vom Gedächtnisausfall | selektive Desorientierung |
| Gedächtnis | Kurz- und Ultrakurzzeitgedächtnis beeinträchtigt | Kurz- und Langzeitgedächtnis beeinträchtigt | selektive oder lückenhafte Beeinträchtigung |

| Klinische Merkmale | Akute Verwirrung | Demenz | Depression |
|---|---|---|---|
| Denken | ungeordnet, beeinträchtigt, fragmentiert; unzusammenhängende Sprechweise, langsam oder beschleunigt | Schwierigkeiten mit Abstraktionen, Denken erschwert, auf Konkretes beschränkt, Urteilsfähigkeit beeinträchtigt, Schwierigkeit, Wörter zu finden | intakt, aber mit Themen von Hoffnungslosigkeit, Hilflosigkeit oder Selbstmißbilligung |
| Wahrnehmung | verzerrt, Illusionen, Wahnvorstellungen, Schwierigkeit, zwischen Realität/Täuschung zu unterscheiden | Täuschungen fehlen in der Regel | intakt, keine Sinnestäuschungen und Halluzinationen, außer in schweren Fällen |
| Psychomotorisches Verhalten | unterschiedlich, hypokinetisch, hyperkinetisch oder vermischt | normal, ev. Störungen in den Bewegungsabläufen (Apraxie) | unterschiedlich, psychomotorisch verlangsamt oder erregt |
| Schlaf-Wach-Zyklus | gestört, umgekehrter Zyklus | fragmentiert, Schlaf verkürzt | gestört, in der Regel frühes Erwachen am Morgen |
| Weitere Merkmale | affektive Veränderungen, Symptome von Übererregung ohne äußeren Anlaß, Verstärkung von Charakterzügen in Verbindung mit akuter physischer Erkrankung, Unruhe, «Nesteln» | Affekte tendieren dazu, oberflächlich, labil zu sein. Versuche, intellektuelle Defizite zu verbergen, Persönlichkeitsveränderungen Aphasie, Störung des Erkennens kann vorhanden sein | bedrückte Stimmung, deprimiert, starke subjektive Klagen, beschäftigt mit persönlichen Gedanken, Einsicht vorhanden, differenziert im verbalen Ausdruck, leiden an Schuldgefühlen und Versagensängsten |

* DSM-IV-Richtlinien spezifizieren mind. 6 Wochen Dauer für eine Diagnose

Der Verlauf einer dementiellen Entwicklung ist individuell verschieden. Corr und Corr (1992) unterscheiden verschiedene Phasen:

- verstärkte Vergeßlichkeit: der betroffene Mensch ist sich seiner Vergeßlichkeit bewußt und versucht sie zu kompensieren.

- beginnende Verwirrung: instrumentelle Aktivitäten wie Umgang mit Geld, Haushaltsführung, sich im öffentlichen Leben bewegen, werden zunehmend schwierig.
- Zunahme der Verluste:
  - Verlust der Fähigkeit, grundlegende Aktivitäten des täglichen Lebens ohne Hilfe auszuführen
  - Verlust der Fähigkeit zur willentlichen Planung und Durchführung von Aktivitäten
  - anhaltende Störungen in der schriftlichen und verbalen Kommunikation

Trotz Beeinträchtigung von kognitiven Fähigkeiten können alte Menschen in einer stabilen, unveränderlichen Umgebung gut funktionieren. Das fragile Gleichgewicht kann jedoch jederzeit durch Stressoren zerstört werden. Gezielte Ressourcenerfassung und die Aufnahme von positiven Pflegediagnosen vermindern die Gefahr, einen Menschen nur noch über Defizite wahrzunehmen.

## 6. Interventionen

### 6.1 Einschätzung mit Hilfsmitteln

Für die Einschätzung der kognitiven Fähigkeiten gibt es eine Reihe von Hilfsmitteln: Folstein's Mini-Mental State Examination (MMSE), Mini-Mental-Status (Zürcher Variante), Confusion Assessment Method (de Stoutz, 1996), Short Portable Mental Status Questionnaire (SPMSQ). Über die Aussagekraft dieser Instrumente bestehen Kontroversen. Corr und Corr (1992) nennen eine hohe Rate falscher negativer Befunde und die Einseitigkeit, weil nur mit verbalen Reaktionen gearbeitet wird. Sie sind nicht auf alle Patienten anwendbar. Keine Methode wird als ideal beschrieben. Es bleibt die Frage, ob man diese Instrumente im Wissen um ihre Begrenztheit überhaupt anwenden soll. Forschungsarbeiten weisen darauf hin, daß weder nur die klinische Einschätzung noch die Einschätzung mit Hilfsmitteln alleine genügen. Corr und Corr (1992) empfehlen zur Entscheidung, welches Hilfsmittel angewendet werden soll, folgende Überlegungen:

- Wie präzise muß die Information über den kognitiven Zustand zu diesem Zeitpunkt sein?
- Welchen Zustand legen die klinischen Beobachtungen nahe?
- Wie ist die Fähigkeit des betroffenen Menschen einzuschätzen, ein ausführliches Interview zu dulden?

Scheint die Streßschwelle sehr niedrig, wirkt die betroffene Person sehr ängstlich oder aggressiv, sollte ein kurzes, unkompliziertes Hilfsmittel gewählt werden. Um aussagekräftig zu sein, wird eine standardisierte, systematische Einschätzung empfohlen (Foreman, 1996; de Stoutz, 1996). Die Hilfsmittel sind zur Erkennung von akuten Verwirrungszuständen und zur periodischen Überprüfung von chronischer Verwirrung geeignet.

**Beispiele von Hilfsmitteln**

De Stoutz (1996) entwickelte ein Instrument zur Früherfassung von akuten Verwirrungszuständen (siehe Kasten).

---

**Confusion Assessment Method (CAM) nach de Stoutz (1996)**
Vier Fragen zur Früherfassung eines Deliriums, täglich für jeden Patienten zu beantworten.

1. Hat sich etwas an seinem/ihrem Bewußtsein, Verhalten oder Denken verändert?
   ❏ ja ❏ nein
   z. B. jede Schicht beobachtet anderes Verhalten, Veränderung kommt und geht, nicht immer gleich stark ausgeprägt.

2. Hat er/sie Mühe, einem Thema oder einer Tätigkeit seine/ihre Aufmerksamkeit zu widmen?
   ❏ ja ❏ nein
   z. B. ließ sich leicht ablenken, schlief beim Waschen/Essen ein, konnte im Gespräch nicht bei der Sache bleiben oder einen Themawechsel nicht nachvollziehen.

3. War sein/ihr Denken desorganisiert, unzusammenhängend?
   ❏ ja ❏ nein
   z. B. «daneben» antworten, unlogische Gedankensprünge, unklare Folge der Ideen

4. Wie würdest du gesamthaft seinen/ihren Bewußtseinszustand beschreiben?
   ❏ normal
   ❏ überaufmerksam, läßt sich ablenken
   ❏ schläfrig, aber weckbar
   ❏ schwer weckbar
   ❏ nicht weckbar = komatös

---

Der Mini Mental Status (**Abb. 1**) erfaßt die Bereiche Orientierung, Gedächtnis, Erkennen, abstraktes Denken, Verstehen, sprachliche Fähigkeit. Er kann uns Hinweise geben, wie gewisse Bereiche erfaßt werden können. Die Pflegenden sind mit diesen Instrumenten wenig bis nicht vertraut. An Fortbildungsveranstaltungen kamen in Gesprächen mit Pflegenden eher Bedenken bezüglich der Anwendung von standardisierten Hilfsmitteln zum Ausdruck. Hier stellt sich die Frage, ob es die Unvertrautheit und das Fremde oder die Fragen sind, die beim Patienten Streß verursachen können, wenn er die Störungen realisiert. Sich mit Hilfsmitteln vertraut zu machen ist eine berufliche Notwendigkeit. Auf neurologischen Kliniken, auf Notfall- und Unfallstationen ist eine systematische Überprüfung der kognitiven Fähigkeiten ein Bestandteil der täglichen Arbeit. Es stellt sich die Frage, ob eine Überwachung der kognitiven Fähigkeiten mehr Angst beim Patienten auslöst als häufige Blutdruck-, ZVD- und Pupillenkontrollen. Die Vorgehensweise ist dabei sicher zentral: die Art und Weise, wie die Überprüfung erklärt wird, wie höflich und einfühlsam gefragt wird, wie flexibel die Instrumente der Patientensituation angepaßt werden.

| Orientierungsvermögen | Punkte |
|---|---|
| 1. Fragen Sie nach Jahr, Jahreszeit, Monat, Datum, Wochentag (1 Punkt pro richtige Antwort) | 5 |
| 2. Fragen Sie nach Land, Kanton, Ortschaft, Spital, Stockwerk (1 Punkt pro richtige Antwort) | 5 |
| **Merkfähigkeit** | |
| 3. Nennen Sie 3 Gegenstände (z. B. Uhr, Geld, Boot). Der Patient soll sie wiederholen (1 Punkt für jede richtige Antwort). Wiederholen Sie die 3 Begriffe, bis der Patient alle gelernt hat. | 3 |
| **Aufmerksamkeit und Rechnen** | |
| 4. Beginnend mit 100, jeweils 7 subtrahieren (1 Punkt für jede richtige Antwort; Stop nach 5 Antworten). Andere Möglichkeit: Lassen Sie ein Wort mit 5 Buchstaben rückwärts buchstabieren (z. B. Wiese). | 5 |
| **Erinnerungsfähigkeit** | |
| 5. Fragen Sie nach den Namen der unter Punkt 3 genannten Gegenstände. | 3 |
| **Sprachvermögen und Verständnis** | |
| 6. Zeigen Sie einen Bleistift und eine Uhr. Der Patient soll diese benennen. | 2 |
| 7. Lassen Sie nachsprechen: «Bitte kein Wenn und Aber.» | 1 |
| 8. Lassen Sie eine 3-teilige Anweisung ausführen, z. B. «Nehmen Sie das Blatt Papier in die rechte Hand, falten Sie es in der Mitte und legen Sie es auf den Boden.» | 3 |

| Orientierungsvermögen | Punkte |
|---|---|
| 9. Der Patient soll folgende auf einem Blatt (groß!) geschriebene Aufforderung lesen und befolgen: «Schließen Sie die Augen.» | 1 |
| 10. Lassen Sie den Patienten einen Satz eigener Wahl schreiben: mit Subjekt und Prädikat; soll einen Sinn ergeben. (Bei der Bewertung spielen Schreibfehler keine Rolle.) | 1 |
| 11. Lassen Sie den Patienten untenstehende Abbildung nachzeichnen (1 Punkt, wenn alle Seiten und Winkel richtig sind und die Überschneidungen ein Viereck bilden) 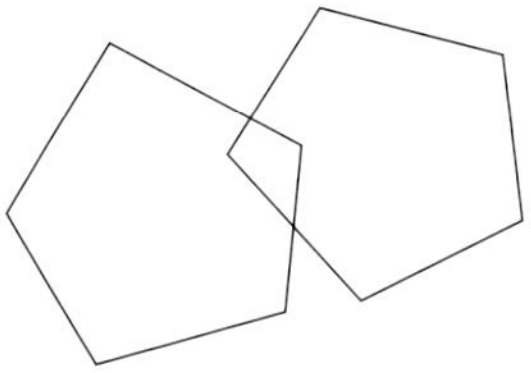 | 1 |
| **Total Punkte** | 30 |

**Abbildung 1:** Der Mini Mental Status

## 6.2 Gefahr der Stigmatisierung

Verwirrung ist nicht wertneutral, sondern wird häufig negativ definiert. Verwirrung ist mit Vorurteilen verbunden, d. h. mit Verallgemeinerungen, die nicht mehr überprüft werden. Zum Beispiel: «Verwirrung ist normal bei alten Menschen», «Verwirrung ist die Folge einer hirnorganischen Erkrankung», «da ist nichts zu machen». Die Brandmarkung «verwirrt» kann folgende beträchtliche soziale und therapeutische Auswirkungen haben:

- nicht mehr für voll genommen und ernst genommen werden
- wie ein Kind behandelt werden
- fremdbestimmt werden
- als unselbständig und entscheidungsunfähig eingestuft werden
- rehabilitative Maßnahmen vorenthalten zu bekommen.

Die Diagnosestellung ist daher mit großer Sorgfalt zu erstellen. Sie ist jedoch unbedingt nötig. Einen akut verwirrten Patienten nicht zu behandeln sei angesichts der damit verbundenen Ängste und Verunsicherungen unethisch, meint

Stiefel (1996). Eine unbehandelte akute Verwirrung kann zu einer chronischen Verwirrung führen (Grond, 1992).

Gemäß Käppeli (1987) sind vier Faktoren in der Beurteilung des geistigen Zustandes zu berücksichtigen:

- die Angemessenheit des Verhaltens
- der Vergleich mit anderen Situationen
- die Annehmbarkeit der Person
- die Genauigkeit der Beobachtung.

Die *Angemessenheit des Verhaltens* bezieht sich darauf, ob das Verhalten aus der Sicht der Pflegeperson als angepaßt oder unangepaßt beurteilt wird. Dieser Zugang beinhaltet die Gefahr, von Normen und Durchschnittlichem auszugehen und Individuelles und Unterschiede nicht zu berücksichtigen. In der Pflege von Betagten, von Menschen aus anderen Kulturkreisen oder mit anderen Lebensstilen liegt eine Schwierigkeit darin, daß wir nicht wissen, was für sie adäquat ist. Wolanin und Philipps (1981) stellten fest, daß Verwirrung fast ausschließlich aus dem Verhalten der Pflegeempfängern abgeleitet wurde. Dies beinhaltet die Gefahr, daß eigene Maßstäbe bezüglich dessen, was als störend bzw. nicht störend empfunden wird, angewendet wurden. Pflegende notierten öfters Verhalten, das ihrer Funktion «sich sorgen für die Patienten» und «für eine friedvolle Umgebung sorgen» in die Quere kam. Die Qualität des Störenden kam stärker heraus, z. B. sozial unerwünschte Eigenschaften wie häßlich sein, feindseliges Verhalten, ungepflegte Erscheinung.

Der *Vergleich des Verhaltens einer Person mit dem Verhalten in anderen Situationen* ist häufig nicht möglich, weil wir den Patienten zu wenig gut kennen. Dies kommt beispielhaft bei Desorientierungsstörungen zum Ausdruck. Fand der Patient auch in seiner Wohnung die Toilette nicht mehr? Erfaßte die Patientin auch in ihrer vertrauten Umgebung zu Hause situative Gegebenheiten nicht mehr, z. B. Art ihrer Erkrankung, wissen, warum die Gemeindepflege täglich bei ihr vorbeikam. Nahe Bezugspersonen können uns über feine Veränderungen im Verhalten oder über typische Verhaltensweisen, die mit dem Lebenskontext nachvollziehbar sind, Auskunft geben.

### Die Annehmbarkeit der Person

In einer Studie mit älteren Menschen mit einer Schenkelhalsfraktur wurden diejenigen Patienten am häufigsten als verwirrt bezeichnet, die als sozial schwierig eingestuft wurden oder Probleme verursachten, die die Pflege «schwieriger» machten: der «schwierige» Patient, der Patient mit Kommunikationsproblemen, der Patient, der das Wertsystem der Pflegeperson in Frage stellt, der unattraktive Patient, der depressive Patient, der Unruhestifter (Wolanin & Philipps, 1981).

**Die Genauigkeit der Beobachtung**

Die Einschätzung von Verwirrungszuständen ergibt sich aus Beobachtungen, Gesprächen, Interaktionen. Sie beinhaltet die Einschätzung des geistigen Zustandes, des emotionalen Befindens und des Verhaltens. Verwirrung kann nicht aufgrund einer einmaligen Einschätzung diagnostiziert werden, da der Verwirrungszustand variieren kann. Man muß sich bewußt sein, daß man, wenn man beobachtet, von der eigenen Realität ausgeht. Im Umgang mit chronisch verwirrten Menschen ist es jedoch zentral, ihre Realität, ihre Lebenswelt zu erfassen.

## 6.3 Pflegeziele

Corr und Corr (1992) formulierten bei akuter Verwirrung folgende Zielsetzungen:

- Bewahrung eines bestmöglichen physiologischen und psychosozialen Zustandes
- Prävention körperlicher und psychischer Verletzungen
- Reduzierung von Angst, Streß
- zunehmend realistische Interpretation von Ereignissen, Umgebung, Personen
- zunehmende Selbständigkeit in der Selbstpflege und in Rollenfunktionen.

Für Menschen mit lang andauernden Verwirrungszustände können diese Zielsetzungen teilweise übernommen werden. Weitere Ziele sind:

- Erfahrung größtmöglicher Unabhängigkeit
- Förderung der Selbstachtung durch positive Unterstützung in der Selbstpflege
- Schaffung einer ruhigen, jedoch auch anregenden Umgebung
- Unterstützung in der Kommunikation und in sozialen Kontakten.

## 6.4 Interventionsschwerpunkte

Carpenito (1995) empfiehlt folgende Interventionsschwerpunkte bei akuten Verwirrungszuständen:

- Gewährleisten einer Kommunikation, die die Integrität einer Person fördert
- Gewährleisten von angemessener, sinnvoller Stimulation
- Unterstützung des Selbstwertgefühls
- Förderung des Wohlbefindens
- verwirrtes Verhalten nicht unterstützen.

Wolanin und Philipps (1981) sehen folgende Aufgaben in der Begleitung von verwirrten Menschen:

- helfen, die Kontrolle wiederzugewinnen
- helfen, das Milieu zu gestalten
- Unterstützung in den Sinneswahrnehmungen
- Unterstützung, um die Sicherheit zu gewährleisten.

Die folgenden Maßnahmen sind keine Rezepte, sondern als Impulse gedacht. Sie dienen dazu, eine sinnvolle überschaubare Umgebung zu gestalten, und sind flexibel an die Patientensituation anzupassen.

**Helfen, die Kontrolle wieder zu gewinnen**

Die Maßnahmen dienen dazu, das Selbstwertgefühl des Betroffenen zu unterstützen und die Angstgefühle zu reduzieren.

- Kommunikation/Interaktion
  - Information über Situation, Abläufe, zuständige Personen
  - Erklärungen über Pflegeaktivitäten, diagnostische, medizinische Maßnahmen
  - Informationen immer wieder geben
  - Kommunikation nicht über, sondern mit dem Patienten, Blickkontakt
  - klar und einfach kommunizieren: mit Name ansprechen
  - bei Erregung: langsam, ruhig sprechen, die Stimme nicht erhöhen, keine Konfrontation, keine konfliktorientierten Gespräche
  - zeigen, wieviel der Patient kann, nicht wie wenig er kann
  - ergänzen, was er noch kann, nicht ersetzen
  - Ermutigung durch kleine Erfolge
- Integration ins soziale Umfeld
  - erreichbar sein, nicht allein lassen

- Ermutigung zu sozialen Kontakten: Einbezug von nahen Bezugspersonen
- Verlegungen/Transporte auf ein Minimum reduzieren, Begleitung durch vertraute Person
- Kontinuität in der Pflege gewährleisten
- Bezugspersonen bestimmen
- Begrenzung der Anzahl Pflegenden, die in die Pflege einbezogen werden

**Helfen, das Milieu zu gestalten**

Die Maßnahmen hängen davon ab, ob sich die Umgebung als sensorisches Übergewicht oder als einen sensorischen Mangel darstellt.

- Balance von sensorischer Über-/Unterstimulation
    - Anwendung von Orientierungshilfen: Uhr, Armbanduhr, Kalender, persönliche Dinge von zu Hause, Zeitung, Radio, Fernseher
    - Ausschluß von bedeutungslosen, unnötigen Reizen: Begrenzung der Teilnehmerzahl an Arztvisiten, Entfernung von unbenutztem Material
    - Reduktion von Lärmquellen
    - für ein Gleichgewicht von Ruhe und Aktivitäten sorgen

**Unterstützung der Sinneswahrnehmung**

Die Maßnahmen helfen, die Sinneswahrnehmungen zu fördern, und bieten Hilfe im genaueren Wahrnehmen der Umgebung.

- Gebrauch von Brille, Kontaktlinsen, Lupe, Hörgerät
- überprüfen, ob sie funktionieren
- Kommunikation von der Seite, wo der Patient besser hört und sieht
- Realität konstant und ruhig beschreiben*
- Fehlwahrnehmungen und Täuschungen klären*
- Bei illusionären Verkennungen nicht mitspielen*

---

\* Diese Maßnahmen sind mit Vorsicht anzuwenden bei PatientInnen in psychotischen Zuständen oder mit chronischer Verwirrung. Die Zielsetzung ist Streßabbau und nicht Streßaufbau.

## Unterstützung, um die Sicherheit zu gewährleisten

Die Maßnahmen helfen, dem Patienten Sicherheit zu vermitteln und ihn zu beruhigen.

- Zugang für Ausscheidungen gewährleisten: Urinflasche, Nachtstuhl bereitstellen, auf die Toilette begleiten
- Orientierung erleichtern: in der Nacht für ein Dämmerlicht sorgen
- Vorbereitung auf die Nachtruhe: Spätbesuche von nahen Bezugspersonen
- Vorbeugung von Unterzuckerung: Spätimbiß
- Zurückhaltung mit Bettgitter und medikamentöser Ruhigstellung, keine Fixationen
- nahe Bezugspersonen oder Sitzwachen einbeziehen, Matratze auf den Boden

Fixierung fördert Angst, Erregung, Gefühle von Machtlosigkeit und führt zu zusätzlicher Beeinträchtigung in der Sinneswahrnehmung. Fixierung verschlimmert Verwirrungszustände (Corr & Corr, 1992).

Für die Pflege von verwirrten Menschen gibt es keine Patentrezepte. In der gerontologischen Pflege finden sich für die Betreuung verwirrter Menschen verschiedene therapeutische Ansätze:

- Der biographische Ansatz
- Das Realitäts-Orientierungs-Training (ROT)
- Die Validation nach Feil
- Die basale Stimulation nach Fröhlich/Bienstein
- Die Bezugspersonen-Pflege.

Das ROT ist eine verhaltenstherapeutische Methode und wird als Verstärkungslernen beschrieben. Die ROT-Interventionen sind umstritten. Auswertungsstudien zeigten geringe Verbesserungen der kognitiven Leistungen. Bei schwer dementiell Erkrankten wurden häufig negative Auswirkungen auf das Befinden beobachtet (Lind & Heeg, 1990). Unbestritten ist die angemessene Integration von orientierungsfördernden Maßnahmen in Pflege und Umgebung.

Die Validation ist eine Haltung zum Phänomen Verwirrung und ein Verhalten im Umgang mit chronisch verwirrten Menschen. Validation stellt die Gefühle ins Zentrum und nicht das logische Denken. Ein validierendes Verhalten bedeutet in die Lebenswelt der Betroffenen einzutreten. Validation bedeutet nicht, Gefühle zu erforschen, die nicht ausgedrückt werden möchten, oder Gefühle zu erzwingen, sondern sich auf die Gefühle des verwirrten Menschen einzustellen.

Die basale Stimulation setzt nicht primär auf kognitive Prozesse. Sie versucht dem Individuum über den Körper Informationen zuzuführen, um seinen eigenen Körper wahrzunehmen und mit diesem Körper auch wieder Umweltbezüge herzustellen. Mit basaler Stimulation versucht man über das Zusammenspiel von Bewegung und Wahrnehmung in Kontakt zu kommen. Durch sensorische Anregungen kann eine Beziehung mit dem verwirrten Menschen aufgenommen werden. Die nonverbale Kommunikation wird verstärkt.

Die Bezugspersonen-Pflege hat unter anderem auch zum Ziel, die Kontinuität und Konstanz in der Pflege zu erhalten. Uneinheitliches Vorgehen kann Patienten verwirren. Fehlendes Kennen des Patienten erschwert das Verständnis für seine Reaktionen. Studien von Athlin et al. (1993) zeigten auf, daß die Pflegeperson die Verhaltensweisen der Patienten mit verminderten verbalen Kommunikationsfähigkeiten besser verstand, je häufiger sie den Patienten pflegte.

## Literatur

Armstrong, C. A.; Browne, K. D. (1986): The influence of elderly patients mental impairment on nurse-patient interaction. *Journal of Advanced Nursing* 11

Asanger, R.; Wenninger, G. (1988): Handwörterbuch Psychologie. Weinheim: Psychologie Verlags Union

Athlin, E.; Norberg, A.; Asplund, K.; Jansson, L. (1993): Probleme des Esseneingebens bei schwer dementen Patientinnen unter den Aspekten «Verrichtung» und «Beziehung». *Pflege* 6 (2)

Bopp, I. (1988): Differentialdiagnose zur Demenz. *Ars Medici* 11

Bosch, C. (1992): Daheim. *Pflege* 5 (1)

Carpenito, L. J. (1995): Nursing Diagnosis. Philadelphia: Lippincott

Corr, D. M.; Corr, C. A. (1992): Gerontologische Pflege. Bern: Verlag Hans Huber

Depenbusch, G. (1996): Pflege und Begleitung des verwirrten Patienten. Stuttgart: Georg Thieme Verlag

Doenges, M. E.; Moorhouse, M. F. (1993): Pflegediagnosen und Maßnahmen. Bern: Hans Huber Verlag

Ekman, S. et al. (1991): Pflege dementer Patienten mit schweren Verständigungsproblemen. *Pflege* 7 (3)

Filipp, S. H. (1989): Kritische Lebensereignisse im Kontext der Berufsberatung. *Berufsberatung und Berufsbildung* 74 (2)

Foreman, M. D. (1996): Nursing strategies for acute confusion in elders. *American Journal of Nursing* 96 (4)

Fröhlich, A. (1995): Basale Stimulation. *Pflege aktuell* 7–8

Gerster, E. (1991): Validation mit Naomi Feil. *Altenpflege* 11

Grond, E. (1991): Praxis der psychischen Alterspflege. München: Werk-Verlag Dr. E. Banaschewski

Grond, E. (1992): Die Pflege verwirrter alter Menschen. Freiburg: Lambertus
Hancock, C. K. et al. (1994): Altered Thought Processes and Sensory/Perceptual Alterations: A Critique. *Nursing Diagnosis* 5 (2)
Käppeli, S. (1987): Verwirrung in der Pflege. ZEFFP Universitätsspital Zürich
Käppeli, S. (1991): Ängste und Unklarheiten bei älteren Menschen im USZ. ZEFFP, Universitätsspital Zürich
Krohwinkel, M. (1991): Der Pflegeprozeß am Beispiel von Apoplexiekranken. Baden-Baden: Nomos
Lind, S.; Heeg, S. (1990): Milieu für Demente. *Deutsche Krankenpflege-Zeitschrift* 10
Martin, E; Junod, J. P. (1990): Lehrbuch der Geriatrie. Bern: Verlag Hans Huber
McFarland, G. K.; Wasli, E. L.; Gerety, E. K. (1992): Nursing Diagnosis & Process. Philadelphia: Lippincott
Reinhold, G.; Lamnek, S. (1992): Soziologie-Lexikon. München: Oldenbourg
Scharfetter, C. (1991): Allgemeine Psychopathologie. Stuttgart: Thieme
Schischkoff, G. (1978): Philosophisches Wörterbuch. Stuttgart: Alfred Körner Verlag
Schnyder, U.; Sauvant, J. D. (1993): Krisenintervention in der Psychiatrie. Bern: Verlag Hans Huber
Stiefel, F. (1996): Delirium. Eine Übersicht für den Kliniker. *Infokara* 2
Stoutz, N. de (1996): Delirium. Die Verwirrung terminaler Krebspatienten. *Infokara* 2
Thompson, R. F. (1992): Das Gehirn. Heidelberg: Spektrum
Wolanin, M. O., Philipps, L. R. (1981): Confusion. St. Louis: Mosby

# Beeinträchtigung der verbalen Kommunikation durch Sprach- oder Stimmstörungen

Josi Bühlmann

## 1. Einleitung

Das vorliegende Konzept befaßt sich mit *Sprachstörungen* bei Menschen, die infolge einer Hirnschädigung unter einer Aphasie (d. h. einer Störung beim Sprechen und Verstehen sowie beim Lesen und Schreiben) leiden, und mit *Stimmstörungen* bei Menschen, die infolge einer Laryngektomie unter Aphonie (d. h. Stimmlosigkeit) leiden.

Von Sokrates stammt der Ausspruch: «Sprich, damit ich Dich sehe.» Dieses Zitat weist darauf hin, welche Bedeutung das Sich-Mitteilen nicht nur für den betreffenden Menschen selbst, sondern auch für seine Umgebung hat. Die Sprache ist ein wichtiger Bestandteil unserer Identität und unseres sozialen Lebens. Sie ist die Grundlage der menschlichen Kommunikation. Dazu schreibt Tacke (1997, S. 1): «Der Mensch lebt als soziales Wesen in Wechselbeziehungen mit anderen Personen und ist zur Bildung seines Selbst auf Interaktion mit anderen, auf Verstehen und Verstandenwerden angewiesen.» Eine gemeinsame Sprache bietet den Menschen unendlich viele Möglichkeiten, die Beziehungen zu Mitmenschen zu gestalten. So teilt man einander Meinungen, Erfahrungen und Gefühle mit, kann mittels Sprache andere informieren, bezaubern, verletzen, täuschen, trösten, fördern, ängstigen usw. Die Sprache besitzt indessen keine vollkommene Klarheit und Transparenz. Denn jeder Mensch erfährt die Realität auf seine Weise und mißt ihrem sprachlichen Ausdruck seine eigene Bedeutung bei. So erlebt denn jeder betroffene Mensch die Einschränkung der verbalen Kommunikation auf seine individuelle Art, aber stets verbunden mit einschneidenden Reduktionen seiner Möglichkeiten, mit seiner Umgebung in Beziehung zu treten (Maier, 1992; Foertsch & Weisse, 1996).

## 2. Definitionen

### 2.1 Definition der beeinträchtigten Kommunikation in der Pflegediagnosenliteratur

Doenges und Moorhouse (1994, S. 470) definieren die beeinträchtigte verbale Kommunikation wie folgt: «Ein Zustand, bei dem ein Mensch vermindert oder gänzlich unfähig ist, die Sprache in der zwischenmenschlichen Kommunikation zu gebrauchen oder zu verstehen.» Carpenito (1995) umschreibt beeinträchtigte verbale Kommunikation als einen Zustand, in dem das Individuum eingeschränkte Möglichkeiten hat (oder gefährdet ist dafür), Mitteilungen zu geben oder entgegenzunehmen (d. h. Schwierigkeiten hat, Gedanken, Ideen oder Wünsche auszutauschen).

### 2.2 Definition von Sprach- und Stimmstörungen

Sprach- und Stimmstörungen stehen mit Veränderungen im Bereich des Gehirns oder der Sprechmotorik im Zusammenhang. Dazu Berlit (1992, S. 109): «Sprache stellt die Grundlage der menschlichen Kommunikation dar und ist einerseits eine spezifische Funktion bestimmter Sprachzentren im Gehirn, andererseits abhängig von einer intakten Sprechmotorik, d. h. von einem regelrechten Funktionieren der am Sprechen beteiligten Organe, Nerven und Muskeln.»

**Definition der Aphasie**

Das Wort «Aphasie» kommt aus dem Griechischen und bedeutet soviel wie «Sprachlosigkeit». Bei der Aphasie liegen die Einschränkungen sowohl im Sprachverständnis (verstehen und lesen) wie auch in der Sprachproduktion (sprechen und schreiben). Aphasie bedeutet somit die vollständige oder teilweise Unfähigkeit, mit der Sprache umzugehen (Lutz, 1992).
Kröger schreibt (1993, S. 54): «Aphasie ist eine zentrale Sprachstörung, deren Ursache in der Schädigung der dominanten Hemisphäre zu suchen ist und die sich bei unbeeinträchtigtem Sprechwerkzeug und Gehör sowohl auf die verschiedenen Ebenen der Sprachkultur wie Sprechen, Verstehen, Lesen, Schreiben als auch auf die verschiedenen Komponenten der Sprache wie Phonologie, Lexikon, Syntax und Semantik beziehen kann.» Nach Wallesch (in Lutz, 1992, S. 32) ist Aphasie «eine erworbene Störung der Sprache in allen Modalitäten nach vollzogenem Spracherwerb infolge einer umschriebenen Hirnschädigung».

Bedeutsam ist, daß bei der Aphasie Intelligenz, nichtsprachliches Denken und Bewußtsein nicht gestört sind. Diese Menschen erkennen im vollen Ausmaß, was sich abspielt, und realisieren all die damit verbundenen Verluste. Ebensowenig ist die Stimmgebung oder Hörfähigkeit beeinträchtigt. Erschwerend kommt bei der Aphasie hinzu, daß diese Menschen meist gleichzeitig von zum Teil schweren Lähmungserscheinungen betroffen sind (Lutz, 1992).

**Definition der Stimmstörungen**

Störungen der Stimmbildung werden in der Logopädie definiert als «die beeinträchtigte Fähigkeit bzw. Unfähigkeit eines Menschen, die für die Lautbildung, den Wortgebrauch, den Satzgebrauch und die Sprachakzentuierung erforderliche klare und tragende Stimme zu bilden, d. h. diese zu evozieren und/oder klar und kräftig zu äußern» (Schwarz, 1985, S. 434).

Die Stimmstörungen können unterschiedlich ausgeprägt sein. Sie werden unterteilt in (Schwarz, 1985):

- Dysphonie = partielle Störung der Stimmbildung minimalen bis schweren Grades
- Aphonie = totale Störung der Stimmbildung.

# 3. Ursachen und Erscheinungsformen

## 3.1 Ursachen und Erscheinungsformen der Aphasie

Ursache der Aphasie ist eine Hirnschädigung, in der Regel eine Verletzung der sprach-dominanten (meist linken) Hemisphäre. Neue Forschungserkenntnisse zeigen, daß wohl beide Hirnhälften an der Erzeugung der Sprache beteiligt sind und daß Sprache von einer immensen Zahl neuronaler Netzsysteme erzeugt wird, die sich über das ganze Gehirn zu verteilen scheinen. Der sprachdominanten Hemisphäre kommt aber in der Sprachbildung die wichtigere Rolle zu, indem sie die Sprache für die Benutzung bereitstellt.

Für einen Großteil der Aphasien sind Schlaganfälle die Ursache, wobei hiervon der größte Anteil (ca. 85%) auf dem ischämischen Insult als Mangeldurchblutung bestimmter arterieller Bereiche beruht. Die restlichen 15% entfallen auf Hirnblutungen und treten meist bei jüngeren Menschen im Alter zwischen 40 und 50 Jahren auf.

Andere Ursachen der Aphasie sind Schädelverletzungen, Hirntumoren, Hirnoperationen, Entzündungsprozesse und degenerative Erkrankungen, insofern sie die sprachdominante Hemisphäre betreffen. Die Sprachstörungen der apallischen Patienten sind ebenfalls als Aphasien zu bezeichnen. Zusätzlich zur Aphasie treten häufig Begleiterscheinungen auf wie:

- Störungen im Gedächtnis- und Aufmerksamkeitsbereich
- Gesichtsfeldeinschränkungen (Hemianopsien)
- Auffälligkeiten im Gefühlsbereich und sozialen Verhalten (Lutz, 1992; Schwörer, 1988; Schütz und Meier, 1994; Berlit, 1992; Mäurer, 1989; SAA Informationsbroschüre, 1997).

Aphasie ist immer eine erworbene Störung der Sprache. Die sprachlichen Rehabilitationsmöglichkeiten werden von einer Reihe von Faktoren beeinflußt, so z. B. von

- der Art der Hirnverletzung (nach einer Verletzung einfacher als nach einem Schlaganfall),
- dem Ausmaß der Hirnverletzung,
- der Zeitspanne des Ausbruchs der Aphasie bis zum logopädischen Therapiebeginn (Besserungstendenzen sind in den ersten Monaten am größten),
- der psychischen Verfassung des Betroffenen und seinem Willen zu lernen.

Bei Mehrsprachigen betrifft die Aphasie meist alle Sprachen. Dabei ist die Muttersprache diejenige, die am ehesten wieder aktiviert werden kann. Dies erschwert bis verunmöglicht die Logopädie mit fremdsprachigen Betroffenen (Lutz, 1992).

Je nachdem, ob die zerebralen Durchblutungsstörungen die frontalen oder rückwärtigen Mediaäste oder das gesamte Versorgungsgebiet der Arteria cerebri media umfassen, kommt es zu typischen Kombinationen von Symptomen. Dabei werden vor allem vier Formen der Aphasie unterschieden, wie sie vom Neurologen Poeck und seinem Team definiert wurden (Lutz, 1992; Kröger, 1993; Schütz und Meier, 1994; Berlit, 1992; SAA, 1997).

**Die globale Aphasie (totale Aphasie)**

Diese schwerste Aphasieform bewirkt schwere Störungen aller sprachlichen Fähigkeiten. Äußerungen fehlen entweder ganz oder sind weitgehend unverständlich. Sie bestehen aus Sprachautomatismen, Stereotypien, mühsam hervorgebrachten Einzelwörtern, Silben oder Lautfolgen, deren Sinn nicht erkennbar ist. Aufgrund der Intonation läßt sich der Inhalt vielleicht erahnen. Auch das Verstehen, die Schreib- und Lesefähigkeit sind schwer beeinträchtigt.

Bei ihrer Rückbildung kann sie Anzeichen der Broca- oder Wernicke-Aphasie enthalten und wird dann gemischte Aphasie genannt.

Gesprächsbeispiel (SAA, 1997, S. 16):

«Therapeut: Guete Morge.
Patient: Do, do do.
Therapeut: Wie goht's Ihne hüt?
Patient: Do, dodo – do.
Therapeut: Händ Sie de Dokter scho gseh?
Patient: Do – dodo?»

## Die Broca-Aphasie (motorische Aphasie)

Das Leitsymptom dieser Aphasie ist die verlangsamte, unflüssige und agrammatische, telegrammartige Sprache. Die Betroffenen sprechen meist mit großer Anstrengung in kurzen Sätzen, in denen Artikel, Konjunktionen, Präpositionen usw. fehlen und Verben nicht konjugiert, Laute ausgelassen oder an der falschen Stelle produziert werden. Zum Teil erscheinen die Laute verwaschen und undeutlich. Die Äußerungen enthalten ungewohnt viele und überlange Pausen, die u. a. durch das angestrengte Suchen nach den richtigen Wörtern entstehen. Auch das Verstehen ist – entgegen häufiger Aussagen – beeinträchtigt. Betroffene können große Mühe haben, längere Sätze zu verstehen oder Gesprächen zu folgen. Das Lese-Sinn-Verständnis ist entsprechend dem auditiven Sprachverständnis mehr oder weniger beeinträchtigt. Beim Schreiben treten erhebliche Schwierigkeiten auf. Schreiben bedeutet bei der Broca-Aphasie keine Ergänzung zum verbalen Ausdruck.

Gesprächsbeispiel (SAA, 1997, S. 18):

«Therapeutin: Was ist eigentlich passiert?
Patient: Töffunfall gha…Hirnverletzig…gha und im Spital…äh zersch Chrankewage und dänn operiere…und dänn Rollstuhl gha und so nit laufe…und dänne Stück für Stück gloffe…ja…quasi…und…äh…ich Schwierigkeite mit em Rede…»

## Die Wernicke-Aphasie (sensorische Aphasie)

Hier ist das Leitsymptom eine flüssige, überschießende Sprache mit vielen falsch benutzten oder lautlich entstellten Wörtern sowie einer Tendenz zum Ineinanderschachteln von Wörtern, Satzteilen und Sätzen. Hastig sprudeln unverständliche endlose Wortfolgen aus diesen Menschen heraus. Ihnen scheinen pausenlos Satzfetzen durch den Kopf zu schwirren, die sie nicht unterdrücken können, sondern aussprechen müssen. Sie können sich selbst kaum stoppen in ihrem Redeschwall.

Bereits bei der Unterhaltung fällt das schlechte Sprachverständnis auf, das sowohl im Wortverständnis als auch auf Satzebene grob gestört ist. Die Lese- und Schreibfähigkeiten sind in gleicher Weise gestört wie Sprechen und Sprachverständnis.

> Gesprächsbeispiel (SAA, 1997, S. 16/17):
> «Therapeutin: Wo sind Sie ufgwachse?
> Patientin: Frühner meine Sie?
> Therapeutin: Ja, wo Sie geboren sind...
> Patientin: Ja, z'allererscht ja wo n'i g'hüra... also z'ersch ha n'i drüü Chind überch... Zwilling han'i cha äh... übercho und dr'älteri isch en Sohn gsi... e Bueb und Junge und ältere... Brigitt isch e Junge gsi ja...»

## Die anamnestische Aphasie

Diese Menschen haben das Problem, daß sie gerade diejenigen Wörter, auf die es ankommt – also sinntragende Wörter wie Substantive, Adjektive, Verben –, nicht abrufen können. Oft treffen sie haarscharf daneben und sagen z. B. Kugelschreiber statt Bleistift, Schule statt Therapie usw. Daneben sind Sprachfluß und Satzbau meist gut erhalten.

Beim Schreiben zeigen sich die gleichen Wortfindungsstörungen. Lesen und Verstehen sind im allgemeinen kaum gestört.

> Gesprächsbeispiel (SAA, 1997, S. 18):
> «Der Patient berichtet über seine Erfahrungen in der Selbsthilfegruppe.
> Patient: Mer tüen aber au eh sone Träff drzue bruuche zum zum eh eh eh lustigi Sache und und Freizytsache mer chönne jasse, alles – wandere, die wo guet z'Fuess sind – für die tüe mer no extra Wanderig ii eh ii eh jo eh die wo halt nid so guet z'Fuess sind, dene lohnt me sunnsch aber die wo guet z'Fuess sind, da tüe mer extra e Wanderig mache und das isch so schön.»

## 3.2 Ursachen und Erscheinungsformen von Stimmstörungen

Bei der Stimmbildung werden die Stimmlippen durch den expiratorischen Luftstrom aus der Lunge in Schwingung versetzt. Eine Vielzahl von Muskeln und Gelenken im Bereich des Kehlkopfes sind an der Stimmbildung beteiligt.

Partielle Stimmstörungen (Dysphonie) oder Stimmlosigkeit (Aphonie) treten u. a. auf infolge von Erkrankungen und operativer Eingriffe im Bereich des Larynx (Schwarz, 1985; Hilko, 1994).

Die totale Laryngektomie ist trotz der Versuche, chirurgisch so schonend wie möglich vorzugehen, noch immer bei einer Anzahl von Betroffenen unumgänglich. Fällt die Kehlkopffunktion ganz aus, hat dies den Verlust der natürlichen Stimme zur Folge. Diese Stimmlosigkeit kann durch verschiedene Hilfsmittel und Techniken teilweise überwunden werden.

Die zur Zeit gebräuchlichsten Ersatzstimmen sind die Ösophagus-Ersatzstimme sowie die Stimmerzeugung mittels elektronischer Sprechhilfen und chirurgisch-prothetischer Maßnahmen. Bei der *Ösophagus-Ersatzstimme* muß (was anfangs sehr mühsam ist) Atemluft in die Speiseröhre aufgenommen werden, die dann beim Austreten durch den Schließmuskel am oberen Ende der Speiseröhre dessen Schleimhautfalten zum Schwingen bringt. Der Weg vom ersten Speiseröhren-Ton zu einer flüssigen Sprechweise erfordert Training und viel Geduld. Mit zunehmendem Training wird das Reden flüssiger, und es können ganze Sätze formuliert werden. Die Ösophagus-Ersatzstimme unterscheidet sich von der normalen Sprechstimme durch einen tiefen, monotonen Grundton.

Durch *chirurgisch-prothetische Maßnahmen* wird das Erlernen der Ösophagus-Ersatzstimme erleichtert. Durch das Einsetzen eines kleinen Ventils zwischen Luft- und Speiseröhre wird beim Zuhalten des Stomas die Atemluft über dieses Ventil in die Speiseröhre gelenkt. Somit kann mittels Atemluft durch die Speiseröhre gesprochen werden, was eine lautere und gestaltungsfähigere Stimme sowie längere Sprechphasen ermöglicht.

Die *elektronische Sprechhilfe* wird eingesetzt, wenn die Ösophagus-Ersatzstimme nicht erlernt werden kann oder im Sinne einer Entlastung als Ergänzung dazu. Beim Ansetzen des Gerätes an den Hals – es sind verschiedene Modelle erhältlich – werden Schallschwingungen in den Mund-Nasen-Rachenraum geleitet. Diese Schwingungen lassen sich durch die gewohnten Sprechbewegungen zu einer gut verständlichen Sprache formen. Wenn die Betroffenen eine Anzahl Regeln eingeübt haben, haben sie mit ihrer neuen Stimme gute Äußerungsmöglichkeiten. Mit der Zeit ist es ihnen auch möglich, zusätzlich mit einem etwas höheren Ton Akzente in der Betonung zu setzen und Fragen anzudeuten.

Bei der logopädischen Stimmrehabilitation nach Larynxchirurgie wird versucht, möglichst optimale Werte zu erreichen. Die interdisziplinäre Zusammenarbeit zwischen Chirurgie, Phoniatrie und Logopädie ist dabei sehr wichtig (Foertsch & Weisse, 1996; Maier, 1992; Rothenbühler, 1995).

## 4. Erleben und Verhalten

### 4.1 Erleben und Verhalten bei Aphasie

**Erstes Erleben nach dem akuten Ereignis**

Die Schilderungen der von Aphasie betroffenen Menschen beginnen meist mit den Schrecken des Erwachens als bewegungsunfähiges, unverständlich sprechendes Wesen, das die Sprache selbst vertrauter Menschen nicht versteht. Sie fühlen sich total einsam und hilflos und wissen nicht, wie sie in diesen Zustand hineingeraten sind und ob dieser je wieder aufhören wird. Sie können wohl klar denken und unverändert gut hören, aber sie haben das Mittel der Sprache – mehr oder weniger ausgeprägt – verloren. Sie verstehen nicht mehr, was um sie herum gesagt wird, hören sich selbst ein Kauderwelsch sprechen, Texte sind für sie unverständlich geworden und Schreibversuche arten in ein unverständliches Gekripsel aus, unabhängig davon, wie sprachgewandt diese Menschen zuvor waren. Sie fühlen sich in einer Art intellektuellen Einzelhaft. Sie können ihre Gedanken und ihr Wissen nicht mehr in Worte kleiden, also glaubt man, daß sie auch nicht mehr denken können. Ihre Umgebung sieht sie nicht mehr als den Menschen, den sie einmal waren. Ihre Persönlichkeit ist hinter der Aphasie verschwunden. Von einem Tag zum anderen hat sich das bisherige Lebensmuster verändert: Alle geistigen Fähigkeiten und alles Wissen ist vorhanden, nur die Sprache fehlt. Und je weniger sich die Betroffenen aussprechen können, desto einsamer und deprimierter werden sie, und die Traurigkeit wiederum wirkt sich auf ihre Sprache aus, schnürt ihnen die Kehle zu (Lutz, 1992; Kröger, 1993; Mosimann, 1997; Guldenschuh und Petersen, 1986).

**Fähigkeit zur Textaufnahme (verstehen)**

Ob, was und wieviel ein von Aphasie betroffener Mensch verstehen kann, ist nicht leicht abschätzbar. Die Fähigkeit zu verstehen hängt von vielen Einflüssen ab und kann schwankend sein, oft spielt auch das Gesprächsthema eine Rolle. Durch Aphasie schwer gestörte Menschen können averbale Hinweise oft gut verstehen und in ihre Interpretation einbeziehen. Sie sind gute Zuhörer und setzen zum Erkennen von inhaltlichen Zusammenhängen ihr Weltwissen und ihre Kenntnisse über Gesprächssituationen, ihre Denkfähigkeit und Kombinationsgabe ein. Oft verstehen sie Zusammenhänge und können aufgrund von Gestik, Mimik und Intonation des Sprechenden ihre Gesprächsreaktion gut auf die Art der gegebenen Information abstimmen, so daß der Eindruck entsteht, daß die Botschaft verstanden wurde, was aber auch täuschen kann. Ihre Bestätigungssignale (wie «hm», «ja, ja») werden vermutlich automatisiert und als Reaktion auf die Intonation von der rechten Hemisphäre produziert. Schwierig werden für sie Gesprächsrunden, wo das Gespräch schnell von einem Teilnehmer zum anderen wechselt oder durch Hintergrund- und Nebengeräuschen gestört wird. Bei Ritualen wie Begrüßung, Gratulation setzen die Betroffenen ihr Wissen über Redewendungen ein und können somit mit ihren Äußerungen mal richtig, mal daneben liegen (z. B. «Schöne Pfingsten» statt «Herzlichen Glückwunsch»). Andererseits kann in einer entspannten Situation auch so etwas wie Schlagfertigkeit möglich sein, indem ganz spontan der richtige Begriff angebracht wird. Einzig die vom Wernicke-Syndrom Betroffenen können sich kaum auf eine Gesprächssituation einstellen.

Mit komplizierten Fragestellungen haben die meisten von Aphasie betroffen Menschen Schwierigkeiten, am ausgeprägtesten bei offenen Fragen. Klare und einfache Fragestellungen erhöhen die Chance, daß der Sinn verstanden wird. Beim Formulieren der Antwort sind aber weitere Tücken zu überwinden. So kann es vorkommen, daß der Aphasiker ein Wort aus der Frage in seine Antwort einbezieht, das er gar nicht möchte, z. B.: «Haben Sie Schmerzen an der Schulter?» «Ja, Schulter.» Dabei hat der Betroffene Halsschmerzen, nimmt aber aus einem Zwangsmechanismus das in der Frage verwendete Wort «Schulter» in seine Antwort auf (Lutz, 1992).

## Fähigkeit zur Textproduktion (sprechen und schreiben)

Textproduktion ist oft noch schwieriger als Textaufnahme. Es fehlen die Strategien, um die Inhalte hörergerecht wiederzugeben. Abgesehen von Wortfindungsstörungen fehlen auch grammatikalische Mittel und die Funktionswörter, um den notwendigen inhaltlichen Bezug zwischen den Wörtern und Sätzen herzustellen. In gleicher Weise kann die Fähigkeit, mit Zahlen umzugehen und zu rechnen, gestört sein.

Manchmal stehen den Betroffenen nur wenige Worte zur Verfügung wie «ja», «nein», «ach so» sowie eine Reihe von Redefloskeln wie «ich glaube, das geht nicht» (sog. Sprachreste). So können sie sich als denkende Gesprächspartner darstellen und zu erkennen geben, daß sie zum Thema durchaus etwas zu sagen hätten, dies aber eben nicht ausdrücken können. Eigene Beziehungsbotschaften gelingen den Betroffenen meist nicht. Das Formulieren des eigenen Erlebens, das stark mit Emotionen verknüpft ist, ist besonders schwer zu bewerkstelligen; zudem klaffen Sprache und Mimik auseinander; Augen, Mimik und Körpersprache sagen das, was vermittelt werden möchte, während Wörter und Sätze ihre Botschaft nur unvollständig übermitteln. Die Betroffenen merken, daß ihre Botschaften nicht so ankommen, wie sie es möchten, oder daß ihre Umgebung mit Ungeduld reagiert. Dieser Streß kann bewirken, daß sie sich unhöflich und verletzend verhalten, selbst wenn dies nicht ihrer Persönlichkeit entspricht. Dieses Verhalten kann einerseits durch das Mißlingen der Wortwahl bedingt sein (z. B. statt «guten Tag»: «Danke schön»), aber auch im Zusammenhang stehen mit der Ungeduld der Betroffenen, wenn es ihnen nicht gelingt, sich verständlich zu machen.

Die beiden kleinen Wörter «ja/nein» sind oft ausschlaggebend für wichtigste Handlungen und Entscheidungen. Diese beiden Begriffe scheinen im Hirn eng beieinander gespeichert zu sein, so daß auch Normalsprechende sie in Momenten der Verwirrung leicht verwechseln. Für von Aphasie betroffene Menschen kann das richtige Einsetzen dieser beiden Wörter eine der größten Schwierigkeiten bedeuten im Wiedererlernen der Sprache. Manche können «ja/nein» nur spontan infolge eines Automatismus ausrufen, nicht aber einsetzen, um Zustimmung oder Ablehnung auszudrücken. Manchen gelingt es auch nicht, Kopfschütteln und Nikken im gewünschten Sinne einzusetzen. Auch andere Begriffe wie «groß/klein», «heiß/kalt» werden häufig verwechselt. Die Möglichkeiten für Mißverständnisse sind groß, da Satzbildung und Wortwahl – wenn nicht mit großer Aufmerksamkeit hingehört und nachgefragt wird – die Gesprächspartner oft andere Schlüsse aus dem Gesagten ziehen lassen. Und diese Mißverständnisse sind für Aphasiker und ihre Angehörigen oft sehr belastend.

Die sprachlichen Fähigkeiten der Betroffenen zeigen große Schwankungen. So kann sich z. B. im Zusammenhang mit einem Schnupfen die Sprache verschlechtern, mit einem sympathischen Gegenüber aber auch plötzlich verbessern.

Die Betroffenen machen die Erfahrung, daß sie sich mit vertrauten Menschen am besten verständigen können, bei Fremden oder Respektpersonen aber kaum ein Wort herausbringen (Lutz, 1992).

Aphatische Menschen setzen alle möglichen Strategien ein, um ihre Gedankengänge dem Hörer zu übermitteln. Sie versuchen durch Wiederholungen und Dehnungen Zeit zu gewinnen, beginnen eine Wendung und geben sie auf, wenn sie ihnen zu schwierig erscheint. In einem Gespräch bleibt den Betroffenen immer nur die Möglichkeit einer kurzen Antwort, wenn sie es überhaupt schaffen, innert gegebener Zeit sich verständlich zu formulieren. Es ist nur während eines bestimmten Augenblickes sinnvoll, etwas Bestimmtes zu sagen, einige Minuten später ist bereits ein anderes Thema aktuell. Und so gerät die Idee, für die aphatische Menschen sich so abmühen, immer mehr in Verzug, während sie versuchen, Laute zu sortieren, Wörter zu finden, Sätze zu konstruieren (Lutz, 1992).

Bei der Echolalie werden die Betroffenen vom Sprechen ihrer Gesprächspartner so sehr angesteckt, daß sie ständig deren Sätze nachsprechen, ohne dies willentlich beeinflussen zu können. Bei der Perseveration kann ein Satz oder ein Wort nicht mehr losgelassen werden. Das eben Gesagte wird wider Willen wiederholt und kann ebenso quälend und hartnäckig sein wie ein Schluckauf (Lutz, 1992; SAA, 1997).

## Auswirkungen auf Erleben und Alltag

Ein betroffener Mann schildert, welch furchtbaren Einbruch es für ihn bedeutete, weder Namen noch Geburtsdatum seiner Frau und seiner Kinder artikulieren oder schreiben zu können. Und gerade diesen Menschen, von denen die Betroffenen in hohem Maße abhängig geworden sind und die sie mit ihren Bewegungs- und Sprachproblemen zeitlich und psychisch stark belasten, können sie auch nicht mitteilen, wie es in ihrem Innersten aussieht. Aber auch die äußerst schwierige Situation der Angehörigen läßt sich kaum nachempfinden. Sie müssen unendlich viel Geduld, Toleranz und Liebe aufbringen. Ein bisher meist selbständiges Familienmitglied kann sich nicht mehr mitteilen, kann Gesprochenes nicht mehr verstehen, vergißt, versteht falsch, spricht Wortsalat im Glauben, verstanden zu werden. Besonders schwierig gestalten sich Eltern-Kind-Beziehungen, wenn die Kinder noch nicht erwachsen sind und den kranken Elternteil so stark verändert und keiner normalen Kommunikation mehr fähig erleben müssen. Ablehnung und Entfremdung können die Folge sein. Auch erleben viele Angehörige das Dilemma zwischen dem vollen Engagement für den Betroffenen und dem Raumlassen für ihre eigenen Bedürfnisse, denen sie oft nur noch unter Selbstvorwürfen und mit schlechtem Gewissen nachgehen. Im günstigsten Fall lernen die gesunden Familienmitglieder, wie sie die nötige Unterstützung anbieten können, ohne die aphatische Person zu bevormunden und unselbständig zu machen. Die Betroffenen ihrerseits müssen lernen, diejenige Hilfe in Anspruch zu nehmen, die sie wirklich brauchen (Mosimann, 1997; Lutz, 1992).

Petersen schildert, wie absolut paradox und beunruhigend er die Tatsache erlebt hat, klare Gedanken nicht mehr in entsprechende Worte kleiden zu können. Er bevorzugte in dieser Situation stumme Verständigungsweisen (wie Gebärden, Mimik usw.) und zog sich im übrigen lieber stillschweigend in sich selbst zurück (Guldenschuh und Petersen, 1986).

Aphatische Menschen nehmen wahr, daß sie die Betreuungspersonen durch ihre Kommunikationsversuche im Arbeitstempo beeinträchtigen. Sie nehmen sich in der Folge zurück, damit diese die Arbeit möglichst schnell verrichten können, fühlen sich aber dabei wie «taub und abgestellt». Dieses Übersehen- und Vernachlässigtwerden löst Gefühle der Bevormundung aus und hindert Entwicklungsschritte, während wohlwollendes Unterstützen als hilfreich und förderlich erfahren wird (Tacke, 1997).

Stark erschwert ist auch die Gestaltung des Alltages (SAA, 1997).

- Die Ausübung des vertrauten Berufes ist oft nicht mehr möglich, auch in handwerklichen Berufen ist Lesen und Verstehen oft Bedingung.
- Zeitung und Fernsehen: Fernsehen ist für viele das wichtigste Informationsmedium, die Bildabfolge ist aber viel zu schnell, so daß nicht alles verstanden wer-

den kann. Bei der Zeitung kann die Verarbeitungsfolge selbst bestimmt werden, sie ist aber ohne Bildkombination schwerer verstehbar.

- Telefonieren: Schon das Nachschlagen im Telefonbuch und das Wählen der Nummer können unüberwindbare Probleme darstellen, ebenso das Sprechen und Verstehen ohne Blickkontakt.
- Sich an fremden Orten zurechtfinden: Das Lesen von Stadtplänen, Straßennamen, Fahrplänen kann Probleme bereiten.
- Briefe schreiben, Formulare ausfüllen: Der Umgang mit Behörden, Krankenkasse usw. ist besonders schwierig, die meisten Informationen werden schriftlich in komplizierter Sprache gegeben.

Fuest, Helmbold, Riemann und Tacke (1996) haben in ihrer Untersuchung zwölf von Aphasie betroffene Menschen – als diese Monate oder Jahre nach dem Ereignis wieder fähig waren, zu kommunizieren – in offenen Interviews zu Erleben und Bewältigung der Aphasie befragt. Dabei muß berücksichtigt werden, daß diese Menschen immer auch von Lähmungen mitbetroffen waren. Die Sprachbeeinträchtigung wurde aber von allen als die schwerste Einschränkung beschrieben. Auch diese Forscherinnengruppe hat die von anderen Betroffenen und Fachpersonen aufgeführten Phänomene vorgefunden und diese in die folgenden Phasen unterteilt.

- Unwohlsein («irgend etwas stimmt mit mir nicht»): Im Vorfeld des Ereignisses haben die Menschen dieses Gefühl, das sich über Stunden bis Tage erstrecken kann.
- Schlag auf Fall («es geht nichts mehr»): Die Betroffenen werden plötzlich mit ihrer Sprachbehinderung und Lähmung konfrontiert.
- Dumpfheit («alles ist so weit weg»): Diese Empfindung dominiert während der ersten Tage und Wochen, wo das Überleben im Vordergrund steht und sowohl medizinische wie auch pflegerische Maßnahmen im Mittelpunkt der Behandlung stehen. Die Betroffenen lassen alles mit sich geschehen.
- Bewußtes Erkennen («wie steht es denn um mich?»): Die Betroffenen machen während Wochen bis Monaten einerseits kleine Fortschritte, erkennen andererseits aber auch ihre mangelnde Ausdrucksfähigkeit und Hilflosigkeit. Sie beginnen sich Sorgen um ihre Zukunft und die Belastung ihrer Angehörigen zu machen.
- Schrittweise Renormalisierung («ich muß an mir arbeiten»): Während Monaten bis Jahren erleben die Betroffenen immer wieder einen Wechsel zwischen Hoffen und Zweifel, Mut und Enttäuschung. Mit Unterstützung ihrer Angehö-

rigen arbeiten sie an der Rückkehr in einen soweit wie möglich selbständigen Alltag. Diese Phase ist geprägt von anstrengendem, fortlaufendem Üben und Lernen.

- In den Alltag zurück («endlich bin ich zu Hause»): Mit der Rückkehr in die gewohnte Umgebung fühlen sie sich wohler und sicherer und versuchen, auch Alltägliches wieder auszuführen, wobei die Angst vor einem erneuten Insult stete Begleiterin bleibt.

Lutz (1992, S. 14) gibt ein Gedicht wieder, welches das Erleben einer von Aphasie betroffenen Frau eindrücklich wiedergibt.

*Verschlungen sitze ich
neben der Sprache.
stumm ist mein Mund.
Verworren lächle ich,
bleibe von dem Sprechen getrennt.
Die Augen – aufmerksam,
aber ich kann
das Sprechen
nicht finden.
O grauenhafte Welt!
Aus dieser Sackgasse,
aus dieser Sprachstraße
verbissen kratze ich
mir das Gehirn. Ach,
und während ich noch mit den Worten kämpfe,
öffnet sich der Schlund
und aus spukt er
die Verständnislosigkeit der andern.*

*Hanne (Aphatikerin)*

## Bewältigung der Aphasie

Menschen mit Aphasie bezeichnen den Verlust der Sprache immer wieder als das größte Problem im Zusammenhang mit ihrer Hirnerkrankung und haben oft Suizidgedanken. Und diese depressiven Stimmungen wirken sich nachteilig auf die Sprachrehabilitation aus, ist diese doch in hohem Maße von der Kooperationsbereitschaft und dem Lernwillen der Betroffenen beeinflußt.

Die psychischen und physischen Kräfte spielen für das Wiedererlernen der Sprache eine zentrale Rolle, sie sind ausschlaggebender als das Alter. Körperliche Schwäche und psychische Belastungen wie Depressionen und Verzweiflung, aber auch Ungeduld gegenüber dem Lernprozeß hindern das Weiterkommen. Im Gegensatz dazu beeinflussen Optimismus, Durchhaltekraft, Willensstärke und geistige Wendigkeit die Prognose günstig. Auf jeden Fall aber gilt es – für Betroffene und deren Angehörige –, sich mit viel Geduld zu wappnen und mit einer langsamen, nur allmählichen Besserung zu rechnen, die sich über Monate, eventuell über Jahre hinziehen kann. Selten ist die Besserung total, in den meisten Fällen bleiben mehr oder weniger große Störungen, mit denen der einzelne zu leben lernen muß (Lutz, 1992; Mosimann, 1997; Schütz und Meier, 1994). Für Tacke (1997) geht es für die Betroffenen in diesem langen Prozeß um «das Wiederaufrichten des Ich». Die Betroffenen finden sich nach dem Schlaganfall nicht mehr als sich selber wieder. In diesem sich Wiederfinden benötigen sie Zuwendung, Angenommensein und ernst genommen zu werden in ihrem So-sein. Wenn Wege zur Verständigung gefunden werden, können die Betroffenen sich mit den aktuellen Möglichkeiten und Beschränkungen einschätzen lernen und Schritt für Schritt das Leben wieder gestalten, womit der Prozeß «Wiederaufrichten des Ich» seinen Anfang genommen hat.

Jeder Mensch geht auf seine individuelle Art mit seinen sprachlichen Einschränkungen um, seine Persönlichkeitsstruktur wie auch sein Umfeld spielen dabei eine große Rolle. Nachdem in einer ersten Phase die meisten Aphasie-Betroffenen davon ausgehen, daß sie wieder über ihre Sprache werden verfügen können, beginnen die Betroffenen bei längerem Andauern der Sprachstörung zu realisieren, daß sie sich möglicherweise auf ein Leben mit dieser Behinderung einstellen müssen. Viele wehren sich vorerst dagegen mit Hoffnung auf ein Wunder, andere reagieren depressiv und haben das Gefühl, nur noch allen zur Last zu fallen. Frühere Lebensideale und Pläne haben ihre Gültigkeit verloren, neue sind noch nicht gefunden. Mit der Zeit kann es den Betroffenen allmählich gelingen, trotz der Behinderung Lebensqualität zu finden. Dann werden neue Interessen und Aktivitäten entdeckt, die trotz einer Sprachbehinderung möglich sind. Eine solche Neuorientierung kann viele Monate bis Jahre dauern (SAA, 1997).

Fuest et al. (1996) haben bei ihren zwölf Befragten vier Kategorien der Bewältigung vorgefunden. Obwohl die Betroffenen – vor allem ab der dritten Phase des Erlebens – auf unterschiedliche Weise ihre neue Situation zu bewältigen suchten, erkannten die Forscherinnen Gemeinsamkeiten, die sie wie folgt unterteilten:

- Rückzug in die Krankheit: In einer ersten Zeit haben sich diese Menschen aufgegeben, sind dabei der eigenen Rehabilitation gleichgültig und passiv begegnet und hegten den Gedanken, ihr Leben zu beenden. Auch wenn diese Menschen im Laufe der Zeit Fortschritte im Wiedererlernen von Fertigkeiten machten, akzeptierten sie sich als Behinderte.

- Reduktive Anpassung: Diese Menschen versuchten, sich an die gegebene Situation anzupassen und sich damit zu arrangieren, ohne dabei nach alternativen Lebensaufgaben zu suchen. Sie verhielten sich sozial angepaßt und eher abwartend und versuchten erst in der gewohnten Umgebung ihr Leben nach ihren Vorstellungen zu gestalten.

- Durch Aktivität zur Normalität: Diese Gruppe der Betroffenen nahm – mit Unterstützung ihrer Partner – große Anstrengungen auf sich, um wieder möglichst große Selbständigkeit zu erlangen. Wenn sie mit der Zeit feststellen mußten, daß dies nicht möglich ist, reagierten sie mit Wut, Anspannung und Ungeduld, suchten aber trotzdem weiter nach neuen Perspektiven für ihre Zukunft.
- Schaffen einer eigenen Welt: Diese Menschen legten großen Wert auf Autonomie und haben ihre neue Lebenssituation weitestgehend selbst gestaltet. Sie reagierten ärgerlich oder aggressiv, wenn sie in ihrer Selbstbestimmung eingeschränkt wurden, haben sich in der Folge zurückgezogen und sich eine eigene Welt geschaffen.

**Besonderheiten in der Geriatrie**

Bei betagten Menschen kommen oft noch zusätzliche Seh- und Hörstörungen sowie schlecht sitzende Zahnprothesen erschwerend dazu. Leichte sprachliche Störungen werden nicht als Aphasie oder Dysarthrie (Dysarthrie = Sprachstörung infolge einer Erkrankung des Nervensystems, ohne Einschränkungen des Verstehens und Lesens) erkannt, sondern als altersbedingt hingenommen. Andererseits werden Entgleisungen der Spontansprache (z. B. beim Wernicke-Syndrom) fälschlicherweise einer Verwirrung zugeordnet und somit keiner Therapie zugeführt. In den geriatrischen Betreuungsinstitutionen erhalten Betroffene manchmal nur wenig sprachliche Anregung und erleben somit oftmals eine nur wenig sichtbare Verbesserung, was zu Resignation bis hin zu Selbstaufgabe und Depression führen kann. Andererseits arbeiten viele geriatrische Patienten mit hoher Motivation, Konzentration und Energie an ihrer sprachlichen Rehabilitation (Schütz und Meier, 1994).

## 4.2 Erleben und Verhalten bei Aphonie infolge einer Laryngektomie

Die Diagnose Kehlkopfkrebs ist «eine schreckliche Nachricht, die den Kranken zutiefst trifft und erschüttert. Nach dem ersten Schock breitet sich die Angst aus und kriecht in jeden Winkel des Körpers und der Seele (...) Alle Gedanken und Empfindungen konzentrieren sich nun mit Bangen auf die lebensrettende Operation: Wird alles gut gehen? Wie anders wird mein Leben danach? Werde ich wieder sprechen können? Wie?» (Foertsch & Weisse, 1996, S. 6). In dieser Phase kann das Kennenlernen von Beispielen der Ösophagussprache Hoffnung vermitteln, nachdem das erste Erschrecken über die rauhe, angestrengte Stimme überwunden ist.

Zusätzlich zum Verlust der Stimme kommen weitere Beeinträchtigungen dazu, z. B. beim Atmen, Schlucken, Husten. Der Verlust der Stimme wird aber als die einschneidendste Folge einer Laryngektomie empfunden. Diesen Menschen bleibt vorerst ein tonloses Artikulieren mit der Luft des Mundraumes (= Pseudo-Flüstersprache) oder Aufschreiben all dessen, was sie gerne mitteilen möchten. Später, wenn Ersatzstimme und Sprechhilfen eingesetzt werden können, erregen der ungewohnte Ton und der fremdartige Klang der Stimme Aufsehen in der Öffentlichkeit, was viel Mut von den Betroffenen erfordert, sich trotzdem mitzuteilen. Die Bedeutung der Unterstützung durch die Angehörigen ist dabei sehr zentral. Oft werden nur mit Bezugspersonen zusammen Außenkontakte gewagt. Die Angehörigen sind aber ebenfalls betroffen vom Stimmverlust des Patienten. Schmerz und Trauer über den Verlust der Stimme müssen nach jedem Besuch neu bewältigt werden. Das angestrengte Artikulieren der ersten Töne berührt schmerzlich, und die Frage, ob sie ihr Familienmitglied wohl je wieder werden verstehen können, lastet schwer auf ihnen (Maier, 1992; Foertsch & Weisse, 1996).

Für Laryngektomierte sind vor allem die ersten Wochen postoperativ sehr mühsam, da nur die Pseudo-Flüstersprache eingesetzt werden kann. Aber auch später, wenn zusätzliche Sprechtechniken gelernt werden, bedeutet die verbale Kommunikation immer wieder eine Hürde. Sowohl Fachpersonen wie Angehörige reden mit den Betroffenen oft so, daß diese nur kurze Antworten zu geben brauchen, und fordern diese kaum auf, sich selbst mitzuteilen. Dieses Verhalten bewirkt, daß die Betroffenen sich mit der Zeit darauf einstellen, nur kurze Antworten zu geben. Diese veränderte Kommunikationsart sowie auch die Schwierigkeiten, an einem Gespräch teilzuhaben, lassen die Betroffenen sich nicht als gleichwertige Kommunikationspartner erfahren. Sie müssen für sich eine neue Identität, diejenige eines Sprechbehinderten, herausbilden (Foertsch & Weisse, 1996).

Maier (1992) hat acht Betroffene noch während ihres Spitalaufenthaltes dazu befragt, was für sie der Verlust der Stimme nach der Laryngektomie bedeutet, was dies in ihnen auslöst und wie sie darauf reagiert haben. Sie hat die Aussagen der Betroffenen in die folgenden Kategorien unterteilt und interpretiert.

- «Belastung für sich und andere»: Die Stimmlosigkeit ist für den Alltag sehr erschwerend. Besonders für des Schreibens Ungewohnte ist es mühsam, immer alles aufschreiben zu müssen, und zudem kann niemandem etwas nachgerufen werden. Dazu mußten Signale wie an die Wand klopfen, auf den Boden stampfen usw. gefunden werden. Und trotz dieser mühsamen Versuche sich mitzuteilen, gelingt oftmals auch nach mehrmaligem Versuchen keine befriedigende Kommunikation.

- «Aggression und Wut»: Viele drücken ihre Hilflosigkeit – weil die Partnerin oder der Partner sie nicht versteht oder sie mit dem Gerät nicht zurecht kommen – durch Aggression und Wut aus, die sich auf das ganze Umfeld ausdehnen kann. Denjenigen, die früher durch die Intonation der Stimme ihre Emotionen deutlich machten, fehlt gerade in der Situation, wo sie Wut empfinden, die Möglichkeit, sich verbal abzureagieren, schmerzlich. Es mag für die Betroffenen manchmal eine Hilfe sein, die Schuld am Nichtverstandenwerden ihrem Umfeld zuzuweisen und sich dadurch vielleicht vor schmerzlichen Gefühlen zu schützen.

- «Es ist unbeschreiblich»: Einigen Betroffenen fehlten die Worte, um ihr Erleben zu beschreiben, oder sie haben noch gar nicht versucht, ihre Situation in Worte zu fassen. Oder vielleicht ist das Erlebte zu überwältigend, um Worte zu finden.
- «Ohnmacht»: Der Verlust der Stimme wird als unausweichlich erlebt, und die Betroffenen versuchen, sich damit abzufinden. Sie fühlen sich der Krankheit und den Fachpersonen ausgeliefert, haben aber auch Vertrauen.
- «Hoffnung auf Besserung»: Die Betroffenen hoffen zum Teil auf Fortschritte durch die Sprachschulung, ein passendes elektronisches Hilfsmittel oder die Kompetenz der Experten.
- «Ungewißheit für die Zukunft»: Den Verlust der normalen Stimme erleben die Betroffenen als Ungewißheit bezüglich der Gestaltung ihrer Zukunft, der sozialen Beziehungen, des sozialen Lebens, der Akzeptanz durch ihre Mitmenschen.
- «Anderen geht es noch schlechter»: Einige der Betroffenen schätzen ihr Schicksal im Vergleich zu anderen leichter ein. Diese Vergleiche helfen ihnen, sich besser mit ihrem jetzigen Zustand abzufinden. Diese Strategie scheint erst hilfreich zu sein, wenn jemand seine Situation so weit erfaßt hat, daß diese bewertet und in der Folge verglichen werden kann.
- «Es ist das Schlimmste, das es gibt»: Diesen Satz schrieb ein Mann auf sein Blatt, der seine Hoffnung auf Besserung begraben mußte. Er erlebte eine große Hoffnungslosigkeit und zeigt auch mit einer Geste an, daß er sich die Kehle durchschneiden würde.
- «Ausgeschlossen und fremdbestimmt»: Die Beteiligung an Gesprächen ist erschwert, und immer wieder sprechen Fachpersonen und Angehörige für die Betroffenen. Können diese ihr Mißfallen nicht deutlich zum Ausdruck bringen, geht man von deren Zustimmung aus, was nicht immer richtig ist. Die angestrengte Konzentration der Mitmenschen auf die Pseudo-Flüstersprache behindert oft das Wahrnehmen von Erwartungen und Bedürfnissen der Betroffenen. Das Beherrschen der Ersatzstimme kann die Situation wesentlich verbessern, aber auch auf diese Stimme reagieren Außenstehende meist unsicher.
- «Herausforderung annehmen, neue Aufgaben»: Ein Teil der Betroffenen versucht schon sehr schnell zu lernen, mit Ersatzstimme oder elektronischen

Hilfsmitteln zu sprechen, und wagt gar, auf fremde Menschen zuzugehen. Das alles ist vorerst nicht einfach zu bewältigen und fordert die Betroffenen auf radikale Weise.

- «Wahrnehmen der Reaktion von Mitmenschen auf den Verlust der Stimme (sich schämen)»: Die Betroffenen fallen sowohl durch ihre Stimmstörung wie auch durch ihr verändertes Aussehen auf; sie erleben, daß ihre Ösophagusstimme als Rülpsen aufgefaßt wird und daß sie angestarrt werden. Das aus der Kanüle austretende Sekret in Anwesenheit anderer verunsichert sie, oder sie getrauen sich nur in Begleitung von Bezugspersonen unter andere Menschen. Niemand der Interviewten bekannte sich direkt zu Schamgefühlen, was die Forscherin als Ausdruck von Scham interpretiert. Viele können diese Gefühle etwas überwinden und arrangieren sich mit der Zeit mit den veränderten Umständen. Anzeichen dafür können sein, daß sie es wagen, die Initiative zu ergreifen, um sich mitzuteilen, daß sie sich ohne Begleitperson aus dem Zimmer getrauen und sich zu anderen Menschen begeben.

- «Es geht auch so»: Ein Mann stellte schon bald fest, daß «es» auch ohne viel Worte geht. Er erlebte mit einem Mitpatienten schweigend Zweisamkeit und benutzte seine Sprechhilfe nur zurückhaltend. Selbstverständlich ist es auch für diese Menschen mühsam, alltägliche Situationen (wie z. B. beim Einkaufen seinen Wunsch äußern) zu meistern. Ansonsten aber leiden sie weniger unter ihrer Einschränkung im Sprechen, weil das Reden für sie kein wichtiger Bestandteil ihres Lebens ist.

## 5. Pflegerische Interventionen

Ausgehend von der Bedeutung, welche die verbale Kommunikation für den Menschen als soziales Wesen hat, sind Einschränkungen im Sprechen und Verstehen pflegediagnostisch von zentraler Bedeutung. Es ist von großer Wichtigkeit, daß die Betroffenen sich von den Pflegenden als vollwertige Menschen angenommen fühlen, diese mit ihnen eine den eingeschränkten Möglichkeiten entsprechende Kommunikation gestalten und sie im Umgang mit der veränderten Realität fördern und unterstützen. Verschiedene Studien weisen darauf hin, daß Zuwendung, Aufmerksamkeit und Einbezug in Entscheidungen das Wohlbefinden kommunikationseingeschränkter Patienten steigern und daß allfällige aggressive Verhaltensweisen oder Depressionen in der Folge abnehmen (Tacke, 1997). Maier (1992) findet es unerläßlich, sich als Pflegende auf die einzigartige Persönlichkeit des Betroffenen auszurichten und eine persönliche Beziehung zu gestalten, die «sich einlassen» beinhaltet und ermöglicht, Stimmungen und Reaktionen richtig zu beurteilen und entsprechend darauf einzugehen.

## 5.1 Pflegerische Interventionen aus der Sicht von Betroffenen

Tacke (1997) hat in ihrer Studie «Auswirkungen professioneller Hilfe auf Menschen mit Aphasie» aus Interviews mit 12 Betroffenen die folgenden Schwerpunkte abgeleitet, die sich größtenteils auch auf Menschen mit Stimmstörungen übertragen lassen. Als zentrale pflegerische Handlungen hat sie die beiden Begriffe «Wahrnehmen und Unterstützen» herausgearbeitet. Darunter verstehen die betroffenen Menschen folgendes:

- «Dasein, verläßlich sein, schützen»: Die Pflegenden nehmen sich Zeit, halten ihre Versprechen, vermitteln Sicherheit und Rückhalt.

- «Kommunikation aufnehmen, Austausch ermöglichen»: Die Pflegenden suchen zusammen mit den Angehörigen Wege, um zu kommunizieren und sich mit den Betroffenen zu verständigen. Dabei ist bereits in der Akutphase die Information über das Krankheitsbild der Aphasie für die Betroffenen sehr wichtig.

- «Einfühlendes Verstehen und sich sorgen»: Die Betroffenen wünschen sich, daß die Pflegenden ihre psychisch-seelische Verfassung wahrnehmen, ihre Individualität erfassen und die Betreuung dementsprechend gestalten. Gespräche über Alltägliches und auch aus dem Privatbereich der Pflegenden sind erleichternd und tragen zu einer partnerschaftlichen Gestaltung der Beziehung bei. Besonders in der ersten Phase der Erkrankung sehnen sich die Betroffenen nach Unterstützung und einer Betreuung, die über ihre minimalen Erwartungen hinausgeht.

- «Zutrauen entgegenbringen, begleiten und fördern»: Ermunterungen und Aufzeigen auch kleiner Fortschritte werden als hilfreich erlebt. Dabei geht es auch darum, das richtige Maß zwischen Über- und Unterforderung zu finden.

Petersen (Guldenschuh und Petersen, 1986) hat als Logopäde und Betroffener ebenfalls mit großer Dankbarkeit die freundliche Zuneigung, das aufrichtige Verständnis und jegliche Art von Ermunterung zum Neubeginn entgegengenommen. Für ihn war es wichtig, schon sehr früh täglich 15 Minuten Sprachübungen vorzunehmen. Unerläßlich für den Schritt in eine größtmögliche Selbständigkeit erscheint ihm, daß die zu Beginn unerläßlichen Hilfestellungen entsprechend des sich einstellenden Fortschrittes – auch wenn es erhebliche Mühe kostet – eingestellt werden.

Laut Maiers Untersuchung (1992) mit acht Laryngektomierten erwarten die Betroffenen pflegerische Unterstützung vor allem durch

- bereitwilliges Erfüllen von unmittelbaren, konkreten Hilfeleistungen

- Bemühung der Pflegenden, sie trotz Sprechbehinderung zu verstehen

# 118 Phänomene im Erleben von Krankheit und Umfeld

- Vermeidung von häufigem Personalwechsel
- Vermitteln zwischen Patienten und deren Angehörigen sowie den Ärzten
- unterstützende und beratende Pflege
- Schaffung von Raum und Zeit, damit sie sich mitteilen können
- geschriebene Mitteilungen (v. a. in der Anfangszeit) zu ermöglichen und zu beachten
- Anbieten von pflegerischer Betreuung (z. B. ein Fußbad), auch wenn Patienten vorerst Wünsche oder Bedürfnisse verneinen.

Auch diese Erwartungen an die Pflege können fast ausschließlich auf Aphasie-Betroffene übertragen werden.

## 5.2 Ergänzende allgemeine pflegerische Interventionen

Die hier aufgeführten Punkte verstehen sich ergänzend zu Kaptiel 5.1 und gelten sowohl für Patientinnen und Patienten mit Aphasie wie auch mit Aphonie nach Laryngektomie (die Ausführungen stützen sich auf Schütz und Meier, 1994; Carpenito, 1995; Lutz, 1992; Mosiman, 1997; Maier, 1992; Abteilung für klinische Logopädie USZ, 1990; Tacke, 1997).

- Die Betroffenen wissen und spüren lassen, daß die sie umgebenden Personen von ihrer Zurechnungsfähigkeit überzeugt sind und sie in ihrem So-sein akzeptieren.
- In normaler Lautstärke sprechen, Augenkontakt aufnehmen.
- Körpersprache aufmerksam beachten.
- Nicht mit Drittpersonen über die Betroffenen hinweg sprechen.
- Wenn möglich die Betroffenen so plazieren, daß sie sprachlich nicht isoliert sind.
- Verständnis und Optimismus zeigen, aber die Situation nicht bagatellisieren.
- Loben und Anerkennen von Einsatz und (auch kleinen) Fortschritten, sich mitfreuen.
- Behutsames Begleiten und Ermutigen bei Enttäuschungen.
- Etwaige Aggressionen nicht persönlich nehmen, nicht mit Rückzug oder Gegenaggression antworten; aggressives Verhalten als mögliche Reaktion auf

- Hilflosigkeit und Ausgeliefertsein erkennen und versuchen, diesen Gefühlen sowenig Nahrung wie möglich zu geben durch Ernstnehmen und Einbeziehen.
- Allfällige Passivität als Hoffnungslosigkeit wahrnehmen und Gefühle des Gehaltenwerdens und Nicht-Alleinseins vermitteln.
- Gelegenheit geben, in der Pflege mitzubestimmen.
- Beistehen in der Umorientierung der Lebensinhalte.
- Gestalten einer lockeren, ungezwungenen Atmosphäre.
- Gute Zusammenarbeit mit der Logopädie.
- Weitere Kommunikationseinschränkungen (hören, sehen) ausschließen bzw. mit Hilfsmitteln kompensieren.
- Erreichbare Ziele setzen, durch Erfolgserlebnisse das Selbstvertrauen zu heben versuchen.
- Nicht zu viele Besucher auf einmal zulassen.
- Informieren der Besucher über kommunikationsbegünstigendes Verhalten.
- Trotz eingeschränkter Möglichkeiten: Gespräche führen; ermuntern, sich mitzuteilen; Themenbereiche ansprechen, die für den Betroffenen interessant sind und in einem persönlichen Zusammenhang stehen.
- Eventuell ist für die Betroffenen ein Haustier (z. B. ein Hund) ein besonders verständnisvoller und verläßlicher Partner.
- Begleiten der Angehörigen durch Wahrnehmen derer Ängste, Hemmungen und Insuffizienzgefühle, sie anhören und beraten, Tips für Literatur und Selbsthilfegruppen geben.
- Vermitteln von Selbsthilfegruppen, auch um neue Kontakte zu ermöglichen.
- Es gibt nicht *den* oder *die* Sprach- oder Stimmbehinderte, auch nicht *die* Angehörigen. Im Einzelfall immer wieder neu herausfinden, welche Unterstützung hilfreich ist.

## 5.3 Spezifische Interventionen bei Aphasie

Laut Eitner-Lau (1985) fällt den Pflegenden in den ersten 6 Wochen nach dem Ereignis eine zentrale therapeutische Funktion zu, da sie in dieser Zeit den häufigsten Kontakt zum Patienten haben. «Ihr Verhalten (wie auch dasjenige der Angehörigen) – sei es unterstützend oder schädigend – scheint einen maßgeblichen

Einfluß auf den Bewältigungsverlauf von Menschen mit Aphasie auszuüben» (Tacke 1997, S. 18).

Die folgenden Interventionen gelten spezifisch im Zusammenhang mit Aphasie (entnommen aus Lutz, 1992; Carpenito, 1995; Schütz und Meier 1994; Mosimann, 1997; Maier, 1992; Abteilung für klinische Logopädie USZ, 1990):

- Gewohnheiten des Betroffenen bei Angehörigen in Erfahrung bringen und dokumentieren.
- Gedanken und Wünsche zu erraten versuchen, welche die Gewohnheiten und das Wohlbefinden betreffen.
- Langsam und in kurzen Sätzen sprechen, aber nicht in Kindersprache.
- Aussagen durch Mimik und Gesten verdeutlichen. Darauf achten, daß der Betroffene gut zuhört; ablenkende Reize (z. B. Radio, Fernseher) vermeiden.
- Fragen so stellen, daß Zustimmung bzw. Verneinung deutlich gemacht werden können, z. B. verbal oder durch Nicken/Kopfschütteln; dabei den aphatischen Menschen genau beobachten, da Ja/Nein-Verwechslungen häufig sind und selbst Nicken und Kopfschütteln oft nicht adäquat eingesetzt werden können.
- Genügend Zeit lassen, Sätze und Wörter zu formulieren, nicht zu früh mit Wortvorschlägen helfen (außer wenn der Betroffene sich erregt).
- Nicht so sehr auf die sprachliche Korrektheit als auf den Inhalt des Gesagten achten.
- Bei hartnäckigen Wort- oder Satzwiederholungen (Perseveration) unterbrechen und ablenken.
- Bei unverständlichen Äußerungen nicht ständig unterbrechen, sondern abwarten, vielleicht ergibt sich der Sinn nachträglich.
- Konzentrieren hilft nicht: vorschlagen, es später nochmals zu versuchen.
- Kein Verstehen heucheln, wenn das Gesagte nicht verstanden wurde.
- Mit dem Betroffenen und den Angehörigen gemeinsam Ausdrucksmöglichkeiten finden und sich gegenseitig darüber informieren (z. B. deuten, Bilder, zeichnen).
- Mitdenken und genaues Beobachten der Situation helfen zu verstehen.
- Wenn die aphatische Person nicht versteht: andere Formulierungen wählen.
- Nach der Besuchszeit eine Erholungsphase einschalten.
- Vorführsituationen von Sprachfortschritten verhindern (z. B. bei der Arztvisite).

- Mit den Angehörigen die Bedeutung ihrer Unterstützung, aber auch die Wichtigkeit ihrer Selbstpflege thematisieren.

## 5.4 Spezifische Interventionen bei Stimmstörungen nach Laryngektomie

**Präoperative Pflege**

Bei der präoperativen Pflege ist eine pflegerische Informationssammlung zu den aktuellen Empfindungen des Patienten, zur Biographie, zu seinen wichtigsten Bezugspersonen und seinen Bewältigungsstrategien wichtig. Dieses Gespräch sowie eine gute und einfühlsame Information über die postoperativ zu erwartenden Veränderungen – vielleicht unter Anwesenheit der Bezugsperson/en – fördert das Vertrauen der Betroffenen in die Fachpersonen und kann Ohnmachtsgefühle und Ängste etwas reduzieren helfen. Zudem können Grundlagen zur pflegerischen Beziehung gelegt werden.

Einige Möglichkeiten, mit dem Stimmverlust umzugehen, können bereits vor dem Eingriff kennengelernt werden: mit den Lippen und dessen Ablesen durch andere artikulieren, schreiben, Bilder zeichnen (z. B. bei Fremdsprachigen). Eine Vorbesprechung mit der logopädischen Fachperson ist unerläßlich.

Postoperativ ist im speziellen folgendes zu beachten (Maier, 1992; Marguiles, 1994; Foertsch & Weisse, 1996):

- Da mittels Logopädie eine geeignete Ersatzsprache erst ab dem 10. postoperativen Tag (bzw. nach erfolgter Wundheilung) trainiert werden kann, sind in den ersten Tagen schriftliche Mitteilungen und kurze Antworten mittels Pseudo-Flüstersprache die Ausdrucksmöglichkeiten der Betroffenen. In dieser ersten Zeit ist darauf zu achten, das Gespräch so zu gestalten, daß kurze Antworten seitens der Betroffenen möglich und auch von deren Lippen abzulesen sind, damit die Betroffenen nicht die ganze Bürde der Behinderung tragen müssen.

- Das Erlernen der Ösophagusstimme unter Anleitung einer logopädischen Fachperson ist möglich, wenn das Operationsgebiet nicht zu groß und die Betroffenen nicht unter zu großer Angst und Erregung stehen.

- Es lohnt sich, die Betroffenen zu ermuntern, an der Qualität ihrer Ersatzstimme zu arbeiten und so ihren mündlichen Ausdruck weiter zu verbessern.

## 6. Bedeutung für die Pflegepersonen

Die Pflege sprach- und stimmbehinderter Patientinnen und Patienten stellt große Anforderungen an die Pflegenden. Sie erfordert viel Einfühlungsvermögen, Fachwissen, Geduld und Zeit. Die Qualität der pflegerischen Betreuung ist für das Wohlergehen der Patientinnen und Patienten mit Stimm- und Sprachstörungen von großer Wichtigkeit, denn – wie bereits erwähnt – steht die Krankheitserfahrung aphatischer Menschen in engem Zusammenhang mit dem Verhalten derjenigen Personen, die sie während dieser Zeit in der Institution betreuen. Tacke (1997) hat festgestellt, daß in den Akutinstitutionen (im Gegensatz zu den Rehabilitationshäusern) ein großer Teil der pflegerischen und ärztlichen Fachpersonen nur geringe bis keine Kenntnisse über die Aphasie und deren Auswirkungen aufweisen und sich dementsprechend unprofessionell verhalten. Zusätzlich wirken sich starre institutionelle Bedingungen und ein medizinisch geprägtes, mechanisches Pflegeverständnis ungünstig auf die Betreuungsqualität dieser Menschen aus. Sie werden für dumm gehalten, übersehen und alleine gelassen, sie werden gedemütigt und unter Streß gesetzt, was deren Bewältigungs- und Entwicklungsschritte negativ beeinflußt.

Pflegende empfinden Unbehagen, wenn sie die Betroffenen nach mehrmaligen Versuchen nicht verstanden haben, und sie spüren die zunehmende Irritation des Menschen, der sich nicht verständlich machen kann. Vielleicht werden die Betroffenen wütend auf ihre Umgebung, die sie nicht versteht; oder sie machen die anderen für das Scheitern der Kommunikation verantwortlich. Wenn Pflegende in solchen Situationen das nötige Wissen und Verstehen nicht haben, wenn sie selber damit beschäftigt sind, ihre eigenen Ängste und Schuldgefühle zu bekämpfen, dann wird eine abweisende Haltung gegenüber Patientinnen und Patienten, die sich auf diese Art verhalten, die Folge sein. Wenn Pflegende diese Spannung nicht mehr aushalten, deuten sie oftmals Verstehen an, ohne verstanden zu haben, und reduzieren den Kontakt zu diesem Patienten auf ein Minimum. Eine solche abwehrende Haltung widerspricht dem ursprünglichen Wunsch Pflegender, anderen Menschen zu helfen, und löst Gefühle der Hilflosigkeit und Enttäuschung über sich selbst aus. In der Folge stecken die Pflegenden mitten im Teufelskreislauf der Verstärkung negativer Symptome – für den Patienten und sie selbst. Mit der Zeit erkennen diese Pflegenden Burn-out-Symptome an sich, und vielleicht verlassen sie schließlich resigniert den Beruf. Die Konsequenz daraus ist, daß die Bereitschaft, sich einzulassen und zu versuchen zu verstehen, unerläßlich ist. Nur dann kann die Pflege von sprach- und stimmbeeinträchtigten Menschen für alle Beteiligten befriedigend gestaltet werden (Maier, 1992; Lutz, 1992).

Im Zusammenhang mit Aphasie und Aphonie sind all diejenigen Pflegekonzepte, die in Band 1 der vorliegenden Buchreihe besprochen werden, von Bedeutung. Die betroffenen Menschen – und somit auch deren Pflegende – werden konfontiert mit Leiden, Krise, Verlust, Hilflosigkeit, Einsamkeit, Angst sowie der Bedeutung der Hoffnung. Das vorliegende Konzept der Sprach- und Stimmstörungen stellt eindrücklich die Verknüpfung verschiedenster Pflegeinhalte untereinander dar und macht somit die großen Anforderungen an die fachliche, persönliche und soziale Kompetenz der Pflegenden deutlich.

Damit Menschen mit Aphasie und Stimmstörungen professionell und hilfreich gepflegt werden können, sind somit ein breitgefächertes Fachwissen, ein humanistisch ausgerichtetes Pflegeverständnis und eine Institution, die das Wohlergehen ihrer Patientinnen und Patienten in den Mittelpunkt des Geschehens stellt, unerläßliche Voraussetzungen.

Die Verfasserin dankt Frau E. Gruner, Leiterin der Abteilung Klinische Logopädie der ORL-Klinik am Universitätsspital Zürich, für die Durchsicht des Manuskriptes.

## Literatur

Abteilung für klinische Logopädie am Universitätsspital Zürich (1990): Hinweise für den Umgang mit hopitalisierten Aphasiepatienten. Zürich: USZ
Berlit, P. (1992): Klinische Neurologie. Basel: Weinheim
Carpenito, L. (1995): Nursing Diagnosis. Philadelphia: Lippincott
Doenges, M.; Moorhouse, M. (1994): Pflegediagnosen und Maßnahmen. Bern: Verlag Hans Huber
Eitner-Lau, U. (1985): Aphasie/Dysphasie bei Patienten mit Hemiplegie. *Krankenpflege* 10: 351–354
Foertsch, J.; Weisse, A. (1996): Wegweiser für Kehlkopflose, Information und Anleitung zum Sprechen. Köln: Servox Medizintechnik GmbH
Fuest, K.; Helmbold, M.; Riemann, M.; Tacke, D. (1996): Aphasie, der mühsame Weg zurück ins Leben, Referat aufgrund einer nicht veröffentlichten Studie der Fachhochschule Osnarbrück, gehalten von A. Helmbold an der PES-Forschungstagung 1998 in Zürich
Guldenschuh, E.; Petersen, H. (1986): Aphasie selbst erlebt. Schicksalsschlag eines Logopäden. Zürich: Schweiz. Arbeitsgemeinschaft für Logopädie
Hilko, W. (1994): Hals-Nasen-Ohren-Heilkunde. Stuttgart: Ferdinand Enke
Kröger, C. (1993): Schlaganfall, Krankheitsverlauf, Therapie und Förderung nach einem vaskulären Insult. Pfaffenweiler: Centaurus
Lutz, L. (1992): Das Schweigen verstehen. Berlin: Springer
Maier, F. (1992): Nicht mehr wie gewohnt sprechen zu können. Studie über Erleben und Bedeutung der Sprachbehinderung für laryngektomierte Patienten und Patienten mit Tumoren im Mund-Rachen-Bereich. Diplomarbeit HöFa 2, Kaderschule Aarau. Ausschnitt in S. Käppeli (Hrsg.), Pflegekonzepte. Bern: Verlag Hans Huber, 1993
Marguiles, A. (1994): Onkologische Tumorpflege. Berlin: Springer
Mäurer, H. (Hrsg.) (1989): Schlaganfall: Rehabilitation statt Resignation. Stuttgart: Thieme

Mosimann, M. (1997): Aphasie – Erleben und Umgang aus der Sicht der Betroffenen und aus der Sicht der Angehörigen. Diplomarbeit HöFa 2, Kaderschule Aarau

Rothenbühler, J. (1995): Stimmrehabilitation nach Larynxchirurgie. Referat gehalten an der SAL-Tagung, Abteilung für klinische Logopädie am Universitätsspital Zürich

SAA (1997): Verlust oder Störung der Sprache nach Hirnverletzung oder Hirnerkrankung. Luzern: Schweiz. Arbeitsgemeinschaft für Aphasie

Schütz, R.; Meier, H. (Hrsg.) (1994): Der Schlaganfall-Patient. Bern: Verlag Hans Huber

Schwarz, C. (1985): Systematische Logopädie. Bern: Verlag Hans Huber

Schwörer, C. (1988): Der apallische Patient. Pflege und therapeutische Hilfe im Langzeitbereich. Stuttgart: Gustav Fischer

Tacke, D. (1997): Auswirkungen professioneller Hilfe auf Menschen mit Aphasie. Diplomarbeit Studiengang Krankenpflege, Fachhochschule Osnabrück

## Weiterführende Literatur

Bacher, I. (1987): Das Paar. Frankfurt: Fischer

Bauby, J. (1997): Schmetterling und Taucherglocke. Wien: Zsolnay

Börsig A.; Steinacher I. (1981): Kommunikation mit Patienten auf der Intensivstation. *Deutsche Krankenpflegezeitschrift* 4: 1–10

Erblatt Tropp, I. (1985): Katze fängt mit S an. Aphasie oder der Verlust der Wörter. Frankfurt: Fischer

Erne, H. (1992): Kehlkopflos – was nun? Ratgeber für Betroffene und Angehörige. Bern: Schweiz. Krebsliga

Fischer, C. (1996): Eisland. Bern: Edition Hans Erpf

Franke, U. (1993): Arbeitsbuch Aphasie. Stuttgart: Gustav Fischer

Gmelin, B. (1991): Die Körpersprache als Hilfe einer besseren Verständigung bei Menschen, die sich verbal nicht äußern können. Diplomarbeit HöFa 2, Kaderschule Aarau

Huber, W. (1993): Klinische Grundlagen der Aphasie. Schriftenreihe Hilfe für Behinderte, Band 240

Jost, H. (1988): Aphasie als kritisches Lebensereignis und Strategien ihrer Bewältigung. Längsschnittstudie und qualitative Analyse unter besonderer Berücksichtigung der Partnerproblematik. Dissertation, Dortmund

Lenz, S. (1994): Der Verlust. München: dtv

Mensdorf, B. (1997): Pflege bei Patienten mit Tracheostoma. *Pflegezeitschrift* 8: 454–458

Metzger, A. (1996): Averbale Phänomene in der Pflege. Diplomarbeit Berufsschullehrerin, Kaderschule Aarau

Mickeleit, B. (1994): Ein Aphasiker erlebt seine Rehabilitation. Bonn: Reha Verlag GmbH

Scheunenpflug, V. (1991): Plötzlich die Sprache verloren. *Leben und Glauben* 66 (9): 34–37

Schneider, W.: Hirnverletzungen. Folge 1: ... und plötzlich ein anderer Mensch. Folge 2: Der Autounfall nach dem Ausgang. Videos, Kaderschule Aarau

Wenz, H. (1990): Emotionales Erleben und subjektive Krankheitswahrnehmung bei chronischer Aphasie. *Psychotherapie Psychosomatik medizinische Psychologie* 40: 488–495

# Bewältigung/Coping

Esther Baldegger

## 1. Einleitung

Coping ist ein Schlüsselkonzept für die Pflegepraxis. Jeder kranke Mensch gibt – sei es im Gespräch oder durch sein Verhalten – den Pflegenden Informationen darüber, wie er mit seinem Krankheitsgeschehen umgeht. Für die Pflegenden ist es von Bedeutung zu sehen, welche spezifischen Anforderungen eine Krankheitssituation an ein Individuum stellt und in welcher Art und Weise es genau *diesem* Menschen gelingt, mit den Anforderungen umzugehen und sie auf ein für ihn erträgliches Maß zu reduzieren oder eben nicht.

Trotz des häufigen Vorkommens im klinischen Bereich und der großen Bedeutung dieses Konzepts kann Coping als eine Art «Kunstbegriff» bezeichnet werden. Coping ist häufig nicht direkt erkennbar oder ableitbar, sondern muß durch Interpretation der Situation und der Person, durch Rückschlüsse und Folgerungen der Pflegenden erkannt und zugeordnet werden. Das Diagnostizieren von krankheitsspezifischen Anforderungen und deren Bewältigungsverhalten ist für die Pflegeperson erschwert, weil sie die kranke Person und deren Biographie bis zum Eintreten der aktuellen Lebenssituation nicht kennt, weil das Bewältigungsverhalten unendlich variabel ist und weil die Begegnungen mit dem betreffenden Menschen in der Pflegepraxis häufig nur bruchstückhaft sind.

Die Literatur zum Thema Coping ist immens. Bei der vorliegenden Konzeptbearbeitung wurde eine Auswahl getroffen. Viele Aussagen in der Literatur sind widersprüchlich. Ausgewählt wurde Erkenntnisse, die gedankliche Perspektiven zur Wissensvermittlung oder zu Themen der klinischen Praxis aufzeigen.

## 2. Definitionen

Obwohl die Begriffe «Bewältigung» und «Coping» unterschiedlicher sprachlicher Herkunft sind, weisen sie auf dieselbe Grundbedeutung hin: *Bewältigung* hat mit «Gewalt» und «walten» zu tun und weist auf ein zentrales Bedeutungselement hin (Filipp, 1995):

> «[...] sich einer Sache gewaltig zeigen, etwas in seine Gewalt bringen, mit etwas fertig werden. Wer etwas bewältigt, läßt sich nicht unterkriegen und läßt sich von dem, was ihm da widerfahren ist, schon gar nicht überwältigen. Bewältigen impliziert also das Meistern einer widerständigen, durch Bedrohung und Verlust charakterisierten Situation.»

Der Begriff *Coping* leitet sich vom englischen «to cope with» ab und bedeutet, jemandem oder etwas gewachsen sein, fertig werden, bewältigen, meistern, zu Rande kommen, «es schaffen».

Innerhalb der Bewältigungsforschung gibt es keine Einigung auf eine einheitliche Begriffsdefinition. Schwarz (zit. in Tesch et al., 1997) stellt fest, daß der Begriff in der psychologischen Forschung häufig verwendet wird, sich aber einer einfachen und prägnanten Begriffsbestimmung entzieht. Sie plädiert dafür, eine Definition des Konzepts Bewältigung nur in Zusammenhang mit der Theorie, in der er entwickelt und verwendet wird, zu gebrauchen.

Eine zentrale Definition gaben Lazarus und Mitarbeiter im Rahmen ihrer Streßtheorie (zit. in Tesch et al., 1997): Coping bezeichnet all diejenigen verhaltensorientierten und intrapsychischen Anstrengungen, mit umweltbedingten und internen Anforderungen fertig zu werden, d. h. sie zu meistern, zu tolerieren, zu reduzieren oder zu minimieren. Coping tritt dann in Kraft, wenn diese Anforderungen die Ressourcen eines Individuums überbeanspruchen, wenn also die routinierte Umgangsweise nicht mehr ausreicht und neue, effiziente Umgangsformen mit der anforderungsreichen Situation gefunden werden müssen (Tesch et al., 1997).

Als Coping wird jede Anstrengung bezeichnet, die zur Bewältigung eines belastenden Ereignisses eingesetzt wird, unabhängig von ihrem Erfolg (Muthny, 1990).

Die Literatur zum Thema Coping ist kaum zu überblicken. Eine Orientierungshilfe ist, daß den verschiedenen theoretisch voneinander abweichenden Copingrichtungen folgendes gemeinsam ist (Muthny, 1990):

> «Coping wird relativ durchgängig als Regulationsprozeß verstanden, der gekennzeichnet ist durch das [ich-psychologisch, kognitionspsychologisch oder verhaltensdeskriptiv verstandene] Bemühen einer Person, situativen oder innerpsychischen Anforderungen und der zwischen ihnen bestehenden Konflikten gerecht zu werden, stets Anforderungen, welche die adaptiven Ressourcen einer Person stark beanspruchen oder übersteigen und somit ihre Transaktionen mit ihrer Umwelt stören.»

Im folgenden Text werden die Begriffe Coping und Bewältigung synonym verwendet.

## 3. Theoretische Herkunft und Entwicklung des Konzepts

Historisch gibt es zwei zentrale Quellen, die als Grundlagen der Copingforschung gelten:

- Frühe Konzepte stammen aus dem Bereich der Psychoanalyse, von Sigmund Freud. Er definierte als erster «Abwehr als Abweisung oder Fernhalten von Vorstellungen und Affekten vom Bewußtsein, die für das Ich peinlich oder unerträglich sind» (Muthny, 1990), und prägte den Begriff Verdrängung als aktive Abweisung. Anna Freud entwickelte die Abwehrtheorie wesentlich weiter. Sie stellte fest, daß Abwehrmechanismen nicht nur gegen intrapsychische, sondern auch gegen Gefahren der Außenwelt gerichtet sind, und differenziert bis zu 45 Abwehrmechanismen.

- Die Streßforschung, die ihre Anfänge um 1910 nahm, ist die zweite bedeutsame Quelle. Coping- oder Bewältigungsforschung begann in den fünfziger Jahren sehr bescheiden und eher als «Fußnote zur Streßtheorie» (Muthny, 1990).

Die Streßforschung wechselte im Laufe ihrer Entwicklung von der Erforschung von Streß verursachenden Faktoren auf die Erforschung der Bewertungs- und Verarbeitungsprozesse in streßreichen Situationen und wurde so zur eigentlichen Bewältigungsforschung (Schüssler & Leibing, 1994).

Aktuell orientiert sich Copingforschung an zwei theoretischen Modellen, die unterschiedliche Perspektiven verfolgen:

- das pathogenetische Modell, dessen Forschungsperspektive es ist, nach Erklärungen zu suchen, warum Personen in der Folge belastend erlebter Ereignisse erkranken (von Uexküll, 1996)

- das salutogenetische Modell, dessen Forschungsperspektive es ist, Ressourcen zu bestimmen, die dazu beitragen, daß Menschen gesund bleiben, obwohl sie mit Verlusten und Traumata konfrontiert sind (von Uexküll, 1996).

Das Konzept Bewältigung steht in engem Zusammenhang mit den Konzepten Streß, kritische Lebensereignisse, Krise.

# 4. Bedeutung des Konzepts Bewältigung für die Gesundheit

Kenntnisse aus der Coping- und Lebensereignisforschung zeigen uns die Zusammenhänge zwischen Gesundbleiben bzw. Krankwerden klarer auf. Folgende Kenntnisse werden als gültig betrachtet:

- Menschen, die bedeutsame Ereignisse durchlaufen bzw. mit Belastungssituationen konfrontiert sind, gehen ein erhöhtes Risiko ein, zu erkranken.
- Insbesondere unvorhergesehene, wenig oder nicht kontrollierbare Lebensereignisse zeigen gesundheitsschädigende Wirkung. Von den Betroffenen werden sie als negativ, unerwünscht bezeichnet. Jedoch auch Lebensereignisse, die primär als positiv bewertet werden und erwünscht sind (z. B. Heirat, Geburt eines Kindes, beruflicher Aufstieg) können zu gesundheitlichen Beeinträchtigungen führen.

Copingforschung stützt sich auf folgende theoretische Annahmen:

- Zwischen den individuellen Handlungskompetenzen und den Anforderungen, die von der Umwelt an einen Menschen gerichtet werden, besteht normalerweise ein «Passungsgefüge», ein Zustand eines Fließgleichgewichts.
- Individuum und Umwelt haben Einfluß auf dieses Passungsgefüge – das Individuum, indem es aktiv in die Umwelt eingreift, aber auch «durch interpretative Prozesse, also durch Bewertung, Sinngebung und Einordnung von Erfahrungen in interne Umweltmodelle» (Filipp, zit. in von Uexküll, 1996). Die Umwelt ihrerseits steht in dauernder Veränderung und verlangt Anpassungsleistungen des Individuums.
- Bedeutsame Lebensereignisse wie z. B. der Tod eines Lebenspartners, Diagnostizierung einer lebensbedrohenden oder chronisch verlaufenden Krankheit, Veränderungen in der sozialen oder ökologischen Umwelt (Krieg, wirtschaftliche Krisen) bedrohen das bis dahin aufgebaute Gleichgewicht zwischen Individuum und Umwelt.
- Die veränderte Situation erfordert Anpassungsleistungen, und es ist fraglich, ob die betroffene Person mittel- oder langfristig ein neues Gleichgewicht zwischen sich und der Umwelt aufbauen kann. Gerät ein Mensch durch die veränderte Situation an die Grenzen seiner personalen und sozialen Ressourcen, droht er in eine Krise zu geraten; somatische, geistig-psychische und/oder soziale Beeinträchtigungen können auftreten.

Unter ungünstigen Umständen können normale Belastungen über eine zunächst normale, dann pathologische Krise bis zu akuten Notfällen, zu Suizidversuchen oder zu chronischen Störungen eskalieren (Schnyder & Sauvant, 1996). Bewältigungsforscher meinen:

> «Eine Aufgabe der Bewältigungsforschung [...] ist es, jene Regulationsvorgänge zu beschreiben und auf ihre adaptive Funktion hin zu untersuchen, die Menschen angesichts einer Bedrohung oder eines Verlusts einsetzen, um die gestörte Subjekt-Objekt-Beziehung in ein neues Gleichgewicht zu überführen.»

Bewältigung wird als Schlüsselkonzept bezeichnet, um die Auswirkungen von belastenden Lebensereignissen auf Gesundheit und emotionales Wohlbefinden zu untersuchen. Bewältigungsverhalten ist das Bindeglied zwischen Belastung und Beeinträchtigung des Menschen durch das eingetretene Ereignis. So ist es von entscheidendem Interesse zu verstehen, wie Personen unter den verschiedensten Bedingungen (Persönlichkeit, Biographie, materielle und soziale Ressourcen usw.) mit den Belastungen ihres Lebens umgehen (von Uexküll, 1996).

## 3.1 Die pathogenetische Sichtweise der Bewältigungsforschung

In der pathogenetischen Sichtweise wird ein Ausbleiben gravierender gesundheitlicher Störungen als Zeichen einer gelungenen Anpassung an eine belastende Situation gewertet, während Krankheit auf eine mißlungene Adaption hinweist (Schnyder & Sauvant, 1996; von Uexküll, 1996).

Die Psychoneuroimmunologie untersucht die Auswirkung von Belastungsereignissen auf die Häufigkeit, Intensität und Muster neuroendokriner Streßreaktionen. Diese wirken wiederum auf zelluläre oder metabolische Prozesse des Körpers ein, und es kann zum Ausbruch von Erkrankungen durch Immunsuppression kommen. Die immunsuppressiven Auswirkungen maladaptiver Streßbewältigungsversuche werden untersucht und Erklärungen für die Entstehung dieser Phänomene beschrieben.

Eine zweite Möglichkeit, somatisch zu erkranken, stellt die Reaktionsart der Betroffenen dar. Physiologische Maladaptionen in Streßsituationen, wie z. B. erhöhter Blutdruck, Ulcus ventriculi, gelten als «Nebeneffekte» der Versuche, Streß zu bewältigen. Diese Forschungsrichtung befaßt sich mit den Zusammenhängen von Persönlichkeitsmerkmalen, Formen der Streßbewältigung und dem Risiko, an einer bestimmten körperlichen Krankheit zu erkranken.

Eine dritte gesundheitsschädigende Kategorie stellen bestimmte Formen des Umgangs mit Belastungen dar: Verhaltensweisen, wie z. B. Drogenmißbrauch, exzessiver Alkoholkonsum, eingeschränkte Aufmerksamkeit, die Unfälle produziert, usw., führen auf direktem Weg zu gesundheitlichen Störungen.

Chronische Krankheiten bilden einen weiteren Forschungsbereich. Das Eintreten einer Krankheit, die unheilbar ist und sich durch einen wechselhaften Verlauf kennzeichnet, ist ein belastendes Lebensereignis, und man versucht zu untersuchen, inwieweit das Bewältigungsverhalten den (pathophysiologischen) Krankheitsverlauf beeinflußt.

## 3.2 Die salutogenetische Sichtweise in der Bewältigungsforschung

Das Konzept der Salutogenese, dessen Begründer der Medizinsoziologe Aaron Antonovsky ist, wird als Gegenmodell zum biomedizinischen Krankheitskonzept in der Bewältigungsforschung angeführt.

Antonovsky untersuchte in den siebziger Jahren in einer großangelegten Studie die Anpassung von Frauen ans Klimakterium. Ein Nebenresultat dieser Studie war die Erhebung, welche dieser Frauen in jungen Jahren in Konzentrationslagern waren. Zu seiner Überraschung fand er darunter nicht nur Frauen, die bestimmte gesundheitliche Schädigungen hatten, sondern auch solche, die ein gesundes und ausgeglichenes Leben führten. Sein Hauptinteresse galt in der Folge denjenigen Menschen, die trotz dieser traumatischen Erfahrung zu einem gesunden Leben gefunden hatten.

Salutogenese beschreibt gesundheitsfördernde Prozesse und Einstellungen. Die Vorstellung von «völliger» Gesundheit bzw. die Betrachtung eines kranken Menschen ausschließlich unter dem Aspekt der Krankheit wird aufgegeben zugunsten einer Sichtweise, die den Menschen auf einem Kontinuum zwischen den Polen Gesundheit und Krankheit sieht. Krankheit, Leiden, Tod werden als der menschlichen Existenz zugehörig betrachtet und nicht als «pathologisch» bezeichnet.

> «Nicht bestimmte Risikofaktoren werden für bestimmte Erkrankungen verantwortlich gemacht, sondern zur Bestimmung des Krankheitsstatus einer Person gilt es, ganzheitlich die ‹Lebensgeschichte› zu betrachten unter besonderer Berücksichtigung heilsamer und gesundheitsförderlicher Ressourcen» (Brieskorn-Zinke, 1996, S. 55).

Stressoren werden nicht als ungewöhnlich und pathogen betrachtet, sondern als etwas Alltägliches und «in den Konsequenzen Unbestimmbares» (ebd.). Die Behandlung von Krankheiten stützt sich vor allem auf die Stärkung von Bewältigungsressourcen. Antonovsky (1998) nennt als zentrales Konzept, das alle personalen Widerstandsquellen vereint, das Kohärenzgefühl («sense of coherence»). Es hilft dem Menschen, Belastungen im Leben besser zu ertragen. Das Kohärenzgefühl wird umschrieben als zuversichtliche und vertrauensvolle Grundeinstellung dem Leben gegenüber, als Vertrauen darauf, daß sich alles gut entwickeln wird.

Das Konzept umfaßt drei Komponenten:

- *Überschaubarkeit* (comprehensibility) steht für die Überzeugung eines Menschen, daß Ereignisse im Leben geordnet, vorhersehbar und in irgendeiner Weise auch verständlich und nachvollziehbar sind.
- *Lebenssinn* (meaningfulness) umfaßt die Freude am Leben und ein grundlegendes Gefühl, daß das eigene Leben einen Sinn ergibt.
- *Beherrschbarkeit* (manageability) meint das grundsätzlich optimistische Vertrauen, Lebensaufgaben aus eigener Kraft oder mit Hilfe sozialer Unterstützung meistern zu können.

Bemerkenswert ist bei diesem Konzept, «daß dem Ansatz der einseitigen Überbetonung der internalen Kontrollüberzeugungen, wie sie für westliche Menschen typisch ist, eine grundlegend andere, zuversichtliche Einstellung gegenübergestellt wird» (Mittag, 1996, S. 94). Menschen mit starkem Kohärenzsinn werden Belastungen eher als Herausforderung denn als Bedrohung erleben. Sie werden Probleme aktiv angehen und erleben weniger Angst und Spannung. Sie werden geeignete Ressourcen finden und mobilisieren sowie eigene Bewältigungsformen entwickeln, um mit der belastenden Situation umzugehen.

Das Entscheidende des Salutogenesemodells ist, daß es aufzeigt, welche Menschen gestärkt und welche geschwächt aus Krisen hervorgehen. «Die einen befinden sich auf einer Aufwärtsspirale, die anderen gleiten auf einer Abwärtsspirale in den Bereich der psychopathologischen Störungen und der somatischen Krankheiten ab» (Heim, zit. in Schnyder & Sauvant, 1996).

Heim beobachtete in seiner klinischen Tätigkeit und in seinen Studien Personen, die er als «good copers» bezeichnet. Sie weisen Eigenschaften und Lebenseinstellungen auf, die dem Kohärenzgefühl Antonovskys ähnlich sind. Als «bad copers» bezeichnet Heim Menschen, die sich hilflos einer unkontrollierbaren Situation ausgesetzt fühlen, die Schuldgefühle sich selbst oder anderen gegenüber entwickeln, die resignieren und es nicht verstehen, soziale Unterstützung zu mobilisieren, die an Krisen am ehesten scheitern und auch vulnerabler für Fehlentscheidungen sind. Er sieht diese Art von kranken Menschen als diejenigen an, die sich der professionellen Hilfe entziehen, und plädiert dafür, besonderes Gewicht auf ihre Erfassung zu legen.

## 4. Was bewältigen?

Was löst Bewältigungsprozesse aus? Welche Ursachen liegen ihnen zugrunde, was sind auslösende Faktoren, die zur «Bewältigung» führen?

Bewältigung steht in Beziehung zu etwas, ist auf ein Ereignis, eine Situation, einen inneren Zustand ausgerichtet.

> «Wenn der Begriff Bewältigung [...] verwendet wird, dann in der Regel in dem Sinn, daß mit einer Situation umzugehen ist, die aus objektiver Sicht des Betroffenen in irgendeiner Weise belastend, schwierig, fordernd, unangenehm ist» (Weber, zit. in Tesch et al., 1997)

Das Konzept Bewältigung steht in engem Zusammenhang mit dem Konzept der kritischen Lebensereignisse, die von Filipp (1995, S. 293) beschrieben werden als:

> «‹reale Lebenserfahrungen› einer besonders affektiven Tönung [...], die sich für Personen als Zäsuren im Geschehensablauf darstellen und die auch retrospektiv – etwa in autobiographischen Berichten – häufig als Einschnitte und Übergänge im Lebenslauf wahrgenommen werden.»

Filipp (1995) spricht von einer Vielfalt von Lebensereignissen, die von «persönlichen Katastrophen» bis zu vermeintlich unbedeutenden Alltagsereignissen reichen. Als gemeinsame Definitionsmerkmale gibt sie an:

- Die Ereignisse unterbrechen gewohnte Handlungsabläufe, erfordern die Veränderung oder den Abbau bisheriger Verhaltensmuster, gelten als streßreich, unabhängig davon, ob sie positiv/erwünscht oder negativ/unerwünscht sind.
- Lebensereignisse sind Ereignisse, die sich im Umfeld einer Person ereignen, aber auch innerhalb einer Person selbst vollziehen.
- Ein Lebensereignis stellt eine raumzeitliche, punktuelle Verdichtung eines Geschehensablaufs innerhalb und außerhalb einer Person dar. Obwohl viele Lebensereignisse eher Prozesse als Zäsuren im Leben eines Menschen darstellen, können sie sie datieren und in ihrer Lebensgeschichte lokalisieren.
- Durch das eingetretene Ereignis entstehen Stadien des Ungleichgewichts im «bisherigen Passungsgefüge» zwischen Person und Umwelt.
- Das Ungleichgewicht wird von der betroffenen Person unmittelbar erlebt, und «dieses Erleben ist von affektiven Reaktionen begleitet» (Filipp, 1995, S. 24); gerade dieses Erleben läßt ein Ereignis heraustreten.

Was unterscheidet kritische Lebensereignisse von «gewöhnlichen Alltagswidrigkeiten»? Filipp (1995) meint, dass sich kritische Lebensereignisse häufig über eine Fülle von Alltagswidrigkeiten manifestieren und oft erst über diese erfahrbar sind. Das wesentliche Unterscheidungsmerkmal aber besteht im Grad der Belastung und im Ausmaß der Wiederanpassungsforderung durch die veränderte Situation.

Kontrovers diskutiert wird im Zusammenhang mit kritischen Lebensereignissen, die als besonders belastungsreich gelten, ob allgemeingültige Rangfolgen (Taxonomien) der belastenden Ereignisse erstellt werden können (Filipp, 1995, S. 293):

«Die Frage danach, wie viele Ereignisse oder welche Ereignisse eine Person in einem bestimmten Zeitraum erlebt hat, ist nach wie vor gleichlautend der Frage nach dem Streß des Lebens dieser Person, den es allerdings entsprechend zu quantifizieren gilt.»

Gerade aber unter diesem Aspekt ist das Erstellen von Rangfolgen von Ereignissen entsprechend dem Belastungsgrad von vornherein aussichtslos, eben weil objektiv gleich beschreibbare Ereignisse subjektiv höchst unterschiedlich als belastend eingestuft werden (Tesch et al., 1997).

«Was der einzelne in seinem Leben zu bewältigen hat und worauf er mit seinem Leiden reagiert, ist so unterschiedlich, wie es individuelle Lebensverläufe eben sind. Selbst ‹normative› Ereignisse, die zu bewältigen fast allen von uns auferlegt sind (wie z. B. der Tod der Mutter), besitzen nur auf den ersten Blick überindividuelle Ähnlichkeit; sie sind vielmehr auf höchst unterschiedliche Weise mit einzelnen Bewältigungsaufgaben verknüpft, denn was verloren ging und was wir zu bewältigen haben, wird durch das je Einmalige bestimmt, das Individuen und die zwischen ihnen gewachsene Beziehung konstituiert» (Filipp, 1995, S. 1).

In der Lebensereignisforschung besteht keine Einigung auf generell als belastende Situation anerkannte Ereignisse. Trotzdem können «Prototypen» ausgemacht werden, die das Charakterisierende von Lebensereignissen illustrieren:

- Es sind Ereignisse, die im allgemeinen sozialen Kontakt übereinstimmend als belastend erlebt werden.
- Ereignisse, die einen Einschnitt in Routineabläufe darstellen oder eine Abweichung von einer gedachten Normalität («base line»)bewirken.
- Ereignisse, die einen besonderen physischen und/oder psychischen Aufwand benötigen.
- Ereignisse, deren Folgen ganz unterschiedlich angegangen werden.

## 4.1 Krankheitsbewältigung

Krankheit und ihre Bewältigung gilt als Prototyp von kritischen Lebensereignissen. Bewältigung wird im Zusammenhang mit bestimmten Krankheitsarten (z. B. Krebserkrankungen und Erleben), Krankheitssituationen/-phasen (z. B. Herzinfarkt und Rehabilitationsphasen) und Krankheitsverläufen (z. B. chronische Erkrankungen) untersucht.

«Aus einer Krankheit beispielsweise entstehen täglich neu zu bewältigende Anforderungen im Umgang mit Freunden und Familie, es kommen neue körperliche Symptome auf den Kranken zu, an die er sich anpassen muß, es stehen zentrale Konzepte seines Selbstwertes und Lebensplanung zur Disposition» (Muthny, 1990).

# 5. Erleben und Verhalten im Rahmen der Bewältigung

Da Ereignisse wenig aussagekräftig sein, um das Ausmaß der Bewältigungsanforderung für den einzelnen Menschen zu erfassen, konzentriert sich die Bewältigungsforschung darauf, zu erkennen, wie ein Individuum Aufgaben bewältigt, die das Leben an ihn stellt, d. h. auf die Formen der Bewältigung, den Prozeß der Bewältigung und den Effekt der Bewältigungsanstrengungen.

## 5.1 Bewältigungsformen

Die Variabilität menschlicher Verhaltensweisen angesichts einer Erkrankung ist beeindruckend. Was aber ist Bewältigungsverhalten? Wie unterschiedet es sich von normalen, alltäglichen Verhaltensweisen?

Verhaltensweisen werden als Bewältigungsform bezeichnet, wenn wir ihnen «eine *spezifische Funktion* im Umfeld von Belastungssituationen unterstellen» (Muthney, 1990). Da es nicht möglich ist, ein Verhalten als bewältigungsirrelevant auszuschließen, wird bei diesem weiten Verständnis Bewältigung identisch mit Lebensführung (Tesch et al., 1997). Bewältigung wird gleichgesetzt mit Mechanismen, mittels derer Menschen einer starken Bedrohung ihrer psychischen Stabilität entgegentreten; es sind Verhaltensweisen, die Menschen zeigen, wenn Anforderungen ihr Wohlbefinden gefährden und ihre adaptiven Ressourcen zu übersteigen drohen. Bewältigungsformen wurden entweder persönlichkeits- oder situationsspezifisch entwickelt, abgestützt auf die Annahme, daß sich Person und Situation gegenseitig beeinflussen.

Grundsätzlich können Bewältigungsformen in assimilative und akkommodative Prozesse unterteilt werden. Unter *Assimilation* versteht man das Handeln einer Person, die versucht, ihre Lebenssituation, ihr eigenes Verhalten im Sinne einer besseren Angleichung an ihre normativen Vorstellungen und Ziele in bezug auf sich selbst zu verändern. Kennzeichnend ist das Festhalten an persönlichen Standards und Zielen, die der Situations- bzw. der Entwicklungsbewertung zugrunde liegen. Die Bewältigungsversuche sind intentional und bestehen aus kontrollierten Aktivitäten (Tesch et al., 1997). So kann z. B. die Einübung einer Fähigkeit, um nach einem Schlaganfall sich wieder selbständig bewegen zu können, als assimilative Bewältigungsform bezeichnet werden.

Unter Akkommodation versteht man den Umgang mit gravierender Bedrohung, die nicht aktiv beseitigt werden kann. Sie werden dadurch entschärft, daß die eigenen Standards und Ziele an die vorhandene Situation und die gegebenen Handlungsmöglichkeiten angeglichen werden. Die Wohnung rollstuhlgerecht einzurichten nach einem Schlaganfall z. B. kann als akkommodative Bewältigungsform bezeichnet werden.

Muthny (1990) plädiert für eine zusätzliche Kategorie der *evasiven* oder *defensiven Bewältigungsformen*. In diese Kategorie werden all diejenigen Prozesse und Dynamiken eingeordnet, aufgrund derer ein Problem gar nicht erst als Problem wahrgenommen wird und deshalb z. B. auch akkommodative bzw. assimilative Reaktionen gar nicht erst aktiviert werden.

Die *Berner Bewältigungsformen*, von Heim et al. (1986) entwickelt, unterscheiden emotions-, problem- und handlungsorientierte Formen (**Tab. 1**; siehe auch S. 29ff).

**Tabelle 1:** Beispiel für eine Taxonomie der Bewältigungsformen: die Berner Bewältigungsformen (BEFO)

| Handlungsbezogene | Kognitionsbezogene | Emotionsbezogene |
|---|---|---|
| Ablenkendes Anpacken | Ablenken | Hadern, Selbstbedauern |
| Altruismus | Aggravieren | Emotionale Entlastung |
| Aktives Vermeiden | Akzeptieren | Isolieren, unterdrücken |
| Kompensation | Dissimilieren | Optimismus |
| Konstruktive Aktivität | Haltung bewahren | Passive Kooperation |
| Entspannung | Humor, Ironie | Resignation, Fatalismus |
| Sozialer Rückzug | Problemanalyse | Selbstbeschuldigung |
| Solidarisieren | Relativieren | Schuld zuweisen, Wut |
| Zupacken | Religiosität | Ausleben |
| Zuwendung | Rumifizieren | |
| | Sinngebung | |
| | Valorisieren | |

Als weitere Kategorie wird die *offensive Problemvorbeugung* aufgeführt, d. h., dem Selbstbild bzw. Selbstwert dienliche Daten werden entweder systematisch gesucht oder provoziert. Der Rückzug in Krankheit, z. B. psychosomatische Erkrankungen, stellt das eigentliche Scheitern der Bewältigung dar.

Lazarus (zit. in Filipp, 1995) gibt zwei grundlegende Funktionen von Bewältigungsverhalten an: die problemlösende oder instrumentelle Funktion, die auf die Verbesserung einer Situation abstellt, und die Selbstregulation von negativen emotionalen Zuständen. Er unterscheidet vier Bewältigungsformen, die sowohl problemlösende wie emotionsregulierende Funktionen haben: Informationssuche, direkte Aktion, Aktionshemmung und intrapsychische Prozesse.

Jede Person verfügt über ein bestimmtes Repertoire an Bewältigungsformen. In einer Langzeitstudie von Heim (zit. in Schnyder & Sauvant, 1996), in der er die Bewältigungsformen von Krebskranken in verschiedenen Krankheitsstadien untersucht, können Menschen mit engem bzw. breitem Bewältigungsrepertoire unterschieden werden. Greve (zit. in Tesch et al., 1997) meint, daß vermutlich der kleinste Teil der Bewältigungsformen im engeren Sinn aktiv wählbar oder kontrollierbar ist.

## 5.2 Bewältigungsprozesse

Bewältigungsprozesse erfassen den ganzen Menschen. Rückschlüsse auf die Bewältigung gibt das Verhalten eines Menschen, sein Handeln, Äußerungen zu seinen Gedanken und Gefühlen angesichts der eingetretenen Situation sowie physiologische Reaktionen. Bei der Auseinandersetzung und Bewältigung von kritischen Lebensereignissen handelt es sich um ein Prozeß mit unterschiedlicher zeitlicher Erstreckung. Phasenmodelle, wie es z. B. Kübler-Ross (1969) entwickelt hat, haben sich nicht bestätigt (Muthny, 1990).

Lazarus (zit. in Filipp, 1995) entwickelte ein Modell des Bewältigungsprozesses (**Abb. 1**), in dem er der Einschätzung des Geschehens sowie der Beurteilung der eigenen Bewältigungsressourcen eine zentrale Rolle gibt. Diese Modell erweist sich angesichts der Gewichtung des Subjektiven als wertvoller Hinweis für die Erfassung von Bewältigungsverhalten in der Pflegepraxis.

## 5.3 Bewältigungsressourcen

Als Ressource wird all das verstanden, was durch seine Verfügbarkeit die Bewältigung von Streß erleichtert. Über welches Ausmaß von Ressourcen eine Person verfügt, ist abhängig von ihrer Einschätzung und den objektiven Gegebenheiten wie Gesundheitszustand, soziales Netz, materielle Güter usw. Die objektive und subjektive *Abwesenheit* von Ressourcen wird als eigentliches *Defizit* bezeichnet. Ein Ressourcendefizit gibt Hinweise auf eine potentiell erhöhte Vulnerabilität in belastenden Situationen.

Als personelle Ressourcen werden Haltungen und Überzeugungen bezeichnet, die auf eine positive Erwartungshaltung und auf ein positives Selbstkonzept hinweisen. Sie stimmen im wesentlichen mit den im Konzept der Salutogenese beschriebenen gesundheitsfördernden Einstellungen überein.

In der Krankheitsbewältigung haben soziale Ressourcen einen dominierenden Einfluß. Studien weisen darauf hin, daß die bedeutsamste soziale Ressource in der Qualität der sozialen Beziehung zu suchen ist. Eine Beziehung, die sich durch

Bewältigung/Coping **137**

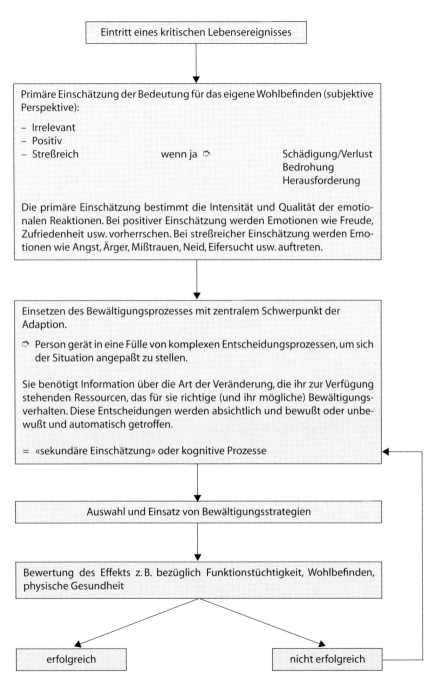

**Abbildung 1:** Die Bewältigungsprozesse nach Richard S. Lazarus

emotionale Nähe, Intimität, Zusammenhalt und Konfliktfreiheit auszeichnet, beeinflußt die Bewältigung positiv. Am besten belegt ist die Bedeutung der emotionalen Unterstützung. Eine positive Beeinflussung der Bewältigung hängt von der Übereinstimmung des Unterstützungsangebots und den Bedürfnissen nach Unterstützung beim betroffenen Menschen ab.

In der Bewältigungsforschung wird angenommen, daß bereits vorhandene Ressourcen die Mobilisierung weiterer Ressourcen erleichtern (Tesch et al., 1997).

## 6. Abwehrprozesse und ihre Bedeutung in der Pflegepraxis

Pflegende in klinischen Situationen sind häufig mit dem Phänomen der Abwehr, Verleugnung, Verdrängung usw. konfrontiert. Sie sind häufig verunsichert, wie sie diese Prozesse bewerten sollen und was ihre Funktion bei Menschen ist, die Bereiche ihrer Situation offensichtlich ausklammern. Aufgrund der großen klinischen Relevanz dieses Themas soll es ausführlicher dargestellt werden.

Was sind Abwehrprozesse? Als «klassische» Abwehrmechanismen gelten Verdrängung, Verleugnung, Ungeschehenmachen, Reaktionsbildung, Verschiebung, Regression, Projektion, Isolierung, Intellektualisierung, Rationalisierung, Identifikation (nach Anna Freud). Muthny (1990, S. 7) stellt Coping- und Abwehrprozesse einander gegenüber **(Tab. 2)**:

> «Beide dienen [...] der Vermeidung, Eliminierung und Reduzierung von äußerer Bedrohung, Vermeidung negativer Selbstbewertung und Aufrechterhaltung von Selbstkonsistenz und Selbstgefühl sowie der Aufrechterhaltung bedeutsamer interpersonaler Beziehungen. Übereinstimmend mit Heim et al. (1983) ist anzunehmen, daß in der Auseinandersetzung mit einschneidenden Lebensereignissen Abwehr- und Copingprozesse parallel und sukzessive ablaufen, wobei bewußte Bewältigungsprozesse durch unbewußte Abwehrvorgänge beeinflußt werden.»

Gemäß Muthny (1990, S. 222) bestehen Unterschiede zwischen den Begriffen Verleugnung und Vermeidung:

> «Verleugnung und Vermeidung sind ganz unterschiedliche Prozesse, obwohl sie leicht miteinander verwechselt werden und oft so behandelt werden, als seien sie einander ähnlich oder in enger Relation zueinander. Verleugnung umschreibt die mehr oder minder erfolgreiche Anstrengung, ein Problem schlicht zu negieren. Die Person redet sich auf die eine oder andere Weise ein, daß sie nicht ärgerlich ist, nicht sterben wird, nicht in Gefahr ist usw. Demgegenüber umschreibt Vermeidung das Akzeptieren einer realen Bedrohung, aber es liegt im Ermessen einer Person, darüber nicht nachzudenken [...] nicht darüber zu sprechen.»

Für Pflegende ist es von Bedeutung zu erkennen, ob es sich – im Sinne Muthnys – um Vermeidung oder Verleugnung handelt, ob diese Verarbeitungsweise sich

**Tabelle 2:** Reaktions- und Situationsmerkmale von Coping- und Abwehrstrategien

| Reaktionsmerkmal | Coping | Abwehr |
|---|---|---|
| Bewußtheit | Copingstrategie bewußt | Abwehrstrategie unbewußt |
| Reaktionsebene | Kognitiv-emotional auf Verhaltensebene | Kognitiv-emotional |
| Flexibilität | Flexible Copingstrategien | Stereotype, starre Abwehrformation |
| Realitätsbeachtung | Realitätsangemessene Sichtweise | Aspekte der Wahrnehmung werden ausgeklammert oder so entstellt, daß sie angenommen werden können |
| Richtung der Bemühung | Umwelt- und/oder Selbstveränderung | Selbstveränderung im Bereich der Wahrnehmung |
| **Situationsmerkmal** | | |
| Lokalisierung | An den Erfordernissen der realen Situation | Gegen regressive Wiederbelebung vergangener traumatischer Erfahrungen |
| Kontrollierbarkeit | Situation wird als kontrollierbar erlebt | Unkontrollierbarkeit der Situation wird erlebt |
| Zeitdimension | Aktuell | Bezug zu vergangenem Ereignis |

situativ zeigt oder konstant über längere Zeit, allenfalls mit gesundheitlichen Gefährdungen, vermehrter Belastung der Angehörigen usw. Je nach Einschätzung und unter Berücksichtigung der Gesamtsituation des betroffenen Menschen wird die Pflegeperson eine entsprechende Intervention einleiten.

## 7. Effekte von Coping

Wann kann von einer guten (= effektiven), wann von einer schlechten (= ineffektiven) Bewältigung gesprochen werden? Lazarus (zit. in Filipp, 1990) stellt fest, daß die effektivste Art von Bewältigung nicht notwendigerweise «realitätsnah» sein muß, sondern sie muß flexibel sein. Kontroverse Meinungen existieren, was der Bewältigung dient bzw. was zusätzliche schädigende Wirkung hat.

Zwei unterschiedliche Positionen bezüglich des Effekts von Coping werden vertreten: Coping ist dann funktional, wenn sich Schwierigkeiten verringert haben;

bewältigt ist eine Situation, wenn die Schwierigkeit ganz und dauerhaft verschwunden ist (Tesch et al., 1997). Muthny (zit. in Tesch et al., 1997, S. 45) vertritt eine andere Position:

> «Krankheitsverarbeitung ist die Gesamtheit der Prozesse, um bestehende oder erwartete Belastungen im Zusammenhang mit Krankheit emotional, kognitiv oder aktional aufzufangen, auszugleichen oder zu meistern. Krankheitsverarbeitung kann sich sowohl auf das Individuum als auch in systemischer Betrachtung auf eine Sozialstruktur beziehen. Die Krankheitsverarbeitungs-Modi sind prinzipiell unabhängig von Kriterien des Verarbeitungserfolgs zu definieren.»

Er argumentiert (Muthny, 1990, S. 19): «Was für kurzfristige Ziele effektiv sein mag, kann langfristig schädlich sein (z. B. die Verleugnung behandlungsbedürftiger Krankheitssymptome). Deswegen sollte immer genau spezifiziert werden, im Hinblick worauf eine Bewältigung beurteilt werden soll.» Gemeinsam ist die Vielfältigkeit der Herangehensweise und als allgemeine Zielorientierung eine Zustandsveränderung.

Mögliche Ziele der Bewältigung können sein: momentane Entlastung, soziale Anpassung, psychisches Gleichgewicht (Stimmung, Gefühle), körperliches Wohlbefinden, Erhaltung des Selbstkonzepts. «Es ist zu vermuten, daß gerade diese ‹kleinen› und kurzfristigen Ziele für Lebenszufriedenheit und Anpassungsergebnis von höchster Bedeutung sind» (Muthny, 1990, S. 21).

Als Kriterien für einen Bewältigungserfolg gelten (Tesch et al., 1997, S. 176):

- Veränderung des Problemstatus
- Regulation der Emotionen
- Regulation des Selbstwertes
- Regulation der sozialen Beziehung
- Die physische Gesundheit
- Die sozialen Konsequenzen von Bewältigung
- Funktionsfähigkeit im Alltag
- Bereitschaft zu gesundheitsförderlichem, präventivem Copingverhalten.

Es spielt eine Rolle zu definieren, wer die Effektivität von Bewältigung beurteilt: der betroffene Mensch, sein soziales Umfeld, Institutionen und/oder «Professionelle». Aus der Perspektive des betroffenen Menschen können Wohlbefinden, seelische Gesundheit und Lebensqualität als Effektivitätsmerkmale aufgeführt werden. Die institutionelle, medizinische Perspektive beinhaltet eine Reduktion von Symptomen sowie die Bereitschaft (compliance) des kranken Menschen, sich am Therapieprozeß verantwortlich zu beteiligen. Bei chronischen Erkrankungen ist die Perspektive des sozialen Umfelds des Betroffenen einzubeziehen, da es selbst von der Krankheit stark mitbetroffen ist.

## 8. Pflegeinterventionen

Grundsätzlich sind Pflegeinterventionen, die sich auf den Copingbereich beziehen, denjenigen der Krisenintervention nahe. Sie zielen auf folgende Ergebnisse (McCloskey & Bulechek, 1996):

- die differenzierte Erfassung der Bedeutung der Krankheitssituation, den Belastungsgrad sowie der personellen und sozialen Ressourcen
- das Erfassen aktueller krisenbezogener Bewältigungsformen
- das Erfassen in der Vergangenheit eingesetzter Bewältigungsformen
- die Unterstützung in der kognitiven Auseinandersetzung mit der eingetretenen Situation
- Unterstützung im Einnehmen einer realistischen Sichtweise der eingetretenen Veränderung
- emotionale Entlastung
- Förderung der Entscheidungs- und Handlungsmöglichkeiten
- Vermitteln von Entspannungsformen
- den adäquaten Einbezug der Familie in Pflege und Betreuung.

Anspruchsvoll sind diese Interventionen, wenn die Betroffenen starke Überforderungssignale geben und Pflegende aufgrund der vorhandenen Informationen entscheiden müssen, ob und wie dringlich andere Beratungspersonen (Psychologe, Psychiater) herbeigezogen werden sollen. In der Pflegediagnostik wird dieser Zustand als «ineffektive» bzw. ungenügende Bewältigungsformen des Betroffenen bezeichnet (Doenges & Moorhouse, 1995).

Defensives bzw. destruktives/dysfunktionales Coping der betroffenen Person und/oder ihrer Angehörigen sind weitere klinische Bereiche, die individuelle, auf die Person und Situation abgestimmte Pflegeinterventionen erfordern.

Benner (1994) beschreibt in der Kategorie «Beraten und Betreuen», wie Pflegende den Bewältigungsprozeß eines kranken Menschen unterstützen:

- dem Patienten helfen, die Folgen seiner Krankheit in sein Leben zu integrieren
- den Patienten sein Krankheitsverständnis aussprechen lassen und seine Sichtweise nachvollziehen

- dem Patienten eine Deutung seines Zustands anbieten und Eingriffe erklären
- richtiges Timing: den Zeitpunkt erfassen, an dem sich der Patient auf neue Erfahrungen einlassen kann.

## 9. Bedeutung für die Pflegepraxis

Wissen und reflektierte Erfahrung zum Thema Bewältigung kann Pflegenden helfen, Menschen in belastenden Lebenssituationen kompetent zu unterstützen. Im Kontext von Caring werden häufige Pflegegeschichten erzählt, die entweder «schwierige», herausfordernde Personen schildern, die durch ihr spezifisches Umgehen mit einer Krankheitssituation eine vertiefte Problemanalyse und eine vermehrte Betreuung provozieren. Diese Situation zu bewältigen stellt sich für Pflegepersonen als anspruchsvoll und gleichzeitig lehrreich gar. Andererseits sind es Personen, die in einer Art Vorbildfunktion ihr explizites Umgehen mit einer belastenden Situation darstellen. Sie prägen durch ihre Persönlichkeit ihrerseits die Pflegenden. Pflegende erinnern sich an diese Schlüsselsituationen, sie erkennen im Verlauf des Beziehungsprozesses, was das Besondere an dieser Person war (Holenstein, 1996).

Als belastend werden häufig Situationen geschildert, in denen starke emotionale Reaktionen, wie Wut, Zorn, Sich-Zurückziehen, von Pflegenden ausgehalten werden müssen, in denen Geduld gefordert ist, und das Vertrauen aufzubauen bzw. zu erhalten eine Anstrengung darstellt.

Abwehr- und Verdrängungsreaktionen von Patienten und/oder Angehörigen können Pflegende in ethische Konflikte bringen; z. B. wenn ein Patient und seine Angehörigen seinen schlechten Zustand leugnen, verhindert dies eine offene Kommunikation, den realen Umständen sich annähernde Aussagen usw. Hier stellt sich die Frage nach der Verantwortlichkeit und nach den Möglichkeiten, Einfluß auf eine Veränderung zu nehmen.

### Literatur

Antonovsky, A. (1998): Vertrauen, das gesund erhält. *Psychologie heute 2*
Benner, P. (1994): Stufen zur Pflegekompetenz. Bern: Verlag Hans Huber
Brieskorn-Zinke, M. (1996): Gesundheitsförderung in der Pflege. Stuttgart: Kohlhammer
Doenges, M. E., Moorhouse, M. F. (1995): Pflegediagnosen und Maßnahmen. Bern: Verlag Hans Huber
Filipp, S. H. (1995): Kritische Lebensereignisse. Weinheim: Beltz Verlagsunion
McCloskey, J. C.; Bulechek, G. M. (1996): Nursing Interventions Classification (NIC). St. Louis: Mosby

Mittag, O. (1996): Mach ich mich krank? Lebensstil und Gesundheit. Bern: Verlag Hans Huber
Muthny, F. A. (1990): Krankheitsverarbeitung. Berlin: Springer
Tesch-Römer, C.; Saleweski, C., Schwarz, G. (1997): Psychologie der Bewältigung. Weinheim: Psychologie Verlags Union
Schnyder, U.; Sauvant, D. (1996): Krisenintervention in der Psychiatrie. Bern: Verlag Hans Huber
Schüssler, G.; Leibing, E. (1994): Coping: Verlaufs- und Therapiestunden chronischer Krankheit. Göttingen: Hogrefe
Uexküll, T. von (1996): Psychosomatische Medizin. München: Urban & Schwarzenberg

# Schuld und Schuldgefühle

Barbara Steffen-Bürgi

## 1. Einleitung

Schuld und Schuldgefühle sind spezifisch menschliche Phänomene. Schuld gehört, wie z. B. auch Leiden und Tod, zu den grundlegenden existentiellen Themen der Menschen. Daher befassen sich die verschiedensten wissenschaftlichen Fachgebiete mit diesen Themenkomplexen, so z. B., um nur die wichtigsten zu nennen, die Philosophie, die Theologie, die Psychologie, die Rechts- und die Sozialwissenschaften. In der Folge sieht man sich bei der Auseinandersetzung mit diesen Themen mit einer kaum überblickbaren Fülle fachlicher Abhandlungen zu den verschiedensten Aspekten dieser Thematik konfrontiert. Selbst innerhalb der verschiedenen Disziplinen werden je nach theoretischer Ausrichtung, grundlegende und zentrale Aspekte sehr unterschiedlich gedeutet, verstanden und dargelegt. Die Autorin versucht in der folgenden Darstellung – ausgehend von einer Literaturrecherche – zentrale Aspekte der Konzepte Schuld und Schuldgefühle darzustellen. Bei den ausgewählten und dargestellten Ansätzen, die Phänomene begrifflich und inhaltlich zu fassen, handelt es sich um eine subjektive Auswahl. Das heißt, wesentliche Grundlagen und Facetten der Thematik wurden bewußt nicht einbezogen, da diese selbst zu umfassend sind, so z. B. der ganze Bereich theologischer Beiträge zu der Thematik.

## 2. Definition, Beschreibung und Erläuterung

### 2.1 Herkunft und Bedeutung

Der Begriff Schuld stammt vom althochdeutschen Wort «scould» oder «sculd» und bedeutete zunächst die rechtliche Verpflichtung zu einer Leistung (Abgabe, Dienst, Strafe). Der Begriff der Schuld (Verpflichtung) – das, was man soll oder jemandem schuldet, so Condrau (1991), werde hier im Sinne von «debitum», etwas Geschuldetem, gebraucht. Es gebe aber auch eine Schuld im Sinne der «culpa», was sowohl eine moralische, juristische, ethische Schuld als auch Ursache bedeuten kann. Die ethische Bedeutung der «culpa» wurzle in der altgermanischen Auffassung der Kirchenlehre, die für jede Sünde eine «satisfactio operis» – eine Schuldabtragung durch die Tat – verlange. Auch die «culpa» gründe jedoch letztlich in einem «debitum» (Condrau, 1991, S. 113).

Schuld ist nach Hilliard (zit. in McFarland & Thomas, 1990, S. 267) die emotionale und rückwirkende Reaktion auf ein wahrgenommenes oder tatsächliches Versagen, gegenüber Erwartungen an sich selbst, den Erwartungen anderer oder denen eines «höheren Wesens».

Schuld ist «nichts anderes als der in uns aufsteigende Kummer, weil wir dem zuwidergehandelt haben, was wir aus innerer Überzeugung für unsere Pflicht halten» (Gaylin, 1988, S. 48). Schuld sei deshalb, so Gaylin, eine Form der Selbstenttäuschung und der Schmerz darüber, daß die Person ihren Ansprüchen nicht gerecht geworden ist und ihre Ziele verfehlt habe.

Schuld wird auch, so Robertson (1994), als Typ der Angst und Furcht vor Mißbilligung und Strafe beschrieben, wenn des Individuums Standard von Richtig und Falsch verletzt werde.

## 2.2 Theoretische Abgrenzung

Von einigen Autoren werden die Begriffe, Schuld, Scham, Schuldgefühl, Schuldbewußtsein synonym gebraucht, während andere Autoren gerade die Wichtigkeit betonen, diese Begriffe auseinanderzuhalten.

*Schuldgefühle* sind Erlebnisse, die im Zusammenhang mit unerlaubten Verhaltensweisen auftreten können, besonders bei der Verletzung von sozialen Normen, z. B. bei einem Verstoß gegen ein sittliches, moralisches oder religiöses Gebot. Von Schuldgefühlen kann nur gesprochen werden, wenn sie unabhängig von der unmittelbaren Bedrohung durch eine äußere Strafe auftreten (McFarland & Thomas, 1990; Robertson, 1994; Jahn, 1996).

Gaylin (1988) bezeichnet die *Scham* als die Schwester der Schuld, die beide denselben Zweck haben, indem sie als Stützpfeiler der sozialen Ordnung dienen. Während die Schuld aber völlig nach innen gerichtet sei, schließe Scham unmittelbar die Gemeinschaft, die Gruppe mit ein. Missetaten, Vergehen, Mißkredit, Unehre, Schande spiegeln nach Gaylin die Lebenselemente wider, welche die Scham ausmachen, nämlich ihre Entdeckung. Scham benötige anders als die Schuld ein Publikum, wenn nicht ein wirkliches, dann doch ein symbolisches (Gaylin, 1988, S. 60).

Die Begriffe *Schuld* und Schuldgefühle werden folgendermaßen unterschieden: Schuld ereignet sich, so Hirsch (1997), im äußeren zwischenmenschlichen Raum, also interpersonell, beim Empfinden von Schuldgefühlen hingegen handelt es sich um ein Geschehen, das sich im intrapsychischen Bereich abspielt. Das heißt, schuldig werde man jeweils an einem Gegenüber oder an sich selbst, als Objekt des

Handelns, während Schuldgefühle indessen auf einen innerpsychischen Konflikt zurückgeführt werden.

Eine weitere Unterscheidung wird zwischen den Begriffen Schuldgefühl und *Schuldbewußtsein* gemacht. Während Schuldgefühle zunächst nur die emotionale Sphäre betreffen können, also auch ohne eine wirkliche Schuld vorhanden sein können – man spricht in diesem Falle von irrationalen, unrealistischen oder neurotischen Schuldgefühlen (Fischer, 1993; Hirsch, 1997; Lukas, 1997) –, handelt es sich beim Schuldbewußtsein um das bewußte Erkennen und Anerkennen einer wirklichen und realen Schuld. Hirsch (1997, S. 13) weist jedoch darauf hin, «daß die begriffliche Trennung zwischen Schuld und Schuldgefühl eine sinnvolle, wenn auch künstliche ist», dies weil diese Trennung bei dem in Wirklichkeit von vielen Faktoren bestimmten Schulderleben Überschneidungen ergibt.

## 2.3 Bedeutung und Charakteristik

Schuld gehört gemäß vieler Autoren, die sich mit dieser Thematik befaßt haben, zur menschlichen Existenz. Condrau (1991) bezeichnet die Schuld als einen Grundbestandteil des Daseins. Schuld sei «keineswegs lediglich ein künstliches Produkt soziokultureller Entwicklung oder gar ein überflüssiges Produkt einer autoritären Erziehung» (Condrau, 1991, S. 112).

Für Frankl (1990) gehört Schuld nebst Leid und Tod zur sogenannten tragischen Trias, die alle Menschen betrifft. «Da ist niemand unter uns, dem es erspart bliebe, konfrontiert zu werden mit unvermeidbarem Leid, mit unausweichlicher Schuld und schließlich mit seinem unentrinnbaren Tod» (Frankl, 1990, S. 79).

### Maßstab des Guten, Wünschbaren oder Sinnvollen

Schuld geht, wie in den bisherigen Ausführungen ersichtlich wird, aus der Verletzung bestimmter verinnerlichter und persönlicher Normen und Erwartungen hervor. Diese Normen und Erwartungen beinhalten gleichsam ein Verständnis und ein Maßstab dessen, was gut, wünschbar und sinnvoll ist. Hubbertz (1992) weist darauf hin, daß solche Maßstäbe so vielfältig sind wie die kulturellen Systeme der sie tragenden Person. Schuld sei «der Verstoß gegen sozialethische Grundwerte, welche nur zum Teil rechtlich kodifiziert sind. Solche Grundwerte sind etwa die auf dem Prinzip der Gegenseitigkeit ruhenden Ideen des Vertrauens, der Freundschaft und der Liebe. Sie bilden einen in Moral und Sitte verankerten Komplex von Wertmaßstäben, die trotz geringer Formalisierung und Sanktionsgewalt Geltung beanspruchen» (Hubbertz, 1992, S. 14). Aus dieser Beschreibung wird die normative Bedeutung der Schuldthematik deutlich. Bei Verstößen gegen verinnerlichte Werte meldet sich die innere Instanz, die gemeinhin als Gewissen bezeichnet wird. Der Begriff «Gewissen» stammt von Notker Labeo (geb. 950 n. Chr.) und bedeutet ein Gefühl sittlicher Verpflichtung, innere Stimme, Mahner, Ratgeber, Ankläger, Richter (Condrau, 1991, S. 115). Auch in der Umgangssprache kommt dieser Aspekt zum Ausdruck, so beschreibt jemand, der sich schuldig fühlt, wie er unter Gewissensbissen leidet.

**Gefühlsmäßige Reaktion auf die Wahrnehmung von Schuld**

Die Wahrnehmung und das Empfinden von Schuld ist, wie der Ausdruck «sich schuldig fühlen» dies zum Ausdruck bringt, eng verbunden mit dem emotionalen Erleben der Person. Schulderfahrungen als Erlebensform, so Hubbertz (1992), setze die Innerlichkeit der Person, ihre selbstreflexive Stellungnahme zu persönlichen Absichten und Motiven voraus. Oder, wie es Scharfetter (1992) beschreibt, werde sich beim reifen, selbstreflexiven Menschen auf Gedanken oder Handlungen, die er als nicht gut einstuft, die Gewissensstimme melden. «Es kommt damit zu einem bewußten, selbstreflexiven Eingeständnis, zu einem Schuldbewußtsein, dem Gewissen, dem sittlichen Bewußtsein oder Wertbewußtsein. In diesem Schuldbewußtsein weiß er sich in einer kognitiv-affektiven Verbundenheit schuldig und hat also auch Schuldgefühle» (Scharfetter, 1992, S. 215). In den zitierten Aussagen kommt zum Ausdruck, daß es sich beim Schuldempfinden und bei Schuldgefühlen um Indikatoren im Zusammenhang mit der Verpflichtung des reifen Menschen handelt, den persönlichen und den ethisch-moralischen Werten entsprechend zu leben. «Es sind die Schuldgefühle, die uns dazu bringen, unser Verhalten bestimmten Idealen anzupassen und zu bemerken, wenn wir uns von diesen Idealen weg bewegen oder sie noch nicht erreicht haben. Genauso wichtig ist es, daß sie, aufgrund der Schmerzlichkeit der Empfindung, wie ein Thermostat funktionieren und eben diese Bewegung, näher hin zu unserm Ideal, in Gang bringen» (Gaylin, 1988, S. 17). So beschrieben, sind Schuldgefühle durchaus auch sinnvoll und beinhalten wie andere belastende Gefühle auch die Möglichkeit der Reifung und Entwicklung.

**Schuld als komplexes Geschehen**

Schuld lasse sich aber weder auf eine Gefühlsreaktion reduzieren, noch sei sie einfach eine Tat oder eine Tatfolge, es handle sich dabei vielmehr um ein «komplexes mehrgliedriges Beziehungsgeschehen zwischen Konfliktpartnern» (Hubbertz, 1992, S. 13) und umfasse all dieses zusammen. Einzelne Bestimmungsstücke dieses Geschehens sind gemäß Hubbertz (1992):

- ein Leid oder Übel zufügendes Handeln
- diesem Handeln zugrundeliegende Motive
- ihre Zurechenbarkeit und Vorwerfbarkeit
- eine störende Folgewirkung für die betroffenen Konfliktpartner

sowie als rückwirkende Reaktion das Gefühl negativer Urheberschaft oder Bedrängnis, etwas schuldig zu sein.

Schuld braucht, wie dies in der aus der zitierten Beschreibung von Hubbertz hervorgeht, ein Gegenüber – einen «Konfliktpartner». Dieser «Konfliktpartner» kann einerseits der sozialen Lebenswelt des Schuldigen entstammen, es besteht aber andererseits auch die Möglichkeit, daß es sich dabei um den Schuldigen selbst handelt, der auch selbst zum «Konfliktpartner» werden kann.

Schuld ist entsprechend der Beschreibung auch nicht immer ein durch eine aktive Tat hervorgerufener Mißstand, Schuld kann ebenso durch eine passive Unterlassung oder ein der Handlung und der Unterlassung zugrundeliegendes Motiv entstehen. Vossenkuhl (1986) beschreibt dies folgendermaßen: «Moralisch schuldig wird jemand, der mit seinen Handlungen oder Unterlassungen oder durch bloßen Vorsatz bewußt und nach freier Entscheidung gegen sein Gewissen und sittlichen Normen verstößt» (Vossenkuhl, 1986, S. 215). Lukas (1997) weist in ihren Ausführungen zur Schuldproblematik darauf hin, daß Versäumnisse die Menschen häufig mehr belasten als etwas, das sie falsch gemacht haben – «das Nicht-Getane liegt mehr auf der Seele».

## Schuld, Reue, Wiedergutmachung, Sühne

Wie bereits aus der Bedeutung und der Herkunft des Schuldbegriffs hervorgeht, zieht Schuld stets etwas nach sich, was gemeinhin als Wiedergutmachung und/oder Sühne bezeichnet wird.

«Wer sich durch etwas schuldig macht und eine Grenzverletzung begeht, gerate dadurch gegenüber seinem Partner in den Sog einer Wiedergutmachung, deren Erfüllung aussteht» (Hubbertz, 1992, S. 12 f).

Wiedergutmachung muß geleistet werden – der Schuldige muß also etwas tun. «Das Leiden, das durch eine schlechte Handlung gesetzt wurde», so Frankl (1997), lasse sich «durch eine rechte Handlung wiedergutmachen», und «solche Wiedergutmachung nennt man bekanntlich Sühne» (Frankl, 1997, S. 131). Wiedergutmachung kann am selben Subjekt, an dem man schuldig geworden ist, geleistet werden – z. B. durch Entschuldigung oder durch eine Tat – oder die Wiedergutmachung kann, wenn dies nicht möglich ist, an einem anderen Subjekt, gewissermaßen an einem Ersatz, geleistet werden. Der Akt der Wiedergutmachung befreit oder erleichtert den unter Gewissensbissen leidenden Menschen von den oft quälenden Schuldgefühlen. Die Anerkennung einer realen Schuld, das Schuldbewußtsein, kann zum Affekt der Reue führen (Hirsch, 1997). Die Bedeutung des Schrittes vom Schuldgefühl zum Schuldbewußtsein und der damit empfundenen Reue liegt darin, «daß nur von der Ebene des Schuldbewußtseins aus eine Auflösung der Schuld ‹nach vorne› möglich wird – wenn überhaupt» (Fischer, 1993, S. 81).

Reue empfinden wird bereits als ein Schritt in der Auflösung von Schuld betrachtet. «Die Reue des Schuldigen läßt ihn irgendwie auferstehen.» Die Reue vermag «eine Schuld zu tilgen: zwar wird die Schuld nicht vom Träger genommen, aber dieser Träger selber – durch seine moralische Wiedergeburt – gleichsam aufgehoben». Dies geschieht dadurch, daß im Akt der Reue der Mensch von einer Tat innerlich abzurücken vermag und im Vollzug dieses Aktes, also eines inneren Geschehens, das äußere Geschehen auf moralischer Ebene irgendwie ungeschehen machen kann (Frankl, 1997, S. 148).

## 3. Theoretische Grundannahmen zur Entstehung und Entwicklung von Schuldgefühlen

### 3.1 Der psychoanalytische Ansatz nach Freud

Entsprechend der psychoanalytischen Auffassung besteht die Persönlichkeit aus drei Instanzen, die sich in folgender Reihenfolge entwickeln: zuerst sind nur triebmäßige Impulse vorhanden, das «Es». Später entwickelt sich dann unter dem Einfluß der Außenwelt das «Ich». Das «Ich» wird auch als die Instanz der Vernunft, als «Anpassungs- und Selbsterhaltungsorgan beschrieben. Das «Ich» vermittelt zwischen den Anforderungen des «Es» und der Außenwelt (Schnell, 1982). Das «Über-Ich», das sich zuletzt entwickelt, ist die Instanz, die die internalisierten Normen, Gebote und Verbote repräsentiert, die dem Menschen aus seiner Umgebung, besonders jedoch von den Eltern auferlegt werden. Freud sieht in der Bereitschaft, sich schuldig zu fühlen, einen zentralen Faktor für das Entstehen des Gewissens. Durch diese Bereitschaft entsteht das Verlangen, sich anzupassen und die Forderungen auf sich zu nehmen, die gestellt werden (Mönks & Knoers, 1976). Freud (zit. in Flammer, 1996) beschreibt moralische Schuldgefühle entsprechend als «Ausdruck der Spannung zwischen Ich und Über-Ich». Der Ursprung des Schuldgefühles, ausgehend von der beschriebenen Entwicklung, ist die Angst. Zuerst die Angst vor der Aggression einer äußeren Autorität und dem damit verbundenen Liebesverlust, später dann die Angst vor dem «Über-Ich», der inneren Autorität (Jahn, 1996).

## 3.2 Der tiefenpsychologische Ansatz nach C. G. Jung

C. G. Jungs Ansatz weist andere Aspekte auf. Ihm zufolge sind Schuldgefühle und Gewissensbildung älter als die Moralgesetze der frühesten Menschheit (Condrau, 1991); auch die moralische Reaktion entspricht einem ursprünglichen Verhalten der Psyche, während die Moralgesetze eine später in Sätzen erstarrte Folgeerscheinung des moralischen Verhaltens darstellen. Schuldgefühle entstehen teilweise aus dem Widerspruch zwischen inneren Wünschen und äußeren Geboten. Jung unterscheidet ein moralisches von einem ethischen Gewissen. «Das moralische Gewissen rege sich, wenn der Mensch den herkömmlichen Sittenkodex überschreite, das ethische Gewissen dagegen entspringe einer bewußten Auseinandersetzung jenseits der Moral. Diese trete dann ein, wenn zwischen dem herkömmlichen Sittenkodex und der inneren Stimme eine Pflichtenkollision entstehe» (Condrau, S. 117). Nicht alle Schuldgefühle entstehen gemäß Jung aus dem Widerspruch innerer Wünsche und äußerer Gebote. Jung habe im weiteren die schleichenden Schuldgefühle der Menschen aufgeführt, die sich weder einer bestimmten Tat oder Unterlassung bewußt sind. Bei diesen Personen führte er deren Schuldgefühle auf das zurück, was er als das «ungelebte Leben» oder den «positiven Schatten» bezeichnete, auf deren unterdrückte Lebensmöglichkeiten und Bedürfnisse (Condrau, S. 117).

## 3.3 Der daseinanalytischer Ansatz

Daseinsanalytisch, so Condrau (1991, S. 119) in seinen Ausführungen zum Begriff «existentielle Schuld», sei der Mensch «immer schon schuldig», nämlich insofern, daß er seinem Dasein etwas «schuldet». Diese Schuld, respektive das «Schuldigsein», sei jedoch von völlig anderer Qualität als das unbestimmte Sich-schuldig-Fühlen. Die existentielle Schuld in der Daseinsanalyse beginnt mit der Geburt und endet mit dem Tode. Innerhalb dieser Spanne, so Condrau (1991), bleibe der Mensch «vom Dasein aufgerufen, sich zu entfalten und sich die ihm innewohnenden Möglichkeiten als die seinen anzueignen. Verwirklichen kann er jedoch nur eine Auswahl von ihnen – die andern bleibt er sich schuldig» (Condrau, S. 119f).

«Schuldigsein gehört Heidegger zufolge wesenhaft zum menschlichen Dasein; es ist ein Existenzial.» (Hirsch, 1997, S. 40)

## 3.4 Entwicklungspsychologische und lerntheoretische Ansätze

Lerntheoretische Entwicklungstheorien betonen den Aspekt, daß moralisches Verhalten erlerntes Verhalten ist. Diese Auffassung weist nach Mönks und Knoers (1976) die Tatsache strikt zurück, daß der Mensch von Natur aus eine bestimmte Einstellung, sei es eine gute oder schlechte, mitbringt. Die Lerntheorie hingegen geht davon aus, daß das Gewissen ein System internalisierter Normen ist, d. h., man verhält sich angepaßt und so, wie es sich gehört, auch in Abwesenheit externer Kontrolle. Denn das, was früher durch externe Bekräftigung und Belohnung erreicht wurde, wird im Verlauf der Entwicklung nach innen verlagert. Diese internalisierten Normen sorgen dafür, daß man sich nun «von selbst» so verhält, wie man sollte.

Besonders wichtig sind die grundlegenden Erkenntnisse zur Entwicklung des Kindes von Jean Piaget. Nach Kohlberg, der die Grundlagen von Piaget aufgriff und weiterentwickelt hat, verläuft die Entwicklung des Gewissens in sechs Stadien. Diese Stadien werden folgendermaßen unterschieden (Mönks & Knoers, 1976, S. 98):

- Stadium 1: Gehorsam, um Strafe zu vermeiden.
- Stadium 2: Das Kind verhält sich konformistisch, um Belohnung zu erhalten, um in einem günstigen Licht zu erscheinen.
- Stadium 3: Das Kind verhält sich konformistisch, um Mißbilligung zu vermeiden und damit andere gerne mit ihm Kontakt haben.
- Stadium 4: Das Kind verhält sich konformistisch, um Strafe zu vermeiden, die im Zusammenhang mit einem bestimmten Verhalten gegeben wird.
- Stadium 5: Man verhält sich konformistisch, da man gern ein geordnetes Zusammenleben hat.
- Stadium 6: Man verhält sich nicht wegen externer Gebote und Verbote konformistisch, sondern weil man es nun selbst will, weil man aufgrund eigener Einsichten dieses Verhalten gewählt hat.

Schmidt-Denter (1988) weist darauf hin, daß zwar die Gewissensbildung bei Kindern im Vorschulalter das Hauptthema verschiedener Studien in den fünfziger Jahren war, daß jedoch die Entwicklung und das Wesen der Schuld an sich nicht untersucht wurden. Die Abneigung der Entwicklungspsychologen, Schuldgefühle bei Kindern zu untersuchen, sieht er zum einen in der theoretischen Komplexität des Schuldproblems und zum anderen in methodischen Problemen.

# 4. Grundannahmen zur Bedeutung von Schuldgefühlen

Bierhoff und Montanda (1988) beschreiben die disponierende Wirkung von Schuldgefühlen, die neben Mitleid zu Hilfeleistungen veranlassen. Sie führen hierzu verschiedene beschreibende Erklärungen an: Schuldgefühle wecken das Bedürfnis nach Sühne oder gerechtem Ausgleich, was durch Hilfeleistungen erreicht werden soll, und implizieren eine Minderung des Selbstwertgefühls, das durch eine gute Tat wieder gehoben wird.

In diesem Zusammenhang wird ebenfalls der Begriff «existentielle Schuld» beschrieben:

«Unter Existentieller Schuld wird die interindividuell variierende Tendenz verstanden, angesichts der relativ schlechten Lage anderer Menschen mit Schuldgefühlen zu reagieren, dies setzt voraus, daß die eigene Lebenslage als relativ privilegiert und die eigenen Privilegien relativ zu den Benachteiligten nicht als völlig verdient eingeschätzt werden. Die relativen Unterschiede zu eigenen Gunsten werden demnach als ungerecht angesehen. Zusätzlich wird eine Verantwortlichkeit für die Entstehung und/oder die Behebung der Notlage der Bedürftigen erlebt» (Bierhoff & Montanda, 1988, S. 139).

Die Autoren beschreiben außerdem, daß existentielle Schuld zu prosozialem Handeln disponiert, während erlebte Schuld zum Ausgleich oder zur Sühne drängt.

## 4.1 Bedeutung im Zusammenhang mit Krankheit

Von herausragender Bedeutung zeigt sich der Einfluß der christlichen Religion im Zusammenhang mit der Schuld-Krankheits-Thematik:

«Jahrhundertelang basierte im christlichen Abendland der alte Begriff des Fatums auf der religiösen Auffassung von Krankheit: der Wille Gottes ist Herr über das Schicksal des Menschen. Die Krankheit erhält einen Sinn: Gott schickt sie dem Menschen wegen seiner Sünden, aufgrund seiner sündigen Natur» (Herzlich & Pierret, 1991, S. 170).

Krankheit wurde nicht nur als Strafe Gottes betrachtet, mit der er die Menschen für Sünde und Laster bestrafte, sondern galt auch als Möglichkeit zur Erlösung, indem der Sünder zum Büßer wird und die Krankheit des Körpers zur Vermittlerin der Erlösung (Herzlich & Pierret, S. 171).

Über Jahrhunderte, so Herzlich und Pierret (1991), könne man in Tagebüchern, Korrespondenzen, Erinnerungen, Chroniken und auch anhand von Romanen den Einfluß dieser christlichen Auffassung von der Krankheit ablesen. Die Kranken definieren und bestätigen sich gemäß der beiden Autorinnen in erster

Linie als Sünder, deren Verfehlungen schuld sind an ihren Krankheiten. Nach dem 18. Jahrhundert verloren laut Herzlich und Pierret die Vorstellungen von Verfehlung und Erlösung an Einfluß.

Auch heute noch können, so die beiden Autorinnen, die Begriffe Schuld und Bestrafung durch Krankheit, losgelöst von jeglicher religiöser Färbung, auftauchen. In ihren Ausführungen führen sie verschiedene Beispiele an, so z. B. Fritz Zorn, der in seinem Roman «Mars» von seinem Krebs ebenfalls als Strafe spricht:

«Ich war mein Leben lang lieb und brav, und deshalb habe ich auch Krebs bekommen. Das ist auch richtig so. Ich finde, jedermann, der sein ganzes Leben lang lieb und brav gewesen ist, verdient nichts anderes, als daß er Krebs bekommt. Es ist nur die gerechte Strafe dafür.»

Auch Fischer (1993) beschreibt, daß Kranke in der Auseinandersetzung mit ihrer Erkrankung im Zusammenhang mit der Frage «Warum gerade ich?» direkt oder indirekt auf die Frage der Schuld zu sprechen kamen. Als Beispiel führt sie die Aussage einer Patientin mit chronischen Kopfschmerzen auf: «Das Warum bringt den Geschmack mit rein, was habe ich denn eigentlich angestellt.» Oder ein Patient, der bereits auf die Anfrage, ob er zu einem Gespräch bereit wäre, antwortet (ebd., S. 87): «Fragen Sie, was Sie wollen. Ich bin unschuldig!» Auch Käppeli (1998) beschreibt Patienten, die ihre Krebserkrankung mit Schuld in Zusammenhang bringen, z. B. ein jüdischer Patient, der die Krankheit als Zurechtweisung Gottes, die eine zünftige Ohrfeige darstellt, deutet. Ebenso brachten auch Unfallpatienten, die von Pflegenden befragt wurden, ihren Unfall mit der Schuldthematik in Verbindung. So antwortete ein Patient auf die Frage, ob er eine Erklärung für seinen Unfall habe, er betrachte den Unfall als Strafe durch Gott und als Hinweis auf eine neue Lebensweise, bei der es darum gehe, in Zukunft Gefahren auszuweichen. Ein anderer Patient betrachtet den Unfall als Warnung, ein weiterer äußert, daß der Unfall ihn veranlaßt habe, sein Gewissen zu überprüfen und eine Art Bilanz seines moralischen Verhaltens zu erstellen. Dies trifft auch auf einen anderen Patienten zu, der im gleichen Zusammenhang erzählt, daß er seine Biographie überdacht habe, um herauszufinden, ob er Fehler gemacht habe. Die Bilanz zeigte ihm jedoch, daß er gut sei (Käppeli & Steffen, 1995, S. 16). Wie die beschriebenen Beispiele zeigen, bringen existentielle Erschütterungen, wie sie Krankheiten und Unfälle darstellen, die Menschen mit ihrer inneren moralischen Instanz in Kontakt, lassen sie Bilanz ziehen, ihr Leben überdenken und erkennen sich entsprechend dem Ergebnis als schuldig oder unschuldig.

Die Thematik der Schuld respektive der Unschuld des Kranken kommt auch in Krankheitsmodellen implizit zum Ausdruck. Das Morbus-Modell, das, so Scharfetter (1992), auch heute noch in der Medizin dominiert, geht von der Idee der Krankheit als einer apersonalen Sache aus, die im Kranken sitzt, ihn belästigt, bedroht und durch technisches Machen beseitigt werden kann. Bei den Kausalmodellen des Krankseins gibt es nach Scharfetter (1992) hinsichtlich der Frage der

Ursachenzuweisung und somit auch der Schuld unterschiedliche Ansätze. So trage der Kranke bei den biologischen – wie bei den meisten – psychologischen Ansätzen wie z. B. dem psychoanalytischen Krankheitsmodell kaum eine selbstverantwortliche Mitbeteiligung am Krankwerden. Es existieren jedoch auch Kausalmodelle, die Schuldzuweisungen enthalten. Dies sei, so Scharfetter, da der Fall, «wo der Kranke sich selbst aktiv schädigt, verletzt, verwundet, wo er sich indirekt durch ein erhöhtes Risikoverhalten, ungesunden Lebensstil und Sucht zugrunde richtet... am deutlichsten in der Selbsttötung». Eine indirekte Selbstbeteiligung und Mitschuld liege dann vor, wenn der Lebensstil krankheitsprovozierend sei, z. B. hinsichtlich der Diät bei Arteriosklerose, Diabetes, hinsichtlich der Exposition gegenüber toxischen Substanzen, die zu Krebs führen können, oder hinsichtlich riskanten Sexualverhaltens, das zu einer HIV-Infektion führen kann (Scharfetter, 1992, S. 218).

Auch psychosomatische Erkrankungen sind zum Teil mit dem Thema Schuld behaftet, dies besonders seit der öffentlichen Diskussion, die durch die Verbreitung von für Laien bestimmten Büchern ausgelöst wurde. Fischer (1993) verweist in diesem Zusammenhang besonders auf das Buch «Krankheit als Weg» von Thorwald Dethlefsen und Rüdiger Dalke (1991), die im Vorwort folgendes schreiben:

«Wir wollen zeigen, daß der Kranke nicht unschuldiges Opfer irgendwelcher Unvollkommenheit der Natur, sondern auch Täter selbst ist. Dabei denken wir nicht an Schadstoffe der Umwelt, Zivilisation, ungesundes Leben oder ähnlich bekannte ‹Schuldige›, sondern wir möchten den metaphysischen Aspekt des Krankseins in den Vordergrund rücken. Symptome zeigen sich unter diesem Blickwinkel als körperliche Ausdrucksformen psychischer Konflikte und sind durch ihre Symbolik in der Lage, das jeweilige Problem des Patienten zu entlarven» (Dethlefsen & Dalke, 1991, S. 7).

Wie wir sehen, wird die Schuldthematik innerhalb der verschiedenen Krankheitsmodelle implizit oder explizit thematisiert. Was variiert, ist dabei je nach Ansatz lediglich der «Beitrag» des Kranken, für den er verantwortlich gemacht werden kann.

## 4.2 Bedeutung im Zusammenhang mit Krankheitsbewältigung

Die Schuldfrage ist im Zusammenhang mit der Bewältigung von Krankheit von grundlegender Bedeutung. Dies vor allem in Hinsicht darauf, daß die Deutung und somit die Bedeutung eines Geschehens maßgeblich die innere Stellungnahme und somit auch das Verhalten des Betroffenen beeinflussen. Neue Schriften zur Thematik der Schuld ließen erkennen (Robertson, 1994), daß Schuld sowohl funktional wie auch dysfunktional wirken kann. Auch Bischoff und Zenz (1989) weisen in ihren Ausführungen zu Patientenkonzepten von Körper und Krankheit darauf hin. Interessant sei in diesem Zusammenhang, daß selbst «self-blame» (Selbstbeschuldigung) in manchen Fällen adaptiv sein kann. In einer Untersuchung von Bulman und Wortman (1977) kamen Rückenmarksverletzte um so besser mit ihrer Querschnittslähmung zurecht, je mehr sie sich selbst die Schuld für ihren Unfall zuschrieben und ihn andererseits für unvermeidbar hielten. Diejenigen Unfallopfer, die andere anschuldigten und über die mögliche Vermeidbarkeit grübelten, bewältigten ihre Behinderung schlechter (Bischoff & Zenz, 1989).

Schuldgefühle werden außerdem im Zusammenhang mit Konflikten bei der Übernahme der «Krankenrolle» (Sick Role Conflict) beschrieben. Als Konsequenz einer nicht vollständigen Übernahme der Krankenrolle werden bei diesen Patienten Reaktionen wie Schuldgefühle, Angst, Gefühle der Machtlosigkeit, verminderter Selbstwert, Depressionen, Veränderungen des Appetits und Schlaflosigkeit vermehrt beobachtet (Kubsch & Wichowski, 1992).

## 5. Leiden unter Schuldgefühlen

Was kann zu diesem Zustand führen? In welchen Zusammenhängen werden Schuldgefühle beschrieben? Neben den bereits erwähnten Aspekten, wie das Erleben von Schuldgefühlen im Zusammenhang mit bestimmten Erkrankungen wie Krebs, Aids usw., werden Schuldgefühle oft im Zusammenhang mit bestimmten gesundheitlichen oder psychischen Problemen beschrieben.

Schuldgefühle zeigen sich besonders häufig in Situationen, die mit Störungen des Selbwertgefühles bzw. mit der Verminderung des Selbstwertes einhergehen. Zu Störungen des Selbstwertes kommt es, wie bereits erwähnt, in Situationen, in denen persönliche Werte verletzt werden, oder bei Abweichung von sozial akzeptiertem Verhalten.

Hilliard (zit. in McFarland & Thomas, 1990) führt die folgenden Faktoren auf: Krisensituationen, existentielle Dilemmas, depressive Episoden, post-traumatische Belastungsstörungen, Eßstörungen, Alkoholismus sowie Störungen im Zusammenhang mit dem Konsum psychoaktiver Substanzen. Bei den folgenden Störungen gehören Schuldgefühle zur Charakteristik des Erscheinungsbildes.

### 5.1 Eßstörungen

Zu den Eßstörungen gehören Anorexia nervosa und Bulimia nervosa (u. a. Johnson, 1997; Stuart et al., 1995). Lyons (1998) beschreibt in einer Studie über zwanghaftes Essen (compulsive overeating) von Frauen die emotionalen Konsequenzen der Eßstörung. Dabei werden von den Teilnehmerinnen quälende Schuld- und Schamgefühle sehr häufig genannt (Lyons, 1998, S. 1162). Auch Neeb (1997) beschreibt depressive Gefühle, Gefühle der Wertlosigkeit und Schuldgefühle als häufige Symptome bei Menschen mit Bulimia nervosa.

## 5.2 Suchterkrankungen/Alkoholismus

Die Suchtproblematik ist eng mit der Schuldthematik verbunden. Sie wird deshalb sehr oft im Zusammenhang mit Suchterkrankungen beschrieben (u. a. Rotschild, 1980; Dörner, 1992; Stuart & Sundeen, 1995; Feuerlein, 1989). Süchtige fühlen sich in vielerlei Hinsicht schuldig, sie leiden unter Selbstenttäuschung, Selbstvorwürfen usw.

## 5.3 Depressionen

Psychische Phänomene, wie eine negative Selbstbewertung, Selbstanklagen, Schuldgedanken, wahnhafte Schuldüberzeugungen, gehören neben anderen Symptomen zum Erscheinungsbild der Depression. Depressive Menschen leiden oft unter sogenannt irrationalen Schuldgefühlen, z. B. indem sie «kleinere Unredlichkeiten aus früherer Zeit» als schweres Vergehen empfinden oder wenn das Ausmaß des Schulderlebens keine einsichtigen Zusammenhänge mit bestimmten Vergehen oder Versäumnissen erkennen läßt, so daß das Ausmaß der Schuldgefühle die erkennbare Schuld übersteigt (Rothschild, 1980, S. 97). Die Schuld kann in diesem Sinne ausgeweitet und derart wahnhaften Charakter annehmen, daß sie unerträglich werden kann. Schuldgefühle können so unerträglich werden, daß sie den Betroffenen jede Freude am Leben rauben und sogar in den Suizid treiben können (Bron, 1993). Gemäß einer Meldung der Deutschen Ärzte-Zeitung (vom 24. 7. 1998) begehen etwa 15 Prozent aller schwer Depressiven und vier Prozent aller leicht bis mittelschwer Depressiven Selbstmord. In diesem Zusammenhang wird darauf hingewiesen, daß an eine überdurchschnittliche Suizidneigung zu denken ist, wenn auf der affektiven Ebene die Angst, Verzweiflung und/oder Gereiztheit, auf der Antriebsebene Unruhe, Getriebenheit, auf der kognitiven Ebene Schuldgefühle, Mutlosigkeitsideen, wahnhafte Überzeugungen und Hoffnungslosigkeit dominieren und auf der psychovegetativen Ebene ausgeprägte Schlaflosigkeit vorhanden ist.

## 5.4 Angehörige

Da Schuld, wie beschrieben, ein Beziehungsgeschehen darstellt, sind nicht nur Kranke selbst davon betroffen, sondern auch Angehörige. Die Angehörigen von

Kranken leiden sehr oft unter starken Schuldgefühlen. Besonders diejenigen Angehörigen, die ihre dementen Eltern pflegen und in Situationen der Überforderung mit Ungeduld, Ärger, Aggression reagieren, leiden oft noch Jahre nach dem Tode der Mutter oder des Vaters unter Schuldgefühlen (Easton, 1997). Aber auch Angehörige, die ihre betagten und pflegebedürftigen Eltern nicht selber pflegen können und deshalb eine Einweisung in ein Alters- oder Pflegeheim veranlassen müssen, werden oft durch starke Schuldgefühle belastet (Drysdale & Wineman, 1993). Auch Angehörige von depressiven Menschen leiden häufig unter Schuldgefühlen; es wird beschrieben, daß depressive Menschen bei Angehörigen Empfindungen des Schuldigsein hervorrufen (Hell, 1992). Das gleiche gilt auch für die Angehörigen von Menschen mit Suchterkrankungen.

# 6. Erleben und Bedeutung

Schuld wird oft in Metaphern beschrieben, die das Erleben und die Bedeutung deutlich illustrieren: Schuld als «drückende Last», «quälende Gewissensbisse, die an einem nagen», als «dunkle Wolke» und so weiter.

Das Schulderleben ist außerdem gekennzeichnet durch Selbstbeobachtung, Selbstanklage und Selbstverurteilung oder, wie Hubbertz (1992) es beschreibt, durch ein verdoppeltes Bewußtsein. Guntrip (zit. in Hirsch,1997) beschreibt Schuldgefühl – für den Laien – folgendermaßen:

«Wir können sagen, daß es eine Mischung aus Furcht, Ängstlichkeit, der Besorgnis, die Anerkennung der Mitmenschen zu verlieren, Liebe und gutem Willen ist, also ein komplexes Gefühl, das uns immer dann überkommt, wenn uns das Gewissen schlägt.»

Hirsch (1997) beschreibt das Schuldgefühl als ein «unangenehmer, auch zerstörerisch-lähmender Affekt», der das Selbstwertgefühl und die Ich-Funktionen beeinträchtigt.

Die bisherigen Ausführungen zeigen, daß es sich bei Schuldgefühlen um einen starken und beeinträchtigenden Affekt handelt. Schuldgefühle bedrücken den betroffenen Menschen, sie fordern seine Aufmerksamkeit und stören ihn durch ihren irritierenden Effekt in seiner Alltagsroutine. Hubbertz beschreibt dies folgendermaßen (1992, S. 21):

«Ich fühle mich bedrängt und zum Innehalten, zum Überdenken und Prüfen meines Handelns genötigt. Ich lasse eine zunehmende Unfreiheit von mir Besitz ergreifen, möchte ungeschehen machen, bin handlungsunfähig und gelähmt – und flüchte vor diesem Zustand und unterdrücke ihn».

## 7. Erscheinungsformen und Verhalten

Schuldgefühle können, wie bereits erwähnt, in verschiedenen Ausprägungsgraden zum Ausdruck kommen. Schuldgefühle können dem Betroffenen bewußt sein – sie können aber auch unbewußt vorhanden sein. Die Bandbreite der Ausprägung bewegt sich zwischen pathologischen Schuldgefühlen, die sich, gemessen am jeweiligen Anlaß, in übermäßiger Selbstanklage und Selbstentwertung äußern, und einem angemessenen Schuldbewußtsein, in dem die Gefühlsqualität dem Schuldanlaß entspricht.

Das Verhaltensrepertoire von Menschen, die unter Schuldgefühlen leiden, kann sehr unterschiedlich sein. Die einen haben das Bedürfnis, über ihre Schuld respektive Schuldgefühle zu sprechen, andere ziehen sich zurück, manchmal bis zur Isolation. Im Gespräch können Schuldgefühle durch Selbstbeschuldigung ausgedrückt werden, es gibt aber auch Menschen, welche Personen in ihrer Umgebung beschuldigen (Projektion). Menschen können ganz in ihren belastenden Gefühlen und Gedanken gefangen sein durch andauerndes Gedankenreisen und Grübeln über ihre Schuld. Die sich steigernde Selbstanklage oder die Erwartung von Ausstoßung oder Strafe kann so weit führen, daß sie das Alltagserleben der Betroffenen dominiert und zur Selbsteinschränkung, Handlungsunfähigkeit oder völliger Verzweiflung führt.

Schuldgefühle können jedoch auch als unspezifische Ängste oder Ärger und Unruhe zum Ausdruck gebracht werden. Schuld und Schuldgefühle können auch verleugnet, abgewehrt und unterdrückt werden. Oft erfolgt die Abwehr von Schuldgefühlen durch stellvertretende Aktivitäten, wie z. B. «sich in die Arbeit flüchten», übermäßiges Essen, Trinken von Alkohol, strenges körperliches Training usw. (McFarland & Thomas, 1990; Hubbertz, 1992). Das Leiden unter Schuld und Schuldgefühlen kann auch von physischen Erscheinungen begleitet sein, wie Herzklopfen, trockenem Mund, feuchten Händen, Übelkeit, Appetitlosigkeit, Durchfall, häufigem Wasserlösen usw. als Streßreaktion (McFarland & Thomas, 1990).

## 8. Interventionen

Mögliche Interventionen orientieren sich an der Ursache, dem Erscheinungsbild und am Ausprägungsgrad des Leidens. Entsprechend spezifisch müssen die Interventionen gewählt werden. Außerdem werden entsprechend der Verschiedenartigkeit der therapeutischen Ansätze auch unterschiedliche Interventionen beschrieben, deren Darstellung den gegebenen Rahmen überschreiten würde. Deshalb werden nur einige mögliche Ansätze und Schwerpunkte kurz dargestellt.

Grundsätzlich kann, wie wir gesehen haben, unterschieden werden zwischen dem Leiden an einem Schuldbewußtsein, dessen Ursache in einer realen Schuld zu suchen ist, und dem Leiden an sogenannten irrationalen Schuldgefühlen, welche psychische Ursachen haben. Bei ersterem, dem Leiden unter einer realen Schuld, kann die pflegerische Unterstützung darin bestehen, die Betroffenen zu unterstützen, mit ihrem Schulderleben, mit ihren Schuldgefühlen so umzugehen, daß sie «positiv genutzt» werden können und verhindert werden kann, daß die Schulderfahrung zu einer negativen Entwicklung führt.

Die positive emotionale Zuwendung zu der betroffenen Person kann die Grundlage darstellen, eine helfende Unterstützung zu ermöglichen. Dies beinhaltet, daß die Pflegeperson gegenüber einer von Schuldgefühlen geplagten Person grundsätzlich eine Haltung zeigt, die sie erleben läßt, daß sie angenommen wird, was auch immer ihre Schuld gewesen sein mag. Diese Haltung ermöglicht das Gespräch über das Schuldproblem, was oft durch den Umstand, über die Schuld zu sprechen, bereits zu einer Erleichterung führen kann. Dies hat damit zu tun, daß sich eine Person bereits durch ihr Schuldeingeständnis moralisch zum Teil wieder rehabilitieren kann. Eine Pflegeperson kann außerdem «eine schuldig gewordene Person» in ihrer Suche nach Wiedergutmachung unterstützen. Der Prozeß der Auseinandersetzung mit Schuld ist für den Betroffenen stets mit der Chance des Wachstums im Sinne von Veränderung und Entwicklung verbunden. In diesem Prozeß können von Schuld geplagte Menschen durch Pflegepersonen in der Rolle eines verständnisvollen und ermutigenden Gegenübers begleitet werden. Pflegende können auch helfen, indem sie – wenn dies angezeigt erscheint – unterstützende Kontakte zu anderen Berufsgruppen oder Fachpersonen vermitteln, z. B. zu psychologischen Diensten oder Beratungsstellen, zu Seelsorgern usw.

Die Betreuung von Menschen, die unter irrationalen Schuldgefühlen leiden, ist äußerst anspruchsvoll. Einerseits ist es wichtig, auf ihre diesbezüglichen Gefühle einzugehen, andererseits ist es wesentlich, daß diese Menschen aus dem Teufelskreis der destruktiven Selbstanklage herausfinden können. Beim Umgang mit Schuldgefühlen müssen dieselben Aspekte beachtet werden wie bei anderen belastenden Gefühlen auch. Sorgenvolles «Grübeln» über gemachte Fehler, Unterlassungen usw. sollte nach Möglichkeit vermieden werden – respektive unterbrochen werden können –, weil sich beim «Grübeln» die Gedanken der Person dann mehr oder weniger im Kreis drehen und die volle Aufmerksamkeit auf die Belastungen, die Ängste, die Vorwürfe gerichtet ist (Tausch, 1996). Diese Form von negativen Selbstgesprächen kann das Selbstwertgefühl und die Handlungsfähigkeit einer Person mehr und mehr beeinträchtigen. Ablenkung und die Beibehaltung von alltäglichen Aktivitäten kann sehr hilfreich sein. Die betroffenen Menschen darin zu unterstützen, ist die Aufgabe von Pflegepersonen. Im weiteren können Pflegende Patienten dahingehend unterstützen, die Erwartungen, welche die Patienten an sich selber haben, zu reflektieren und zu hohe Erwartungen und Ziele in Richtung realistischer Selbstansprüche zu verändern, wobei darauf hingewiesen werden muß, daß die Pflege außerdem mit anderen an der Betreuung beteiligten Fachpersonen gemeinsam und weitere individuelle therapeutische Ziele und Interventionen für die betroffene Person festgelegt werden müssen.

## Literatur

Bierhoff, H. W.; Montanda, L. (1988): Altruismus. Bedingungen der Hilfsbereitschaft. Göttingen: Hogrefe

Bischoff, C.; Zenz, H. (Hrsg.) (1989): Patientenkonzepte von Körper und Krankheit. Bern: Verlag Hans Huber

Bron, B. (1993): Die Bedeutung des Schulderlebens bei depressiven Menschen. *Deutsche Krankenpflege-Zeitschrift* 1

Condrau, G. (1991): Der Mensch und sein Tod. Zürich: Kreuz Verlag

Dethlefsen, T.; Dahlke, R. (1991): Krankheit als Weg. Deutung und Be-Deutung der Krankheitsbilder. Berlin: Goldmann,

Drysdale, A. E.; Wineman, N. M. (1993): Families Need Help Too: Group Treatment for Families of Nursing Home Residents. *Clinical Nurse Specialist* 7 (3)

Easton, B. (1997):Guilt complex. *Nursing Times* 93 (24)

Feuerlein, W. (1989): Alkoholismus – Mißbrauch und Abhängigkeit. Entstehung, Folgen, Therapie. Stuttgart: Thieme

Fischer, E. (1993): Warum ist das gerade mir passiert? Wie wir Krankheit deuten und bewältigen. Freiburg: Herder Spektrum

Flammer, A. (1996): Entwicklungstheorien. Psychologische Theorien menschlicher Entwicklung. Bern: Hans Huber

Frankl, V. (1990): Der leidende Mensch. Anthropologische Grundlagen der Psychotherapie. München: Serie Piper

Frankl, V. (1997): Ärztliche Seelsorge: Grundlagen der Logotherapie und Existenzanalyse. Frankfurt am Main: Fischer Taschenbuch

Gaylin, W. (1988): Gefühle: Unsere lebenswichtigen Signale. München: Kösel

Hell, D. (1992): Welchen Sinn macht Depression? Ein integrativer Ansatz. Reinbek: Rowohlt

Herzlich, C.; Pierret, J. (1991): Kranke gestern, Kranke heute. Die Gesellschaft und das Leiden. München: Beck

Hirsch, M. (1997): Schuld und Schuldgefühl. Zur Psychoanalyse von Trauma und Introjekt. Göttingen: Vandenhoeck & Ruprecht

Hubbertz, K. P. (1992): Schuld und Verantwortung. Ein Grenzbereich zwischen Tiefenpsychologie, Ethik und Existenzphilosophie. Münster: Lit Verlag

Jahn, B. (1996): Schuldproblematik. Herzogenbuchsee: unveröffentlichtes Manuskript

Johnson, B. S. (1997): Psychiatric-mental health nursing: Adaption an growth. Philadelphia: Lippincott

Käppeli, S. (1998): Zwischen Leiden und Erlösung. Religiöse Motive in der Leiderfahrung von krebskranken Juden und Christen. Bern: Hans Huber

Käppeli, S.; Steffen, B. (1995): Das Unfallerlebnis. Eine kollaborative Untersuchung der daraus entstehenden Pflegebedürfnisse und -probleme von Unfallpatienten. Universitätsspital Zürich, ZEFFP

Kubsch, S. M.; Wichowski, H. C. (1992): Identification and Validation of a New Nursing Diagnosis. Sick Role Conflict. *Nursing Diagnosis* 3 (4)

Lukas, E. (1997): Sehnsucht nach Sinn. Logotherapeutische Antworten auf existentielle Fragen. Wien: Profil Verlag

Lyons, M. A. (1998): The phenomenon of compulsive overeating in a selected group of professional women. *Journal of Advanced Nursing* 27

McFarland, G.; Thomas, M. (1990): Psychiatric mental health nursing: Application of the nursing process. Philadelphia: Lippincott

Mönks, F. J.; Knoers, A. (1976): Entwicklungspsychologie. Eine Einführung. Stuttgart: Kohlhammer

Neeb, K. (1997): Fundamentals of mental health nursing. Philadelphia: F. A. Davis

Robertson, W. J. (1994): The Concept of Guilt. *Journal of Psychosocial Nursing* 32 (1)

Scharfetter, C. (1992): Verantwortlichkeit und Schuld in psychiatrisch-psychotherapeutischer Sicht. *Schweizer Archiv für Neurologie und Psychiatrie* 143 (3): 211–227

Schmidt-Denter, U. (1988): Soziale Entwicklung. Ein Lehrbuch über soziale Beziehungen im Laufe des menschlichen Lebens. Weinheim: Psychologie Verlags Union

Schnell, F. (1982): Tiefenpsychologie. Die Entwicklung des Unbewußten. München: Kindler

Stuart, G.; Sundeen, S. (1995): Principles and practice of psychiatric nursing. St. Louis: Mosby

Tausch, R. (1996): Hilfen bei Streß und Belastung. Reinbek bei Hamburg: Rowohlt

# Stigma

Marlis Glaus Hartmann

## 1. Definitionen

Das aus dem Griechischen stammende Wort Stigma bedeutet Stich, Zeichen, Brandmal. Es war einst ein Tätowierungszeichen für Menschen, Tiere und Besitz zum Zweck der Besitzanzeige und als Schutzmarke. Bei den Griechen und Römern war das Stigma ein Brandmal aus Buchstaben oder Zeichen, das Sklaven für schwere Verbrechen aufgebrannt wurde.

Stigma ist der Sonderfall eines sozialen Vorurteils gegenüber bestimmten Menschen, denen Eigenschaften zugeschrieben werden, die als nicht wünschenswert, minderwertig, schlecht und gefährlich eingestuft werden (Goffman, 1975). Es handelt sich häufig um Eigenschaften, die von denen der Mehrheit abweichen. Kawesa-Thöni (1992) bezeichnet Stigma als ein «persönliches Attribut, das einen gesellschaftlich unerwünschten und negativen Symbolwert besitzt und affektiv besetzt ist. Von diesem einen Merkmal werden negative Rückschlüsse auf die ganze Person abgeleitet. Sie wird in der Folge total mit diesem Attribut identifiziert. Das zieht eine soziale Deklassierung oder Diskriminierung nach sich, welche die Teilnahme am gesellschaftlichen Leben erschwert.»

Im christlichen Glaubensraum bedeutet Stigma Wundmal. Es gibt Menschen, die die Leidensmale Jesu erleben. Sie erfahren die Leidensgeschichte Jesu am eigenen Körper: Geißelwunden, die fünf Leidensmale an den Händen, Füßen und am Herzen, Schmerzen an den betreffenden Stellen, ohne daß die Wunden sichtbar sind. Die Male sind oft bleibend und lassen sich nicht durch medizinische Behandlung heilen. Sie bleiben oft lange offen und können an bestimmten Tagen bluten, z. B. freitags oder in der Passionszeit. Fuchs (in Schütz, 1988) meint, Stigmatisierungen würden wohl immer in einem durch äußerste Betroffenheit und große Sensibilität geprägten Glaubenszusammenhang stehen. Aufgrund einer bestimmten natürlichen Disposition können sich bei religiösen Menschen psychische Vorgänge somatisch äußern. Sie werden in der Folge als Geistesgabe oder als Zeichen verstanden und in der Öffentlichkeit der Gemeinde sichtbar gemacht. Eine Stigmatisation dieser Art kann als körperliche Erfahrung einer intensiven, mystischen Versenkung in das Leiden Jesu bezeichnet werden. Aus medizinischer Sicht werden diese Stigmata als körperliche Symptome, die durch psychische und soziale Einflüsse entstehen, interpretiert.

Aus soziologischer Sicht bedeutet Stigmatisierung eine Zuschreibung eines Stigmas, die Kategorisierung einer Person oder Gruppe durch sozial diskreditierende Eigenschaften.

Stigmatisierung bedeutet Diskriminierung einzelner Menschen oder sozialer Gruppen. Menschen werden z. B. genötigt, ihre gesellschaftliche Randstellung und soziale Deklassierung durch Einhaltung einer bestimmten Kleiderordnung, das Tragen eines Abzeichens zu erkennen zu geben. Die Zuweisung von bestimmten Wohnbezirken, Arbeitsstätten und das damit verbundene Verbot, sich gleichberechtigt mit anderen Menschen frei zu bewegen und über sich selbst zu verfügen, sind Merkmale von Stigmatisierung in Gesellschaften (Bauer, 1992). Die extremsten, unmenschlichsten Formen von Stigmatisierung kamen im Pogromterror in Nazi-Deutschland zur Anwendung. Der Begriff «Judenpack» wurde in den Medien verwendet, Gotteshäuser, Geschäfte und Privathäuser der jüdischen Bevölkerung wurden abgebrannt und ihre Bewohnerinnen und Bewohner aufs schlimmste mißhandelt. Der Haß gegen und die Mißachtung der jüdischen Bevölkerung kamen in «angeordneten Gesetzen» wie Einschränkung der Freizügigkeit und der Wohnverhältnisse zum Ausdruck (Meynert, 1988). Die ökonomische Ausgrenzung, Ausschaltung aus dem Berufs- und Erwerbsleben bewirkte eine materielle Verelendung der jüdischen Bevölkerung. Die Zwangsarbeit zu niedrigster Hilfsarbeit unter schlimmsten Bedingungen war Ausdruck der Auffassung, Juden als «lebensunwürdig» zu betrachten (Meynert, 1988).

Als verwandte Konzepte werden Etikettierung, Devianz und soziale Vorurteile bezeichnet. Sie werden im folgenden Text erläutert. Das Einordnen des Verhaltens oder Erscheinungsbildes anderer Personen oder sozialer Gruppen unter verschiedene Etiketten (häufig negative Zuschreibung von Eigenschaften) kann Außenseitertum und Ausgrenzung aus der Gesellschaft hervorrufen oder fördern. Abweichung (Devianz) bedeutet Entfernung oder Abkehr vom «Normalzustand» und beinhaltet eine Vielzahl vom gesellschaftlichen Wert- und Normensystem abweichender Verhaltensweisen. Devianz wird gesellschaftlich hervorgerufen (Brusten & Hohmeier, 1975).

Soziale Vorurteile zeichnen sich durch Verallgemeinerungen (selbstgewonnene oder übernommene Erfahrungen) aus, die nicht mehr überprüft werden. Ein Vorurteil ist ein vorgefaßtes und meist negatives Urteil über Personen oder Gruppen. Ein Vorurteil ist rigide, konstant und stimmt nicht mit der Wirklichkeit überein (Kawesa-Thöni, 1992). Im Zusammenhang mit Etikettierung und Devianz können folgende verwandte Pflegekonzepte erscheinen: Körperbildstörung, verändertes Selbstbild, soziale Isolation, Angst.

## 2. Mögliche Ursachen

### 2.1 Stigma und Gesellschaft

Die Gesellschaft schafft die Mittel zur Kategorisierung von Personen und die Attribute, die man für die Mitglieder dieser Kategorien als üblich und selbstverständlich empfindet: «Erwerbslose sind arbeitsscheu», «psychisch Kranke sind unberechenbar, unverständlich, gefährlich», «Asylanten sind Schmarotzer», «Armut ist selbstverschuldet». Bestimmte Organisationen (Instanzen sozialer Kontrolle) übernehmen eine wichtige Funktion bei der Durchsetzung von Stigmata: Gefängnisse für Kriminelle, psychiatrische Kliniken für psychisch Kranke, Behindertenheime für Behinderte, Pflegeheime für chronisch Kranke. Eine Klassifikation, die um ein Stigmatisierungsmerkmal aufgebaut wird, ist z. B. die Unterscheidung zwischen Homosexuellen und Heterosexuellen.

Brusten und Hohmeier (1975) nehmen an, daß es in jeder Gesellschaft stigmatisierte Gruppen gibt. Die Auswahl der stigmatisierten Personen, die zugeschriebenen Merkmale, das Ausmaß der Stigmatisierung können jedoch verschieden sein. Stigmata sind veränderlich. Sie können sich in einer Kultur von Epoche zu Epoche verändern. «Geschieden sein» war in unserer Gesellschaft vor 40 Jahren mit einer ausgeprägten Stigmatisierung behaftet. Älteren Arbeitnehmerinnen und Arbeitnehmern werden zunehmend negative Merkmale zugeschrieben: abnehmende berufliche Leistungs- und Anpassungsfähigkeit, Anfälligkeit für Krankheit, Unsicherheit, Angst vor beruflichem Abstieg (Brusten & Hohmeier, 1975). Die Normen «normaler» Erscheinung sind einem stetigen Wandel unterworfen. Frauenkörper, wie sie in Rubens Gemälden dargestellt sind, werden in unserer Gesellschaft nicht mehr als schön empfunden. Die Verkörperung von Schönheit stellt z. B. in unserer Zeit tendenzmäßig magersüchtig wirkende Fotomodelle dar.

### 2.2 Entstehung von Stigmata

Brusten und Hohmeier (1975) beschreiben vier Hypothesen zur Entstehung von Stigmata. Bestimmte Herrschaftsstrukturen einer Gesellschaft können Stigmata entstehen lassen, um Normen, Macht und Privilegien durchsetzen zu können. Die Dynamik gesellschaftlicher Differenzierung beeinflußt die Entstehung von neuen Normen und damit einhergehend neuen Stigmatisierungen. Die Leistungsgesellschaft bewirkt, daß bestimmte Individuen in Widerspruch geraten zur geforderten Leistung. Die Grundausstattung eines Menschen beinhaltet ein Bedürfnis nach Unterscheidung vom Anderen und eine zugrundeliegende Angst vor dem vermeintlichen Andersartigen.

Stigmata scheinen leichter durchgesetzt zu werden, wenn sie auf den Verstoß gegen eine allgemein gültige Norm bezogen werden können (z. B. Verwahrlosung im Kontext von Ordnung und Sauberkeit in unserer Gesellschaft). Stigmatisierungen sind gegen Gruppen, die über wenig Macht verfügen, leichter durchzusetzen (z. B. gegen Obdachlose). Ein hoher gesellschaftlicher Status bewahrt in der Regel weitgehend vor Stigmatisierung oder mildert das Ausmaß und die Folgen der Stigmatisierung. Es scheint, daß Stigmatisierungen häufiger und ausgeprägter in Gesellschaften auftreten, die auf Grundsätzen der individuellen Leistung und Konkurrenz beruhen oder in denen starke Spannungen zwischen gesellschaftlichen Gruppen bestehen (Brusten & Hohmeier, 1975).

Hohmann (in Bauer, 1992) geht davon aus, daß die Opfer von Stigmatisierung in der Regel wehrlos oder zumindest unterlegen sind. Ihre soziale Ausgrenzung geschieht sowohl in stiller als auch offen gezeigter Übereinkunft mit den Werten der Mehrheitsgesellschaft. Aus wirtschaftlichen, psychischen, physischen, sozialen, sexuellen, rechtlichen und bildungsbedingten Gründen benachteiligte Menschen und Opfer rassistischer, religiöser und kultureller Vorurteile haben es äußerst schwierig, sich Stigmatisierungsprozessen entgegenzustellen.

## 2.3 Funktionen von Stigmata

Stigmata haben verschiedene Funktionen und werden aus unterschiedlichen theoretischen Perspektiven diskutiert (Brusten & Hohmeier, 1975). Stigmata haben eine Orientierungsfunktion in sozialen Interaktionen. Aus wenigen Hinweisen kann ein Höchstmaß an Vermutungen über einen Menschen gebildet werden. Stigmata strukturieren Situationen im voraus. Sie erleichtern die Einstellung auf die Situation, verringern Unsicherheit und stellen Entscheidungshilfen dar. Sie beeinflussen jedoch die Wahrnehmung in Richtung Selektion und Verzerrung und behindern das Sammeln von neuen Erfahrungen. Stigmata können als Projektion verstanden werden: Abreaktion von Aggressionen, verdrängte Triebansprüche.

Stigmatisierung kann als Identitätsstrategie interpretiert werden. Die Bedrohlichkeit des Stigmatisierten besteht darin, daß der «Normale» häufig Schwierigkeiten hat, mit dem Anderen umzugehen. Spannung, Verunsicherung, Verlegenheit, Angst, Ekel, falsches Mitleid können ihn aus dem Gleichgewicht bringen. Das Gleichgewicht kann durch Ablehnung der Abweichung des Anderen und durch das Hervorheben der eigenen «Normalität» stabilisiert werden. Häufige Stabilisierungsversuche sind Ablehnung, Vermeidung von sozialen Interaktionen und soziale Isolierung.

## 2.4 Formen von Stigmata

In der Literatur werden drei Stigmaformen unterschieden: *psychische, soziale* und *körperliche* (Goffman, 1975; Dörner & Plog, 1992). Psychische Stigmata beinhalten z. B. Willensschwäche, unnatürliche Leidenschaften, Ohnmacht. Soziale Stigmata umfassen Zugehörigkeit zu einer «unerwünschten» Rasse, Nation, Religion, Kultur, aber auch Armut, fehlende Bildung. Dörner und Plog (1992) nennen verschiedene körperliche Zustände, die Stigmatisierungen zur Folge haben können:

- Tödliche Krankheiten – Sterben
- Langzeitkrankheiten
- Körperliche Dauerbehinderung
- Entstellende Körperschäden
- Verlust von Sinnesfunktionen
- Körperliche Mißbildungen
- Körperliche Eigenarten

Stigmata haben bestimmte Charakteristiken. Das vorhandene Merkmal wird in bestimmter negativer Weise definiert. Über das Merkmal hinaus werden den Betroffenen weitere Eigenschaften zugeschrieben. Das Merkmal wird verallgemeinert: Ein Blinder ist nicht nur ein Mensch mit einer Sehbehinderung, sondern er ist «hilflos», «traurig», «hilfsbedürftig». Es gibt Stigmata, die leicht zu verbergen sind, z. B. Frigidität, Impotenz, Sterilität. Andere Stigmata sind gut bis sehr gut wahrnehmbar. Erfahrungsberichte von Spaltträgern (Lippen-Kiefer-Gaumen-Spalten, LKG) zeigen, daß Schwierigkeiten in verschiedenen Bereichen ihres sozialen Lebens auf zwei Aspekten basierten: abweichendes Aussehen und Beeinträchtigung infolge einer näselnden Sprache (Uhlemann, 1990). Je nachdem, wie aufdringlich oder störend ein Stigma in der sozialen Interaktion erlebt wird, desto mehr Unbehagen mag es verbreiten.

# 3. Mögliche Stigmas und Stigmatisierungen in der Pflege

Verschiedene Zustände und Beeinträchtigungen von Aussehen und Funktion, gewisse Diagnose- und Symptombeschreibungen können mit Stigmas verbunden sein oder zu Stigmatisierung führen: chronische Zustände: chronische Schmerzen, chronische Müdigkeit/Erschöpfung, chronische Verwirrung, Stottern, psychiatrische Diagnosen, Alkohol- und Drogenabhängigkeit, Leidenszustände ohne medizinische Diagnose, unangenehmer Körpergeruch, unappetitliches Aussehen, Stoma, Kahlheit infolge Haarausfall, ausgeprägtes Über- oder Untergewicht, Kleinwuchs. Es sind Merkmale, die von Normvorstellungen abweichen, die mit Vorurteilen behaftet oder negativ besetzt sind. Sie können bei den Pflegenden Spannung, Unsicherheit, Hilflosigkeit, Ekel, Abneigung, Angst auslösen. Für die betroffenen Patientinnen und Patienten besteht Gefahr, daß sie über das Stigma negativ wahrgenommen werden oder das Leiden unter einem Stigma nicht erkannt wird. Nachfolgend werden einige Zustände, die in der Pflege mit möglicher Stigmatisierung in Zusammenhang gebracht werden, erläutert.

## 3.1 Entstellungen/körperliche Eigenarten

Wahrnehmbare Entstellungen und gewisse Bewegungsstörungen können mit einem Stigma verbunden sein: Gesichts- und Hautentstellungen nach Verbrennung oder Unfall, Amputationen, Zittern, Ataxien, Kontrollverlust der Mimik (Grimassieren). Das Gesicht ist für jeden sichtbar, ist Ausdruck und will Eindruck machen. Verbrennungsopfer erleben oft unsägliche Leidensgeschichten. Sie erleben das eigene Entsetzen und den Schock über die Entstellung. Sie müssen sich unter Umständen an einen Körper gewöhnen, der mit ihrem alten kaum noch eine Ähnlichkeit hat. Abweichung (Häßlichkeit) und ihre Folgen werden plötzlich zum Thema. «Schön» wird auch heute noch mit vollkommen und gut, «häßlich» mit nicht normal, böse, sündhaft, assoziiert (Hoyningen-Süess & Amrein, 1995). Sie spüren das Entsetzen, den Schock, die Angst und das Anstarren der anderen.

## 3.2 Geruch

Die sozialen und psychologischen Folgen aufgrund von übelriechenden Wunden sind nicht zu unterschätzen, denn sie können bedeutsame und dramatische Auswirkungen auf die Lebensqualität der Patienten haben (Price, 1996). Gefühle von «schmutzig sein», von Ekel, von Schuld und Scham können Patienten mit übelriechenden Wunden begleiten. Intimität und Sexualität werden gehemmt. Depressionen können resultieren. Der Geruch/Gestank kann streßvoller erlebt werden als z. B. Atemnot oder Schmerz. Price (1996) fand heraus, daß die Beschämung über den üblen Geruch die Qualen einer fortschreitenden Erkrankung verstärkt, die Gefühle von Hilflosigkeit, Wertlosigkeit und sozialer Isolation vertieft.

## 3.3 Inkontinenz

Menschen mit Kontinenzproblemen erleiden einen Verlust der Kontrolle über Miktion und oder Defäkation und erleben oft erhebliche psychische und soziale Belastungen. Stuhlinkontinenz wird als besonders qualvoll erlebt (Roper et al., 1993). Geruch und unappetitliches Aussehen provozieren Ekelgefühle. Deprimierend, demütigend, beängstigend, ekelerregend, peinlich und erniedrigend sind Wörter zur Beschreibung der Lage von inkontinenten Menschen (Roper et al., 1993). Beschämung, Befangenheit, Verlust der Würde, Beeinträchtigung des Selbstwertgefühls, Rückzug bis hin zur sozialen Isolation können Folgen sein. Hanft (1996) befragte Pflegeschüler und -schülerinnen über ekelerregende Situationen:

> «Ekel wird meist mit unangenehmem Geruch, unappetitlichem Aussehen und ungewohnten Situationen in Verbindung gebracht.»

Am schlimmsten ist es, wenn die Pflegeperson selbst mit Exkrementen in Berührung kommt. Als grauenhaft wird direkter Hautkontakt mit Ausscheidungen des Patienten erlebt: Erbrochenes ins Gesicht, Stuhlgang ans Bein oder auf den Fuß. Die Pflegende kann sich in der schwierigen und anspruchsvollen Lage befinden, den inkontinenten Menschen mit Diskretion, Taktgefühl und Freundlichkeit zu behandeln und gleichzeitig Gefühle von Ekel, Ärger, Hilflosigkeit, Haß unter Kontrolle zu halten.

## 3.4 Geistige Behinderung

Der Umgang im Krankenhaus mit geistig behinderten Menschen wird als besonders problematisch beschrieben (Wolk & Schnepp, 1997). Viele Mitarbeiterinnen und Mitarbeiter zeigten wenig Interesse an einem positiven Zugang zu geistig behinderten erwachsenen Menschen. Wolk und Schnepp (1997) entwickelten aufgrund eines Erfahrungsberichtes einige Thesen:

> «Das Krankenpflegepersonal hat bei der Aufnahme eines geistig behinderten Patienten kein ehrliches Interesse an der Biographie und den persönlichen Ressourcen und Problemen des Behinderten. Pflegerische Aufnahmegespräche werden nicht geführt.»

> «Dem Wunsch nach Anwesenheit eines Mitarbeiters [des Heimes] bei diagnostischen Untersuchungen (obwohl es oft der Wunsch des geistig behinderten Patienten ist) wird in der Regel nicht entsprochen, die Mitarbeiter müßten sich keine Sorgen machen!»

> «Viele Maßnahmen am Patienten werden weder vom Arzt noch vom Pflegepersonal dem Betroffenen erklärt und bei dessen abwehrendem Verhalten dann gegen seinen Willen durchgeführt!»

Geistige Behinderung wird negativ mit abwertenden, ausgrenzenden und mitleidvollen Empfindungen assoziiert. Wolk und Schnepp (1997) argumentieren, daß die Pflegenden lernen müßten, sich dem unbequemen Thema der geistigen Behinderung oder dem geistig behinderten Menschen zu stellen. Die Voraussetzung dafür sei ein Perspektivenwechsel. Es gelte zu akzeptieren, daß zur menschlichen Existenz Behinderungen in unterschiedlichsten Formen gehören, genauso wie Schmerz, Angst, Leid, obwohl uns die moderne Industriegesellschaft etwas anderes vermittle. Bejahung und Akzeptanz der geistigen Behinderung als Teil der menschlichen Existenz sei die Grundvoraussetzung eines verständnisvollen und angemessenen Umgangs mit dem geistig behinderten Patienten.

## 3.5 Psychische Krankheiten

Das Stigma «psychisch krank» oder «Hospitalisation in einer psychiatrischen Klinik» kann schlimmer sein als die Erkrankung (Brunton, 1997). Erfahrungen der Autorin auf einer privaten, geschlossenen Akutpsychiatrieabteilung bestätigen diese Aussage. Insbesondere Menschen, die zum erstenmal in einer psychiatrischen Klinik hospitalisiert waren und vorher «normal» lebten, erlebten die Einweisung als Schock. Schuldgefühle und Angst begleiteten sie: Scham darüber, soweit gekommen zu sein; Angst, daß Menschen aus dem sozialen Umfeld davon erfuhren und sie nicht wissen, wie die anderen darüber denken und sprechen; Angst, in der Psychiatrie inhaftiert zu werden und nicht mehr herauszukommen; Angst vor Medikamenten, die ihre Persönlichkeit verändern; Schock und starke Belastung durch Mitpatientinnen und -patienten mit ausgeprägten Störungen im Denken und Fühlen.

Seelisch leidende Menschen werden in hohem Maße stigmatisiert (Brunton, 1997, Brusten & Hohmeier, 1975). Kaum eine Krankheit hat mit so vielen Vorurteilen zu kämpfen wie die Schizophrenie. Auf dem Arbeitsmarkt haben seelisch leidende Menschen oft wenig Chancen. Die Haltung gegenüber psychisch Erkrankten ist häufig abweisend und distanziert. Man möchte z. B. nicht in unmittelbarer Nähe von psychisch Kranken leben (Brunton, 1997). In den Medien werden oft Stereotypen im Zusammenhang mit psychischen Erkrankungen und seelisch Leidenden verbreitet: Clowns, Blöde, harmlose Exzentriker, sexuelle Verführerin, Gewalttätigkeit gegen sich und andere, Mörder (Brunton, 1997). Es werden extreme Beispiele dargestellt, die keineswegs der durchschnittlichen Klinikpopulation entsprechen (Kawesa-Thöni, 1992). Brady (zit. in Brunton, 1997) stellte in einer Untersuchung in einem Allgemeinkrankenhaus fest, daß die Gefühle der Pflegenden stärker verbunden waren mit Ungeduld, Mißtrauen, Ärger, Besorgnis, Frustration und verminderter Akzeptanz, wenn es sich um einen Patienten mit psychiatrischer Geschichte handelte. Verschiedene Untersuchungen (Brunton, 1997) bestätigen, daß direkte Kontakte mit seelisch Leidenden Vorurteile abbauen können. Brunton (1997) empfiehlt Strategien auf verschiedenen Ebenen, um das Stigma anzugehen:

- Selbsthilfegruppen der Betroffenen
- Aufklärungsarbeit in den Schulen und in der weiteren Öffentlichkeit
- Vermehrte Kontakte mit psychisch Kranken
- Fortsetzung der gemeindenahen Psychiatrie.

## 3.6 Chronisch krank

Robinson (1993) stellte fest, daß für viele Individuen und Familien, die mit einer chronischen Krankheit umgehen müssen, «Normalisierung» ein beliebtes und vorherrschendes Thema sei. Eine Art, das Leben mit einer chronischen Krankheit zu meistern, sei, eine «Geschichte des ganz normalen Lebens» zu konstruieren und zu leben. Die Mitglieder unserer Gesellschaft betrachten jedoch das Leben chronisch Kranker meist als schwierig und vom normalen Leben abweichend. Das Erleben des betroffenen Individuums kann jedoch im Gegensatz zur Geschichte von Abweichung, Schwierigkeit und Verzweiflung stehen: grundsätzlich normal zu sein und trotz chronischer Krankheit weiterhin fähig zu sein, für sich und andere zu sorgen.

Robinson (1993) stellte fest, daß Pflegende die Tendenz haben, an der dominierenden gesellschaftlichen Überzeugung festzuhalten, daß das Leben mit einer chronischen Krankheit problembeladen sein müsse. Die Problem- und Defizitorientierung beinhalte die Gefahr, daß Normalisierungsstrategien unterbrochen werden. Das Pflegepersonal sei eher darauf ausgerichtet, der Krankheit zu dienen, als den Prozeß der Normalisierung zu unterstützen. Das sei eine markant andere Sicht als jene der Betroffenen. Chronisch Kranke und ihre nahen Bezugspersonen erfahren oft negative Beurteilungen durch Pflegende, indem Normalisierungspraktiken als Verleugnung gedeutet werden. Die Anstrengungen des Pflegepersonals werden oft als fehlende Kooperation oder als Sabotage des Normalisierungsprozesses erlebt. Werden Vorgehensweisen und Interventionen nicht mit den Betroffenen besprochen und ausgehandelt, können sie die Normalisierung stören, indem sie beim Einteilen und Tun normaler Dinge dazwischenfunken. Robinson (1993) schildert ein Beispiel:

> «Sie können mir lange von diesen Übungen erzählen, sie können mich auch mit dem Stock antreiben, damit ich diese dummen Übungen ausführe. Der Punkt ist, daß ich nach Hause gehen muß, um dort als Frau und Mutter zu funktionieren. Ich staubsauge, wasche das Geschirr, mache den gesamten Haushalt und habe so viel physische Aktivität, daß keine Energie mehr bleibt für ihre einfältigen Übungen. Sie verstehen nicht, daß diese Übungen Mumpiz sind und ich darüber hinaus zu nichts mehr fähig wäre an diesem Tag. Ich kämpfe dauernd gegen meine Müdigkeit.»

## 3.7 Wertende Diagnosen

Medizinisch-psychiatrische Diagnosen haben eine stigmatisierende Wirkung, wenn die Zeichen und Merkmale in einer wertenden Art beschrieben werden. Gogl (1991) hat in ihrer Arbeit *Der seelisch leidende Mensch* einige Kostproben, die im Zusammenhang mit Schizophrenie beschrieben wurden, zitiert: «läppischer Affekt, unernst, seicht, flappsiges Auftreten mit leerer Heiterkeit, sinnlose rhythmische Bewegungen, verschrobenes bizarres Verhalten.» Gogl (1991) wiedergibt die Aussage eines Patienten: «Ja es ist schlimm, als schizophren zu gelten, aber noch schlimmer sind all diese Wörter, die neben der Diagnose stehen.» Sie argumentiert, der Betroffene leidet nicht nur unter seiner Krankheit; er leidet genauso an der Art und Weise, wie seine Krankheit dargestellt wird. Sie zitiert die Aussage eines Patienten, der Diagnosen ablehnt, «deren nähere Beschreibung eher an einen Verbrecher denken lassen als an einen kranken Menschen».

Eine alleinige Orientierung an der Krankheit kann die Pflegeperson so beeinflussen, daß die Gefahr besteht, daß das subjektive Erleben und das Verhalten des Patienten pathologisch interpretiert werden.

Pflegediagnosen, die eine stigmatisierende Wirkung haben können, sind bereits in der Literatur vorzufinden: «Trauern, nicht angemessen», «Bewältigungsformen des Betroffenen, ungenügend» (Doenges & Moorhouse, 1993). Pflegeproblemformulierungen, wie «Verhaltensstörung», «agitiert-distanzloses, zum Teil verbal aggressives Verhalten», «ablehnend unkooperatives Verhalten», «fällt auf durch häufiges Läuten und Wunsch nach Nachtstuhl» können zumindest eine stigmatisierende Wirkung haben, wenn nicht der Kontext ersichtlich wird.

## 4. Erleben/Bedeutung

Das Ausmaß einer Stigmatisierung und das Erleben kann sehr verschieden sein. Individuelles Erleben und subjektive Erfahrungen sollten unvoreingenommen von den Betroffenen selbst erfaßt werden. In der Literatur sind Tendenzen ausfindig zu machen. Schürpf (1993) befragte 16 Patientinnen und Patienten, die eine Brust- oder Beinamputation erlebten. Sie erfuhren u. a. einen:

- Verlust des Gefühls der Ganzheit
- Verlust des früheren Körperbildes
- Verlust der Geschlechtsidentität
- Verlust oder Beeinträchtigung von sozialen Beziehungen.

Ein zentrales Problem von Stigmatisierten ist das der Akzeptanz, d. h. Anerkennung als Person und als gesellschaftlicher Partner (Goffman, 1975; Brusten & Hohmeier, 1975). Goffman (1975) beschreibt verschiedene Emotionen, die stigmatisierte Menschen erfahren können. Sie erleben u. a. Scham, die dadurch entsteht, daß das Individuum sein eigenes Attribut als schändlich begreift. Ein Bewußtsein von Minderwertigkeit kann starke Gefühle von Angst und Eifersucht auslösen. Es besteht eine Unsicherheit, wie «Normale» stigmatisierte Menschen identifizieren und aufnehmen. Problematisch scheint vor allem, nie zu wissen, wie die Reaktion einer neuen Bekanntschaft sein wird, ob akzeptierend oder zurückweisend. Gewöhnliche Beurteilungsmuster werden im Zusammenhang mit Stigmatisierung untergraben:

- Unbedeutende Fähigkeiten werden als bemerkenswert eingestuft (z. B. eine Prostituierte, die Sartre liest!)
- Gewöhnliche Taten werden zu ungewöhnlichen (z. B. eine blinde Person, die sich ungezwungen und heiter an der Bar aufhält)
- Kleine Fehler und Fehlleistungen werden als direkter Ausdruck der stigmatisierten Andersartigkeit interpretiert (z. B. Emotionen unangemessen zum Ausdruck bringen)

Letzteres kann bei psychisch Kranken anders gewertet werden: als Zeichen einer Verschlechterung der Krankheit.

## 4.1 Soziale Reaktionen

Negative Reaktionen aus dem sozialen Umfeld können das Selbstwertgefühl, das Selbstvertrauen und die Selbstsicherheit beeinträchtigen. Betroffene mit wahrnehmbaren Stigmas können folgende soziale Reaktionen erleben (Uhlemann, 1990):

- *Willkürliche Annäherung* zeigt sich u. a. durch Unterhaltungen, in denen eine starke Neugierde für den Zustand der stigmatisierten Person zum Ausdruck kommt. Betroffene werden direkt auf das Stigma angesprochen. Wie beim Anstarren werden Höflichkeitsregeln des normalen Umganges mißachtet. Der Überraschungsmoment und die mangelnde Vorbereitung können eine betroffene Person besonders verunsichern, wenn das Stigma dem Betroffenen in der Situation gar nicht präsent ist.
- *Anstarren:* beinhaltet sowohl versteckte, verstohlene Blicke, als auch offenes, unverwandtes Anstarren. Das «Anglotzen» wird als erhebliche Aggression und als Verletzung der persönlichen Integrität erlebt.

- *Offene Aggression/verbale Diskriminierung:* der Übergang zwischen dem Ansprechen und verbaler Diskriminierung ist fließend. Spott, Witze, gehässige Bemerkungen, verletzende Äußerungen sind Ausdruck verbaler Diskriminierung.

Dechmann und Ryffel (1988) haben verschiedene Merkmale sozialer Geringschätzung aufgezeigt:

- Vermeidung von Kommunikation
- Einseitige und übertriebene Hilfsbereitschaft und Ratschläge
- Hilfe anbieten, die der Betroffene gar nicht braucht oder will
- Direkte Diskriminierung durch Abwertung und durch Selbsterhöhung
- Selbsterniedrigung und Fremderhöhung.

## 4.2 Mögliche Folgen von Stigmatisierung

Stigmatisierung kann zum Verlust von bisher ausgeübten Rollen beitragen. Sie kann die Ausübung von bestimmten Rollen verunmöglichen, z. B. Ausschluß aus dem beruflichen Bereich aufgrund einer psychischen Krankheit und aufgrund von psychiatrischen Hospitalisationen oder Ausschluß aus Tätigkeiten mit direktem Publikumsverkehr, weil die Entstellung der Öffentlichkeit nicht zumutbar sei. Rollenverluste bedeuten eine Reduzierung der Teilhabe an der Gesellschaft und kann zu Minderprivilegien und zu Verlusten von sozialen Kontakten führen, was wiederum die Isolation fördert.

Nur schon die Vorstellung von gemischten sozialen Kontakten kann «Stigmatisierte» und «Normale» dazu bringen, Kontakte zu vermeiden. Für den Stigmatisierten kann es soziale Isolation zur Folge haben. Doenges und Moorhouse (1993) definieren soziale Isolation als «ein Zustand des Alleinseins, den ein Mensch als von anderen auferlegt empfindet und negativ oder bedrohlich erlebt».

Ein stigmatisiertes Individuum kann seine Ächtung als eigenes Versagen wahrnehmen, was oft mit Schuld- und Minderwertigkeitsgefühlen verbunden ist, was erhöhte Krankheitsanfälligkeit bis hin zur Suizidgefährdung zur Folge haben kann. Gespräche mit Betroffenen zeigen, daß (Dörner & Plog, 1992):

- ein Stigma noch wirklich sein kann, auch wenn es seit Jahren nicht mehr besteht
- auch etwas, das nicht existiert, nur aufgrund von vermuteten Zuschreibungen durch andere zum Stigma werden kann

- nicht nur negative, sondern auch positiv bewertete Eigenarten in der Interaktion von eigenen und fremden Erwartungen zum Stigma werden können
- jemand allein aufgrund von Wissen über einen längst überwundenen Zustand (psychiatrische Hospitalisation) stigmatisiert werden können.

## 5. Verhalten/Erscheinungsformen

### 5.1 Möglicher Umgang mit Stigmatisierung und Bewältigung

Wie kann eine stigmatisierte Person auf ihre Situation reagieren? Es werden eine Vielfalt von Strategien beschrieben, die der Bewahrung eines gefährdeten oder der Wiederherstellung eines gestörten Gleichgewichts dienen (der Person und der Interaktion) (Goffman, 1975; Kawesa-Thöni, 1992; Robinson, 1993). Meistens werden mehrere Strategien angewendet.

#### Informationssteuerung

Die Informationskontrolle zeigt sich u. a. durch die Selektion der Mitteilung des Stigmas: wem soll das Stigma und allfällige Probleme mitgeteilt werden, wem nicht? Das Verbergen ist eine weitere Technik der Informationssteuerung: sich als AIDS-Kranker nicht im Wohnort behandeln zu lassen, um das Stigma bewußt geheimzuhalten. Es gibt jedoch auch Menschen, die die Strategie der totalen Enthüllung wählen: eine bekannte Persönlichkeit gibt ihr Coming-out im Fernsehen preis. Rückzug und Distanzhaltung sind Strategien, um die Gefahr, in «Mißkredit» zu geraten, zu verringern. Diese Strategien sind nicht unproblematisch, da sie die Selbstisolation fördern, menschliches Feedback verringern und seelisches Leiden verstärken können.

#### Zudeckstrategien

Zudeckstrategien ermöglichen den Anschein eines ganz normalen Lebens und erleichtern es, normal zu funktionieren. Es sind Strategien wie Minimalisierung von Unterschieden und Förderung der Unabhängigkeit und Selbständigkeit.

### Korrektive Techniken

In gewissen Situationen wird es möglich sein, das zu korrigieren, was als Stigma angesehen wird (Korrektur einer Mißbildung oder Entstellung durch die plastische Chirurgie, Entwicklung vom Analphabetismus zur Lese- und Schreibkundigkeit durch spezifische Kurse, das Tragen einer Brustprothese nach Mastektomie).

### Kompensationsstrategien

Eine stigmatisierte Person versucht mit enormen Anstrengungen, eine Tätigkeit zu erlernen, von der in der Regel angenommen wird, daß sie dem Betroffenen verschlossen bleibt. Ein Gelähmter lernt reiten, Tennis spielen, ein Flugzeug pilotieren. Ein blinder Mensch wird ein sehr guter Berggänger oder Skifahrer. Die Haltung, *stark sein und anderen helfen statt schwach und hilfsbedürftig sein,* sowie berufliche Kompensation sind weitere Beispiele (Goffman, 1975; Kawesa-Thöni, 1992).

### Kurvieren

Das Kurvieren ist eine weitere Bewältigungsstrategie und bedeutet bedecken. Ein Ziel des Kurvierens ist, die Aufdringlichkeit des Stigmas auf ein Minimum zu reduzieren. Goffman (1975) beschreibt das Beispiel von blinden Menschen, die lernen, den Sprecher direkt anzusehen, obwohl sie nichts sehen, aber es hält sie davon ab, in die Luft zu starren oder den Kopf zu senken und damit den Gesprächspartner zu irritieren und die Interaktion zu behindern. Kein Augenkontakt während eines Gespräches ist eine Verletzung der Kommunikationsetikette in unserer Gesellschaft.

### Rationalisierung

Rationale Erklärungen können entlastend wirken. Ein Stigmatisierter kann das Stigma als Glück im Unglück interpretieren. Neue Erfahrungen haben neue Sichtweisen zur Folge. Die Erfahrung von Lernen durch Leiden kann vertiefte Menschenkenntnisse bewirken. Die Grenzen, Schwierigkeiten und Unzulänglichkeiten der sogenannten «Normalen» können neu gesehen und das eigene Handikap relativiert werden. Aussagen von zwei Brandopfern verdeutlichen, wie sie ihre Situation durch rationale Erklärungen entlasten können: «Es ist jetzt so. Ich kann damit leben, die anderen müssen auch damit leben.» «Ich bin genauso ein Mensch wie die anderen, mit dem Unterschied, daß mein Gesicht verbrannt ist.»

## Desensibilisierung

Desensibilisierung wurde zur Normalisierung von Beziehungen mit anderen angewandt, wenn sichtbare Unterschiede nicht zu verbergen waren. Ein Kind mit einem entstellenden Körperschaden wird zum Einkaufen mitgenommen, damit es sich an das Anstarren der Leute gewöhnen kann bzw. der Anblick des entstellenden Körperschadens den Leuten vertraut wird.

## Kontakt zu Seinesgleichen

Der Kontakt mit anderen, die das Stigma teilen, wird als unterstützend erlebt. Verständnis, Solidarität, Gemeinsamkeit, das Gefühl, nicht allein zu sein und sich ganz mitteilen zu können, und Lernen aus der Erfahrung der anderen werden als Bereicherung und als Chance erlebt (Kawesa-Thöni, 1992). Es gibt jedoch Betroffene, die unter keinen Umständen in einer Selbsthilfegruppe mitmachen möchten, weil sie sich nicht mit ihresgleichen identifizieren möchten.

Weitere Bewältigungsstrategien sind:

- Normale Dinge tun
- Enttabusierung durch sachliche Diskussion der Vorurteile
- Direkte Gegenwehr
- Verbündung mit der Instanz der Stigmatisierung
- Anknüpfung und Vertiefung persönlicher Bekanntschaft mit «Normalen».

Ein stigmatisiertes Individuum kann ihr Stigma für «sekundäre Gewinne» benutzen, z. B. als Entschuldigung für Mißerfolge, um sich vor sozialer Verantwortung zu schützen, um sich nicht dem Wettbewerb stellen zu müssen.

Goffman (1975) beschreibt verschiedene Arten, wie Stigmatisierte «Normale» schonen, um soziale Situationen zwangsloser zu gestalten, und nennt dies eine «Haltung guter Anpassung»:

- Das Eis brechen durch Leichtigkeit, Witz
- Dem Gegenüber Zeit geben, um sich fassen zu können
- Akzeptieren von Hilfsbemühungen («Es ist liebenswürdiger, Hilfe zu akzeptieren, als sie in einer Bemühung, Unabhängigkeit zu beweisen, abzulehnen»)
- Die Grenzen der gezeigten Akzeptierung nicht auf die Probe stellen.

# 6. Pflegeinterventionen

## 6.1 Pflegediagnostik

Robinson (1993) meint, sich eigener Annahmen und Erfahrungen bewußt zu sein und diese beiseite zu legen sei ein wichtiger Schritt, um an den Normalisierungsprozessen teilzunehmen. Kawesa-Thöni (1992) machte in ihrer Untersuchung die Erfahrung, daß, wenn sie direkt auf die Stigmaproblematik zusteuerte, dies eine ungünstige Beziehungsdynamik bewirkte. Beim Vorgehen, «Stigmaerlebnisse zu entlocken», spielten die Betroffenen nicht mit. Das Verhalten «echtes Interesse zeigen an den Erfahrungen nach einem Klinikaufenthalt» bewirkte, daß die Betroffenen über ihre Erlebnisse und Erfahrungen berichteten.

Im Zusammenhang mit der Pflegediagnostik muß sich die Pflege zunehmend mit der stigmatisierenden Bedeutung von gesammelten und dokumentierten Daten über die Patienten auseinandersetzen (Höhmann, 1995). Es braucht differenziertes und bewußtes Entscheiden, welche und wie viele Daten wir für die Pflege benötigen. Bedarfspläne und Assessmentinstrumente, mittels deren eine Unzahl von Informationen kontextlos dokumentiert werden, sind im Umlauf.

Ein Pflegeanamneseinstrument, das sich u. a. an der Lebenswelt der Betroffenen orientiert, ermöglicht, die subjektive Erfahrungswelt des Betroffenen mit einzubeziehen. Käppeli (1996) entwickelte eine Strukturhilfe mit möglichen Gesprächs- und Beobachtungspunkten. Methodisch wird mit offen gestellten Fragen gearbeitet. Der Patient hat den Spielraum, das Gespräch inhaltlich und mengenmäßig zu bestimmen.

Das ZEEFP (1996) entwickelte Kriterien zur Überprüfung der Qualität der Ausführung der Pflegediagnostik:

- «Die Formulierungen sind auf eine moralisch nicht-wertende Art abgefaßt.»
- «In der Regel sind bei jeder Pflegediagnose deren Qualität, Quantität, Ursachen, Merkmale und Zusammenhänge [...] dokumentiert.»
- «Sie werden mit dem Patienten besprochen.»

Die Kriterien sollten die Pflegenden leiten, keine Pflegediagnosen zu formulieren, die eine stigmatisierende Wirkung haben.

## 6.2 Unterstützung in der Bewältigung

Was als hilfreich in der Bewältigung angesehen wird, ist sehr unterschiedlich. Die Erfassung der Bewältigungsstrategien zeigen uns Ressourcen, Vorstellungen, Strategien und Lebensweisheiten des Patienten. Uhlemann (1990) stellte zwei grundsätzlich verschiedene Haltungstypen von Bewältigungsstilen fest: Tendenz zu einer offensiven oder defensiven Haltung. Es ist zu beachten, daß je nach Ausmaß der Stigmatisierung und je nach individuellen Bewältigungsformen Menschen Situationen unterschiedlich belastend empfinden können. Die Selbstbehandlungsstrategien zu berücksichtigen ist wichtig, um die Selbstkontrolle, das Selbstvertrauen und den Prozeß der Normalisierung zu unterstützen. Für Robinson (1993) beinhaltet das Konzept «Normalisierung» eine Perspektive der Hoffnung und eine Orientierung an Ressourcen, welche weniger die Defizite im Blick hat und einseitige Problemzentrierung vermeidet. Gogl (1991) identifizierte Strategien seelisch leidender Menschen, die helfen, mit dem Leiden zu leben: Die Selbstbehandlung der Betroffenen hat zum Ziel, es leichter zu haben, das seelische Leiden zu mildern und nicht wieder psychotisch zu werden. Es beinhaltet: das Ausweichen von Sinnesreizen, den eigenen Willen einsetzen, sich Zeit nehmen, Spannungen ausweichen und loswerden, ablenkende Tätigkeiten durchführen und bestehende Strukturen nutzen.

## 6.3 Emotionale Unterstützung

Ein Stigma oder eine Stigmatisierung kann uns plötzlich treffen. Verhaltensweisen und Aktivitäten, die den Betroffenen das Gefühl vermitteln, ernst genommen, verstanden und angenommen zu werden, sind sehr unterstützend. Es gibt verschiedene Gesprächsverhalten, die im Umgang mit Leiden als hilfreich erlebt werden (Gogl, 1991):

- Akzeptierendes Gesprächsverhalten: Wenn man mich nimmt, wie ich bin.
- Zuhörendes Gesprächsverhalten: sich einfach aussprechen können. Die Anwesenheit eines Menschen, der keine Fragen stellt.
- Vertrauendes Gesprächsverhalten: Es hilft, wenn man mir glaubt.
- Verstehendes Gesprächsverhalten: Es hilft mit Menschen zu sprechen, die Gleiches erlebt haben.
- Hoffendes Gesprächsverhalten: Es hilft, wenn man Hoffnung spürt.
- Achtendes Gesprächsverhalten: Es hilft, geachtet zu werden.

## 6.4 Beraten/Lehren

Die Betroffenen in ihrem Bewältigungsprozeß zu unterstützen und zu beraten ist zentral. Das Informieren, z. B. über Krankheit, mögliche Behandlungen, Selbsthilfegruppen, sind Unterstützungshilfen. Selbsthilfegruppen, Gesundheitsligen und Interessengruppen bieten praktische Lebenshilfe und gezielte menschliche, soziale und materielle Beratung und Unterstützung an. Fachgerechte Betreuung und Anleitung beinhaltet auch den Beizug von Fachpersonen, um die psychische, physische und soziale Wiedereingliederung zu verstärken. Der Integration ins soziale Umfeld gilt besondere Berücksichtigung. Der Einbezug des sozialen Netzes und die Unterstützung/Beratung von nahen Bezugspersonen ist oft noch dringlicher als die Unterstützung des direkt Betroffenen.

## 6.5 Spezifische Interessengruppen

Interessengruppen und Ligen vertreten die Interessen der Betroffenen gegenüber Gesellschaft und Politik. Lautmann (zit. in Brusten, 1975) weist auf die Wichtigkeit von staatlichen Gesetzen als Mittel der Entstigmatisierung hin. Er argumentiert, Stigmatisierung geschehe oft ungeplant, Entstigmatisierung hingegen absichtsvoll. Der Staat verfüge über Gesetze und Verordnungen als Steuerungsmittel.

## Literatur

Bauer, R. (1992): Lexikon des Sozial- und Gesundheitswesens. Oldenbourg Verlag
Brunton, K. (1997): Stigma. *Journal of Advanced Nursing* 26: 891–898
Brusten, M.; Hohmeier, J. (1975): Stigmatisierung. Luchterhand Verlag
Dechmann, B.; Ryffel, C. (1988): Soziologie im Alltag. Weinheim: Beltz Verlag
Doenges, M. E.; Moorhouse, M. F. (1993): Pflegediagnosen und Maßnahmen. Bern: Verlag Hans Huber
Dörner, K.; Plog, U. (1992): Irren ist menschlich. Bonn: Psychiatrie Verlag
Goffman, E. (1975): Stigma. Über Techniken der Bewältigung beschädigter Identität. Frankfurt: Suhrkamp
Gogl, A. (1991): Der seelisch leidende Mensch. Diplomarbeit der Höheren Fachausbildung in Pflege, Stufe 2, Psychiatrische Universitätsklinik, Basel
Hanft, A. (1996): Zum Umgang mit Ekelgefühlen während der Krankenpflegeausbildung. *Pflege aktuell 2*
Höhmann, U. (1995): Pflegediagnosen – Herausforderung oder Irrweg? Agnes Karll Institut für Pflegeforschung
Hoyningen-Süess, U.; Amrein, C. (1995): Entstellung und Häßlichkeit. Bern: Paul Haupt
Käppeli, S. (1996): Pflegeanamnese: Empfohlene Gesprächs- und Beobachtungspunkte. Zentrum für Entwicklung, Forschung und Fortbildung in der Pflege, Universitätsspital Zürich
Kawesa-Thöni, R. (1992): Stigmatisierung und Stigmabewältigungsstrategien bei Ex-Psychiatriepatient/innen. Lizentiatsarbeit, Philosophische Fakultät, Universität Freiburg
Meynert, J. (1988): Was vor der «Endlösung» geschah. Münster: Lit Verlag

Price, E. (1996): The stigma of smell. *Nursing Times* 92 (20)
Robinson, C. A. (1993): Managing life with a chronic condition: the story of normalization. *Qualitative Health Research* 3 (1): 6–28
Roper, N.; Logan, W.; Tierney, A. (1993): Die Elemente der Krankenpflege. Basel: Recom
Schürpf, M. (1993): Zur Bedeutung einer Amputation für die Patienten. In: Käppeli, S. (Hrsg.): Pflegekonzepte. Bern: Verlag Hans Huber
Schütz, C. (1988): Praktisches Lexikon der Spiritualität. Freiburg: Herder
Uhlemann, T. (1990): Stigma und Normalität. Göttingen: Vandenhoeck & Ruprecht
Wolk, R., Schnepp, W. (1997): Zur Problematik der Pflege von geistig behinderten erwachsenen Menschen im Allgemeinkrankenhaus. *Pflege* 10 (6)
ZEFFP (1996): Raster zur Selbstevaluation der Pflegediagnostik. Zentrum für Entwicklung, Forschung und Fortbildung in der Pflege, Universitätsspital Zürich

# Macht

Hanna Siegwart

## 1. Definitionen

Die Begriffe Macht, Gewalt, Aggression zu definieren, selbst eine Eingrenzung der Begriffe ist schwierig, da die Fülle der Literatur zum Thema Macht immens ist. Einerseits wird die Verwendung des jeweiligen Begriffs in der Literatur oft nicht unterschieden und synonym gebraucht. Andererseits beeinflussen fachspezifische, normative oder ideologische Aspekte den Inhalt und Gebrauch der Begriffe. Die Bedeutungsvielfalt äußert sich in Dutzenden von Definitionsvorschlägen.

### 1.1 Definition von Macht

Macht ist die Befugnis und die Fähigkeit, über jemanden oder etwas zu bestimmen. Sinnverwandte Begriffe sind Einfluß, Fähigkeit, Gewalt, Stärke, Autorität, Kontrolle, Dominanz, Statur, Prestige, Rang. Es gibt ganz unterschiedliche Machtformen: religiöse, wirtschaftliche, bürokratische, finanzielle, militärische, sanktionelle, politische, illusionäre und reale Macht.

*Ohnmacht*, der Gegenpol von Macht, wird als vorübergehende Bewußtlosigkeit oder Unfähigkeit zu handeln definiert. Sinnverwandte Begriffe sind Hilflosigkeit, Kraftlosigkeit, Machtlosigkeit, Schwäche, Unvermögen.

In der am häufigsten erwähnten Definition des Soziologen Max Weber, «ist Macht jede Chance, innerhalb einer sozialen Beziehung den eigenen Willen auch gegen Widerstreben durchzusetzen, gleichviel, worauf diese Chance beruht» (Hoffmann-Nowotny, 1990, S. 201). Aufgrund dieser Beschreibung, definiert Hoffmann-Nowotny (ebd.):

> «Ohnmacht heißt folglich, keine Chance zu haben, den eigenen Willen innerhalb einer sozialen Beziehung durchzusetzen, und wiederum: gleichviel worauf dies beruht. Variiert man diese Definitionen leicht, dann kann man auch sagen, Macht sei die Chance, soziale Beziehungen nach eigenem Willen zu gestalten, während Ohnmacht heißt, Gestaltungen anderer dulden zu müssen.»

Von vielen Autoren wird die *Neutralität* von Macht betont (Fetz 1995, S. 97):

> «Macht ist wie Geld – weder gut noch böse. Ob Macht negative oder positive Auswirkungen hat, hängt ausschließlich davon ab, wie Menschen mit ihr umgehen, wie sie verteilt ist, welchen Zielen sie dient und welche Mittel benutzt werden, um Macht zu erreichen oder zu erhalten. Deshalb gehört zur Auseinandersetzung mit der Macht immer auch die Frage nach den Zielen – und die Frage, wie die Vorstellungen über eine andere Macht aussehen.»

Dieses Konzept erlaubt es, Macht auszuüben, die nicht a priori negativ sein muß. Galbraith (1989, S. 201) schildert, wie sich negative Auswirkungen manifestieren, wenn jemand die Verantwortung, die mit Macht verbunden ist, nicht wahrnimmt:

> «Machtausübung kann verbunden sein mit Kummer, Leid und Demütigung. Aber Kummer, Leid und Demütigung können auch aus der Abwesenheit von Macht resultieren.»

Mit der Bedeutung der *Fähigkeit*, die im Begriff Macht etymologisch enthalten ist, befassen sich folgende Autoren:

- Arendt (zit. in Fetz, 1995, S. 98) definiert einen positiven Aspekt der Macht: «Macht entspricht der menschlichen Fähigkeit, nicht nur zu handeln oder etwas zu tun, sondern sich mit anderen zusammenzuschließen und im Einvernehmen mit ihnen zu handeln. Über Macht verfügt niemals ein Einzelner; sie ist im Besitz einer Gruppe und bleibt nur solange existent, als die Gruppe zusammenhält.»

- Nach Popitz (Glaus, 1995, S. 2) bedeutet Macht «das Vermögen, sich gegen fremde Kräfte durchzusetzen. Popitz definiert Macht als eine Fähigkeit, sich selbst, einen anderen Menschen oder eine Situation verändern zu können. Demzufolge ist Macht die Fähigkeit des Veränderns. Dies kann auch gegen den Willen des anderen sein.»

Weitere Autoren befassen sich mit Macht als *interaktivem, dynamischem Prozeß*. Foucault, der französische Philosoph, hat sich intensiv mit dem Thema Macht auseinandergesetzt. Er stellt Macht als ein «Netz» von Kräfteverhältnissen dar. In diesem Netz sind Individuen stets in einer Position, in der sie diese Macht gleichzeitig erfahren und ausüben; sie sind nie nur die unbewegliche und unbewußte Zielscheibe der Macht, sie sind stets auch die Verbindungselemente (Arnold, 1996, S. 73):

> «Die Macht ist nicht etwas, was man erwirbt, wegnimmt, teilt, was man bewahrt oder verliert; die Macht ist etwas, was sich von unzähligen Punkten aus und im Spiel ungleicher und beweglicher Beziehungen vollzieht.»

Zentral an Foucaults Aussagen über Macht ist, daß er Macht nicht als etwas ansieht, was man «haben» kann. Macht existiert in Gestalt von Machtbeziehungen, die sich ihm zufolge als Handlungen äußern, die auf Handlungen anderer Menschen einwirken (vgl. Fink-Eitel, 1992).

Elias (zit. in Baumgart & Eichener, 1991, S. 114f) schreibt zum Thema Macht – Ohnmacht:

> «Wenn Menschen ihr Handeln nicht selbst bestimmen können, sondern von anderen Menschen abhängig sind, sprechen wir von dem Phänomen der Macht. Tatsächlich ist Macht ein Schlüsselkonzept bei der Analyse von Figurationen, die ja als Geflechte von Interdependenzen, von wechselseitigen Abhängigkeiten definiert sind. Abhängigkeit, auch in offensichtlich positiven Formen, bedeutet Macht im Sinne der Chance, die Handlungen des anderen in ihrer Richtung zu steuern.»

Eine Machtbeziehung ist immer wechselseitig, ohne symmetrisch sein zu müssen. Selbst der Schwächere kann Macht über den Stärkeren ausüben, solange er einen Wert für ihn darstellt und dieser darum auch vom Schwächeren abhängig ist. Abhängigkeitsbeziehungen haben viele Aspekte: emotionale, soziale, wirtschaftliche, räumliche usw. Deshalb haben Machtquellen auch polymorphen Charakter.

## 1.2 Definition von Gewalt und Aggression

Gewalt hat bei Duden die Bedeutung von «Macht und Befugnis, Recht und Mittel über jemanden oder etwas zu bestimmen» und «rücksichtslos angewandte Macht». Aggression wird mit «Angriff», «aggressives Handeln, Verhalten» beschrieben. Beide Begriffe werden von verschiedenen Autoren von positiv, über neutral, bis zu negativ definiert. Im Gegensatz zu den Definitionen nach Duden finden Kerres und Falk (1996, S. 17):

> «Aggressionen sind nicht per se negativ. Aggressionen können in einem gewissen Rahmen durchaus als positiv angesehen werden. Sie können z. B. antriebssteigernd und motivierend auf uns und andere wirken.»

Heckhausen (zit. in Kerres & Falk, 1996, S. 175) hingegen sieht Aggression «als eine Vielfalt von Handlungen, die eine andere Person (oder eine Gruppe) in ihrer leiblichen oder psychologischen Integrität, in ihren Absichten, Interessen und Gütern beeinträchtigen, schädigen oder vernichten soll». Heinz Stefan Herzka (zit. in Vontobel, 1995, S. 42) glaubt, daß Gewalt «eine Sprache der Macht [ist] und eine Sprache der Ohnmacht. Wo Macht ist, sucht sie sich durch Gewalt zu behaupten; wo Ohnmacht ist, sucht sie durch Gewalt sich zur Wehr zu setzen und mächtig zu werden».

## 1.3 Pflege und Macht

Aufgrund der verschiedenen Definitionen ist ersichtlich, daß Macht immer ein Bestandteil zwischenmenschlicher Interaktionen ist. Daher ist Macht in der Pflege, die wesentlich durch zwischenmenschliche Beziehungen geprägt wird, ein allgegenwärtiges Thema. Günter (1995, S. 75) bestätigt:

> «Die Beziehung zwischen Pflegenden und Pflegebedürftigen ist kein Verhältnis unter Gleichen, sondern ein Macht- und Autoritätsverhältnis, etwa wie das zwischen einer Lehrerin und ihren Schülerinnen. Dabei haben die Pflegenden einen Vorsprung: Sie sind körperlich und/ oder geistig mehr handlungsfähig. Sie haben ein Mehr an Wissen, vor allem was das Notwendige und was die Struktur, Regelungen, Ablauf usw. betrifft.»

> «Wo mehr als zwei Menschen zusammenkommen, entsteht sofort eine Hierarchie mit einem Machtgefälle. Die Gefahr ist groß, daß die Macht mißbraucht wird. So entsteht Gewalt. Ein Spital oder Heim ist ein komplexes, hierarchisches System mit den vielfältigsten, auch wechselnden Machtpositionen. Gewalt kommt auf jeder Stufe und in den unterschiedlichsten Formen vor» (Brechbühler & Arm, 1995, S. 50).

Die Definition von Aggression und Gewalt von Ruthemann ist eine für die Pflege sinnvoll anwendbare Definition (1993, S. 13):

> «Aggressives Verhalten liegt nur dann vor, wenn die Absicht der Schädigung bei einem Täter vorhanden ist. Wenn also eine Person absichtlich etwas macht oder unterläßt, um eine psychische oder physische Beeinträchtigung einer anderen Person herbeizuführen, verhält sie sich aggressiv. Aggression wird aufgrund der Intention definiert. Im üblichen Begriff der Aggression steckt weiterhin auch die Aggression als Gefühl, also derjenigen Wut (oder schwächer: Ärger), die man als aggressive Gefühle bezeichnen kann, die aber lange noch nicht zur aggressiven Handlung führen müssen. [...] Es wird immer dann von Gewalt gesprochen, wenn eine Person zum ‹Opfer› wird, d. h. vorübergehend oder dauernd daran gehindert wird, ihrem Wunsch oder ihren Bedürfnissen entsprechend zu leben. Gewalt heißt also, daß ein ausgesprochenes oder unausgesprochenes Bedürfnis des Opfers mißachtet wird. Dieses Vereiteln einer Lebensmöglichkeit kann durch eine Person verursacht sein (personale Gewalt) oder von institutionellen oder gesellschaftlichen Strukturen ausgehen (strukturelle Gewalt). Bei der personalen Gewalt erscheint darüber hinaus die Unterscheidung zwischen aktiver Gewaltanwendung im Sinne der Mißhandlung und passiver Gewaltanwendung im Sinne der Vernachlässigung. Gewalt sollte immer aus der Sicht des geschädigten Opfers definiert werden.»

# 2. Mögliche Ursachen

## 2.1 Aggressionstheorien und allgemeine Ursachen

Galbraith (1989, S. 18) nennt allgemeine Gründe, aus denen Macht erstrebt wird:

> «Einzelne und Gruppen erstreben Macht mit dem Ziel, ihre eigenen – einschließlich, notabene ihrer finanziellen – Interessen zu fördern, ihre persönlichen, religiösen oder gesellschaftspolitischen Wertvorstellungen auf andere Menschen auszudehnen und Unterstützung für die wirtschaftlichen und sozialen Perzeptionen zu gewinnen, die sie vom öffentlichen Wohl haben.»

Allerdings können Motive um Macht zu erlangen auch persönlicher Natur sein, um das Selbstwertgefühl zu fördern. William Hazlitt drückte es folgendermaßen aus (Gailbraith, 1989, S. 20):

> «Die Liebe zur Macht ist die Liebe zu uns selbst. Daraus ergibt sich, daß Macht nicht nur zur Durchsetzung eigener Interessen, Wertvorstellungen oder politischer Ziele erstrebt wird, sondern auch um ihrer selbst und der emotionalen und materiellen Befriedigung willen, die ihr Besitz und ihre Ausübung vermitteln.»

Gewalt ist ein allgegenwärtiges Thema, sei es aufgrund eigener Erfahrungen, sei es in den Medien: Verletzte oder Tote in Beziehungskrisen; Aggressivität und Ausschreitungen in Schulklassen; Mißhandlungen von Frauen und Kindern; Anschläge gegen Asylanten; Kriegsnachrichten, Terroranschläge, Genozide. Gewalt in feinerer, von der Gesellschaft eher tolerierten Art findet statt z. B. durch Steuerhinterziehung, irreführende Werbung usw. Um die Fülle einzugrenzen, werde ich mich auf die Themen der Gewalt beschränken, die für Pflege und Pflegende relevant sind. Im folgenden Text werde ich mich mit der Frage befassen, welche Aspekte und Situationen Gewalt und Aggression verursachen oder fördern.

Im Rahmen dieser Arbeit scheint es mir wenig Sinn zu machen, sich mit den Aggressionstheorien ausführlich zu beschäftigen. Ich werde die wesentlichen Theorien aufführen und Aspekte daraus erwähnen, die für die Pflege wichtig sein können. Drei Familien von Aggressionstheorien werden unterschieden: Triebtheorie (z. B. Freud, Lorenz); Frustrations-Aggressions-Theorie nach Dollard und Miller und soziale Lerntheorie (z. B. Berkowitz, Bandura). In diesen Theorien wird Gewalt psychologisch als Aggression bestimmt, entweder als ererbter oder durch Frustrationen verursachter menschlicher Trieb oder als sozial vermitteltes und gelerntes Verhalten. Gewalt soll dann entweder durch einen vernünftigen Willen gesteuert oder in einem sozialen Lernprozeß oder mit beidem zugleich abgebaut werden. Allen Theorien gemeinsam ist die Tatsache, daß der Mensch auf verschiedene Situationen mit aggressiven Gefühlen und Handlungen reagiert. Je nach theoretischem Hintergrund werden verschiedene Ursachen beschrieben:

- Nach Seyle ist Streß eine Belastung, unter welcher der Körper zu lange anhaltende, unangemessene Reize und schädigende Einflüsse erfährt. Diese Belastung erhöht die Wahrscheinlichkeit des Auftretens von aggressiven Verhaltensweisen (vgl. Hartdegen, 1996, S. 48).

- Freud sieht Angst als eine Reaktion auf Gefahr. Die Gefahr ist die Bedrohung durch eine dem Ich entzogene Macht. «Dabei wird die Angst als eine sehr unangenehme Empfindung des Menschen charakterisiert, da sie mit Ohnmachtsgefühlen verbunden ist. Diesem könne nur durch Flucht oder Kampf begegnet werden. Insofern hat die Aggression vielfach eine angstabwehrende Funktion» (Elsbernd & Glane, 1996, S. 15).

- Eine Gruppe von Psychologen der Yale-Universität stellte Aggression als Folge von Frustration vor (Kerres & Falk, 1996, S. 176): «Jede Frustration ruft eine Neigung zur Aggression hervor. Stärke oder Schwäche dieser Aggressionsgefühle (Frustrationstoleranz) sind dafür verantwortlich, ob tatsächlich eine aggressive Handlung stattfindet.»

- Tausch (1989) nennt belastende Gefühle, die uns in unseren Zielen, Wünschen und unserem Wohlbefinden beeinträchtigen, und unterscheidet entsprechend ihrer Einwirkungsdauer kurze, mehrstündige und dauernde Belastungen. Entsprechend der Belastungsintensität und -dauer zeigen sich andere Verhaltensweisen.

- Die Wahrscheinlichkeit, daß aggressives Verhalten durch äußere Einflüsse erhöht wird, konnten O'Neal und McDonald (in Hartdegen, 1996, S. 55) nachweisen: Lärm, Hitze, Menschenansammlungen fördern die Aggressivität.

Neben den psychologischen Ursachen, gibt es *pathophysiologische Ursachen* für erhöhte Gewalttätigkeit: Beeinträchtigungen des Kopfes und Hirns (Verletzung, Tumor, Blutung, Entzündung, Ischämie, Hypoxie, Epilepsie, POS), geistige Behinderung, Konsum toxischer Substanzen (Drogen, Alkohol), Hormonstörungen, Menschen mit psychischen Beeinträchtigungen (asoziale, streßgefährdete, paranoide, affektlabile Persönlichkeiten) und psychiatrische Erkrankungen (akute Psychose, manischer Erregungszustand, Schizophrenie, Borderline-Syndrom; vgl. Carpenito, 1995, S. 968 ff; Hartdegen, 1996, S. 148). Therapiebedingt kann das normale Verhalten eines Menschen aufgrund von toxischen Reaktionen auf Medikation (Neuroleptika, Tranquilizer, Hypnotika, Analgetica usw.) verändert sein und sich durch gewalttätiges Verhalten äußern (vgl. Hartdegen, 1996, S. 152).

## 2.2 Ursachen im pflegerischen Alltag

Die zugrundeliegende Ursache von Gewalt in der Pflege ist komplex und muß im gesamten Kontext betrachtet werden. Panchaud (1995) stellt fest, daß es nicht einfach Personen sind, die Gewalt anwenden, sondern daß meistens bestimmte belastende Situationen dazu führen, daß es zu Gewaltanwendungen kommt. Die Belastung setzt sich aus physischen, psychischen und sozialen Aspekten zusammen. In der Literatur wird die Dominanz der psychosozialen Belastungen für die Pflegenden ersichtlich, die sich vor allem im Bereich der Interaktionen äußern. Folgende vier Bereiche werden von vielen Autoren als die belastendsten erwähnt:

1. Arbeitsumfang, -verteilung
2. Verhältnis zu den Ärzten

3. Konflikte mit Krankenpflegekolleginnen und Vorgesetzten
4. Probleme bezüglich der Patienten (vgl. Kruse & Wagner, 1994, S. 71; siehe auch Farrell, 1999)

Ich möchte die Auflistung um den Bereich «Aspekte der Pflegeperson» ergänzen, da die Pflegende als Berufsperson und Persönlichkeit ebenfalls Anteil hat an den Belastungen. Kritisch werden Belastungen vor allem dann, wenn es zur Überforderung des einzelnen kommt und derjenige nicht über sinnvolle, angemessene Bewältigungsstrategien verfügt und zur Entlastung andere oder sich selber schädigt. Nachstehend einige Erläuterungen zu diesen Bereichen.

Die *Arbeitssituation* wird von gesellschaftlichen und institutionellen Entwicklungen beeinflußt, die die Arbeitssituation der Pflegenden verschlechtern. Die Stellung der Krankenpflege in der Institution wirkt sich stark auf die Betreuung der Patienten aus. Werners Untersuchung (1997) zeigt, daß institutionelle Abhängigkeiten und Rollenkonflikte der Pflegenden die Realisierung eines patientenorientierten Pflegeverständnisses behindern. Die Frustrationen tragen zur Überbelastung bei, die sich im Verhalten gegenüber Patienten, Kolleginnen und weiteren Mitarbeitern oder durch selbstschädigende Mechanismen äußern kann (siehe dazu Literatur zum Thema «Burnout»). Käppeli (1997, S. 11) nimmt dazu Stellung:

> «Die momentane weitgehend wirtschaftlich (und durch voreilige pflegefeindliche Sparmaßnahmen) bedingten Entwicklungen im Gesundheitswesen verlaufen im allgemeinen so, daß sie die Art der beschriebenen pflegetherapeutischen Beziehung und Arbeitsweise und die Art der Anwesenheit der Pflegenden und ihre Praxis einschränken. In vielen Institutionen entwickelt sich im Moment eine Atmosphäre des Personalauslaugens und Erschöpfens, welche die Bereitschaft der Pflegenden, tiefe Beziehungen und Nähe einzugehen, reduziert.»

Die *Zusammenarbeit mit den Ärzten* – obwohl es durchaus positive Beispiele gibt – ist häufig geprägt von einseitiger Kommunikation, Übergehen von Informationen und Anliegen der Pflegenden, mangelnde Rücksichtnahme und Anerkennung der geleisteten Arbeit. Leider fehlt eine partnerschaftliche Zusammenarbeit sehr oft, nicht im Sinne eines Selbstzweckes, sondern mit der Zielsetzung der bestmöglichen Patientenbetreuung.

Wünschenswert wäre, daß die gemeinsame Aufgabe für kranke Menschen im Vordergrund stehen würde. «Jeder einzelnen beteiligten Person ist bewußt, daß sie ihren Anteil an Verantwortung trägt für die Qualität der Betreuung, die Patientinnen und Patienten erfahren. Die Qualität der Begleitung [...] als Teamleistung hat für alle Beteiligten erste Priorität und bestimmt daher die interdisziplinäre Zusammenarbeit» (Beeler, 1996, S. 457).

Die *Zusammenarbeit innerhalb des Pflegeteams* kann ebenfalls zu Belastung führen. Fehlende oder mangelnde Kooperation; unklare Arbeitsaufteilung und damit verbundene Verantwortlichkeit; unklare oder unterschiedliche Normen und Werte im Team, die nicht diskutiert werden können, persönliche Sympathien und Antipathien unter den Pflegenden und anderes mehr sind Faktoren, die die Zusammenarbeit erschweren. In einer Studie von Farrell (1997) wird untersucht, wie sich Aggression zwischen Pflegenden äußert. Die Forscher waren erstaunt über das Ausmaß der Aggression zwischen Pflegenden in den Rückmeldungen, da sie annahmen, dies sei kein zentrales Thema in der Zusammenarbeit. Die Befragten erlebten die horizontalen Aggressionen einschneidender und häufiger als die Angriffe von Patienten und Berufsleuten anderer Professionen. Farrell fällt es schwer, sich vorzustellen, daß in einem solchen Arbeitsklima Unterstützung, «Caring» und Begleitung von Patienten möglich ist, wenn die Pflegenden selbst nicht unterstützt und begleitet sind.

In der Begegnung mit dem *Patienten* ist zuerst seine *persönliche Situation* ausschlaggebend. Carpenito (1995, S. 968) nennt verschiedene Ursachen der persönlichen Situation des Patienten, die aggressive Handlungen begünstigen. Dabei bezieht sie sich auf:

- biographische Aspekte (gestörte Familienverhältnisse während Entwicklungsphasen der Kindheit, gestörte Kommunikationsmuster, z. B. Unfähigkeit, Gefühle zu verbalisieren, tiefes Selbstwertgefühl)
- aktuelle Situationen (psychische Überbelastung, z. B. durch innerhalb kurzer Zeit massiv zunehmende Stressoren; Reaktion auf eine erfahrene Katastrophe; Angst, Sorgen, Befürchtungen)
- Psychische Aspekte (akute Erregung, z. B. manische Erregung; Mißtrauen: die Umgebung wird als bedrohlich wahrgenommen; wahnhaftes Denken: z. B. Verfolgungswahn; tiefe Frustrationstoleranz; schwache/mangelnde Triebkontrolle)
- Alkohol und Drogenkonsum

Ein zentrales Thema von gewalttätigen Individuen ist Hoffnungslosigkeit, Ohnmacht, Hilflosigkeit und Angst. Tätliches Verhalten ist eine Verteidigung gegen Passivität, Hilflosigkeit und Angst. Es reduziert die negativ erlebten Gefühle, indem es Gefühle von Kraft und Kontrolle erhöht. Oft handelt es sich um erlerntes Verhalten, um die Spannung zu reduzieren.

*Erkrankungen* bringen individuelle psychische und physische Belastungen mit sich. Die Auswirkungen auf die Betroffenen manifestieren sich unterschiedlich, ebenso unterschiedlich sind die Verhaltensweisen der Erkrankten: «Manche leugnen und verdrängen ihre Erkrankung, manche resignieren und werden depressiv, regressiv, aggressiv. Andere ergeben sich fatalistisch ihrem Schicksal» (Hartdegen, 1996, S. 138). Allen gemeinsam ist, daß sie ihre Krankheit irgendwie verarbeiten. Dabei sind die bekannten Phasenmodelle von Kübler-Ross, Kast, Schuchhardt eine mögliche Richtlinie. In den meisten Modellen wird eine Phase von Zorn, Wut und Aggression der Betroffenen beschrieben. «In diesem Zustand ist es für die Angehörigen und die Pfleger besonders schwierig, weil sich sein Zorn und seine Kritik gegen jeden und alles richten kann» (Höhn, 1995, S. 96).

Wenn ein Patient im *Krankenhaus* sein muß, beeinflussen und belasten viele Faktoren sein Befinden. Wenn man die Erkenntnisse der beiden Studien von Käppeli (1994) in Zürich und Lauri, Lepistö und Käppeli in Finnland (1997) betrachtet, sieht man, wie sich die Patienten sowohl unter kurz wie länger dauernden Belastungen befinden. Die Patienten werden in den Vitalfunktionen (z. B. kalte Füße, Husten, nächtliches Schwitzen) und ihrem funktionellen Gesundheitszustand (gestörter Schlaf, Müdigkeit am Tag, Blähungen, plötzliche Schmerzen, rissige Lippen) beeinträchtigt. Schmerzpatienten erzählen, daß ihre Situation die Beziehung zu Mitmenschen belastet. Sie beschreiben ihr Verhalten während Schmerzphasen (Hirter-Meister, 1993, S. 151):

> «Ich werde ungeduldig mit mir und den anderen. Ich werde unerträglich für die Umgebung. Schmerz macht empfindlich. Ich bin dann oft schlecht gelaunt. Ich werde nervös. Ich könnte alles zerreißen, ich werde manchmal richtig aggressiv. [...] Ich hasse mich und die anderen.»

Die Patienten leiden unter Reaktionen auf den funktionellen Gesundheitszustand (Verstimmung, Gereiztheit, Ärger, Gefühle der Depression, Traurigkeit, Langeweile, Gleichgültigkeit) und unter dem Umfeld (häufiger Personalwechsel, die Pflegenden kennen den Patienten nicht gut genug, Krankenhausleben, Routine, keine Rückzugsmöglichkeit). Werner (1997, S. 142) zitiert Siegrist, der die Patientenrolle im Krankenhaus untersucht hat. Er bestätigt, daß der Patient institutionellen Vereinnahmungen unterliegt (siehe auch Hartdegen, 1996, S. 146):

> «Als solche führt er den abrupten Rollenwechsel, den kollektiven Tagesablauf, die ständige Präsenz des Klinikpersonals und die Kontaktbegrenzung des Patienten sowie dessen eingeschränkten Zugang zu Informationen, die unpersönliche Beziehungsform und das hohe, ungeregelte Sanktionspotential durch das Klinikpersonal an.»

Daraus ist zu erkennen, daß die Patienten oft durch ihren körperlichen und seelischen Zustand belastet sind. Hinzu kommt, daß die Pflegenden zum Teil Bedürfnisse überhaupt nicht erkennen (z. B. unerwünschter Gewichtsverlust, Schwierigkeiten beim Sprechen, Gefühle der Hilflosigkeit und Schwäche, Inkontinenz und Schwierigkeit, die Toilette rechtzeitig zu erreichen, Gefühl des Immer-langsamer-Werdens und religiöse Konflikte) oder die Wichtigkeit von umgebungsbezogenen Bedürfnissen (Information, Krankenhausmaßnahmen usw.) höher bewerten, während für die Patienten die persönlichen Bedürfnisse der Vitalfunktionen und des Gesundheitszustandes (Krankheit, körperliche und geistige Gesundheit) im Vordergrund stehen.

Aufgrund dieser Erkenntnisse ist ersichtlich: «Selbst wenn immer wieder beteuert wird, daß alles nur zum Besten des Patienten ist, hat er selbst keine Möglichkeit, sich diesbezüglich zu artikulieren. Dazu fehlt ihm auch die Durchschaubarkeit der Systeme und die meist nicht vorhandene Information und Kontrolle darüber. Dies ist der beste Nährboden für massive Ängste» (Wandl, 1996, S. 36). Wie wir gesehen haben, ist Angst eine häufige Ursache für Aggression. Dies veranschaulicht, wie schwierig es für Patienten sein kann, ihre Belastungen, krankheits- oder institutionsbedingt, so zu verarbeiten, daß sie daraus entstehende Aggressionen weder nach außen (wenn sie sich nicht unbeliebt machen wollen) noch nach innen (wenn sie sich nicht selbst schaden wollen) abreagieren. So können Patienten selber Verursacher von Gewalt sein. Sie können bewußt oder unbewußt Macht ausüben.

Käppeli (1997, S. 2) beschreibt grundsätzliche Elemente der *Interaktion von Patient und Pflegenden*, die die hohe Komplexität und Anforderung der pflegerischen Situation erklären:

> «Eine zentrale Gesetzmäßigkeit liegt in der intra- und interpersonalen Dynamik im seelisch-geistigen Bereich der an der Pflege beteiligten Personen. Es treffen Welten verschiedener Personen aufeinander: Biographien, Lebenswelten, Wertsysteme, Situationen und subjektive Interpretationen. Es gibt zwar eine Ordnung, aber diese Ordnung beinhaltet Unordnung: Widersprüchliches, Diffuses und nicht Vorhersehbares.»

Im Umgang mit diesen Widersprüchlichkeiten ist Nähe und Distanz ein wichtiges Thema. Große Nähe und wenig Möglichkeit zu Distanz lassen häufig keinen Raum für die persönlichen Bedürfnisse. In der Pflege werden Menschen bei gelegentlichen Kontakten als erträglich und angenehm erlebt. Auf Dauer aber werden sie zur Belastung (Schützendorf, 1994, S. 56):

> «In der Enge einer dauernden, intimen und intensiven Pflegebeziehung wird manche Verhaltensweise von Pflegebedürftigen, die aus der Distanz kaum auffallen, zu einer unerträglichen Belastung [...] Es ist eben nicht leicht, jeden Tag Frau Müller ‹trockenzulegen› oder sich von Frau Schmitz beschimpfen zu lassen.»

Ein weiterer Faktor in der Interaktion ist die Art, wie sich die beteiligten Personen wahrnehmen: «In der Pflege haben Aggressionen häufig einen Zusammenhang mit der Art, wie die Pflegende den Patienten und umgekehrt sieht» (Heuer, 1993, S. 29). Elsbernd und Glane (1996) beschreiben eine Studie von Abresch, der untersuchte, warum Pflegepersonal manche Patienten schlechter behandeln. Die Pflegenden behandelten «schwierige» Patienten, die durch unangenehmes Verhalten auffallen, schlechter. Elsbernd und Glane stellten aufgrund einiger ihrer Ergebnisse fest, daß die Pflegenden diesen Patienten eine gewisse aggressive Grundhaltung entgegenbrachten. Schwierige Patienten sind sie, wenn sie ständig nörgeln; kränker tun, als sie sind; ewig klingeln und zu viele Sonderwünsche haben; Dinge fordern, die sie selbst erledigen könnten; Privatpatienten sind; so krank sind, daß kein Sinn mehr in der eigenen Arbeit gesehen wird, oder sich nicht bemühen, gesund zu werden; hilflos sind; zu schwierig, unfreundlich, neugierig sind; auf der Station Unruhe stiften und Regeln im Krankenhaus nicht einhalten; immer mitreden wollen; unbequeme Fragen stellen; auf ihr Recht pochen (ebd., S. 39f).

Anhand von Hartdegens (1996, S. 176) Ausführungen wird deutlich gemacht, daß «die mündige verantwortungsvolle ‹Klientin› im Krankenhaus möglichst jung und frei von Multimorbidität sein sollte. Polemisch geschlußfolgert könnte dies bedeuten, das die ‹wünschenswerte› Patientin anpassungsfähig, kooperativ und geistig ‹funktionsfähig› sein muß, um als Partnerin des Personals anerkannt zu werden.»

Ebenso beeinflußt die Erscheinung der Patienten das Verhalten der Pflegenden. Käppeli (1984) stellt in ihrer Dissertation fest, daß die äußere Erscheinung einen Einfluß auf wohlwollendes oder mißbilligendes Verhalten der Pflegenden hat. Kleine, schlanke Patienten («poor little ladys») sind im allgemeinen beliebter, da sie als «herzig» empfunden werden. Große, schwere Patienten haben mit mehr Ressentiments seitens der Pflegenden zu rechnen (vgl. S. 210 ff).

Die Art der *Kommunikation* ist neben dem Verhalten ein wichtiger Anteil in der Beziehung, da Sprache einen Inhalts- und einen Beziehungsaspekt hat. Zielke-Nadkarni (1997) warnt, daß die medizinische und pflegerische Fachsprache nicht als «Schutz vor unliebsamen oder verunsichernden Fragen und Anliegen seitens der PatientInnen» verwendet wird, hinter der man sich verbarrikadiert. «Verständigung ist nur dort möglich, wo sich die Dialogpartner auf der Basis von Ebenbürtigkeit begegnen, wo die zwischenmenschliche Wahrnehmung nicht durch den Rückzug einer Seite auf eine für die andere Seite unverständliche Kommunikationsebene geschieht» (ebd., S. 45). Aus der Schilderung ist erkenntlich, daß sich bei dieser Kommunikationsart die machtschwächeren Kommunikationspartner ausgeliefert, abgewiesen und ohnmächtig fühlen.

Im speziellen sind fremdsprachige Personen dieser Situation ausgeliefert. Wobei die Ursache der sprachlichen Barriere wiederum nicht allein auf die Fremdsprachigkeit zurückzuführen ist, «sondern sie ist vielmehr in der wenig reflektierten Kontaktaufnahme seitens der Pflegenden gegenüber den Patienten begründet. Pflegende schützen sich vor unbekannten, schwierigen und möglicherweise auch unangenehmen Situationen. Ein Interviewpartner hatte das Gefühl, daß erst gar nicht versucht wurde, bei Pflegehandlungen eine Beziehung zu schaffen, wenn die Sprachkenntnisse nicht den Erwartungen der Pflegenden entsprachen» (Arbeitsgruppe Interkulturelle Pflege, 1997, S. 198).

Da verbale Kommunikation physische und psychische Aggression hemmen, aber auch stimulieren kann (vgl. Hartdegen, 1996, S. 171), müssen wir mit dem Machtmittel Sprache bewußt und sorgfältig umgehen, sowohl im Kontakt mit Kolleginnen wie auch gegenüber Patienten. «Nicht kommunikative Distanz darf das Resultat sein, sondern Klarheit und eine verbesserte fachliche Verständigung, motiviert von Empathie, Offenheit und Solidarität» (Zielke-Nadkarni, 1997, S. 46).

Aspekte der *Pflegeperson* können sich als Belastungen manifestieren, die zur Überforderung führen können. Schmidbauer (1977) hat die Persönlichkeit des hilflosen Helfers beschrieben. Ohne die Pflegenden allgemein als solche zu bezeichnen, können doch Anteile davon bei Personen im Pflegeberuf beobachtet werden. In der Helfer-Patienten-Beziehung wird eine komplementäre asymmetrische Beziehung zwischen einem wissenden, gebenden, allmächtigen Helfer und einem abhängigen, absorbierenden und schwachen Patienten deutlich. Diese Konstellation kann sowohl von den Pflegenden wie auch von den Patienten ausgenützt werden, indem auf das Gegenüber Macht ausgeübt wird. Hilflose Helfer streben die Kompensation zur Aufrechterhaltung ihres Selbstwertgefühls und emotionaler Defizite an, wegen derer sie den Beruf der Pflege ergriffen haben.

Die Helfer können wegen ihrer markanten Gefühlsblockade für sie negativ erlebte Emotionen wie Aggression, Zorn, Wut, Enttäuschung, Ärger schlecht ausdrücken. Wenn sich diese Gefühle zu sehr anstauen, kann es zu typischen Reaktionsmustern kommen. Einerseits kann es aufgrund von Kleinigkeiten zu explosiver Wutäußerung, Zornesausbrüchen und verbalen Attacken kommen. Andererseits neigen hilflose Helfer zu psychosomatischen Konversionen.

Eine weitere Möglichkeit, «negativ» empfundene Gefühlsregungen zu äußern, ist, die Projizierung der eigenen Gefühle auf eine als böse empfundene und nachteilig beeinflussende Umwelt, auf andere «egoistische Berufsgruppen», auf die «inkompetente Pflegedienstleitung», auf «korrupte Politikerinnen», auf die «arrogante Ärzteschaft» usw. (vgl. Hartdegen, 1996, S. 121).

Unabhängig von der Charakteristik des hilflosen Helfers entstehen für die Pflegenden verschiedene Gefühle im Kontakt mit dem Patienten (Werner, 1997, S. 139):

> «Der Austausch mit ihm bringt sowohl motivierende als auch hemmende Gefühle hervor. Die Begleitung von Sterbenden, die Betreuung von Patienten aus gesellschaftlichen Randgruppen, die Pflege sozial isolierter Menschen und der nahe körperliche Kontakt mit dem Patienten sind für Pflegende belastende Aufgaben.»

Allerdings fehlt zum Verarbeiten von eigenen Gefühlen wie Angst, Unsicherheit, Wut und Trauer oft die Möglichkeit, weil die Pflegenden im Arbeitsalltag «funktionieren» müssen.

Pflegende müssen sich mit Schwäche, Ohnmacht, Hilflosigkeit auseinandersetzen, in einer Gesellschaft, in der diese Themen schlecht toleriert werden. Die *Anforderungen an sich selbst* sind darum oft zu hoch (z. B. Sei stark! Ich darf keine Schwäche zugeben. Ich schaffe es allein. Sei perfekt! Beeile dich! Alles muß ganz schnell gehen; vgl. Höhn, 1995, S. 113).

Den persönlichen Aspekten der Überforderung stehen auch fachliche Unsicherheit und *mangelndes Fachwissen* gegenüber. Werners Untersuchung (1997) bestätigt, daß fachliche Unsicherheiten (z. B. Kommunikation, Begleitung in Krisensituationen) im Umgang mit dem Patienten das Umsetzen des patientenorientierten Pflegeverständnisses stören. Unsicherheiten im Verhalten zum Patienten werden in diesen Situationen als überfordernd empfunden. Zwar haben Pflegende ein umfangreiches Erfahrungswissen, doch Kesselring schildert ein Beispiel, wo dieses Erfahrungswissen nicht genügte. Sie kommt zum Schluß (1996, S. 40ff):

> «Theoretisches Wissen hätte uns Impulse gegeben, Fragen zu stellen, verschiedene Gesichtspunkte zur Analyse einzunehmen und unsere Praxis zu entwickeln. […] Dieses Verständnis von Pflege als eigenständiger Praxis setzt breites Wissen über und viel Verständnis für menschliche Anliegen, Krisen und Probleme voraus, die mit Kranksein, Krankheitserfahrung, Leiden, Genesung oder Sterben einhergehen. […] Der Gebrauch von Theorien und Modellen als Analyseinstrumente ist unabdingbar für eine Praxis, in der komplexe Situationen zuerst verstanden werden müssen, bevor sinnvolle Entscheidungen getroffen werden können.»

Allerdings warnt sie wiederum vor dem unbedachten Anwenden von Wissen: «im Augenblick, wo Theorien und davon hergeleitete Begriffe in der Praxis als Wissensvorwand zur Pathologisierung anderer oder zu einer Defizitbündel-Reduktion von Patienten führen, werden sie schädlich. Sie verhindern dann eine engagierte, verständnisvolle Pflege und dadurch auch die persönliche Entwicklung von Pflegenden» (ebd., S. 44).

## 3. Erleben und Bedeutung

Wie wir sicher alle erlebt haben, macht das Erfahren von Gewalt sprachlos, ohnmächtig und hilflos auf der einen Seite, auf der anderen ist man entsetzt, ärgerlich, wütend, zornig. Diese Empfindungen werden von vielen betroffenen Patienten erwähnt. Meistens beschreiben sie Situationen, in denen sie die Macht anderer, also ihre eigene Ohnmacht erlebt haben. Ich werde in diesem Abschnitt ausschließlich davon schreiben, wie Patienten alltägliche Situationen im Krankenhaus erleben.

Elsbernd und Glane gehen in Gesprächen dem Erleben von Patienten nach (1996, S. 157):

> «So nahm innerhalb unserer Befragung die Dimension der im psychischen Bereich erlebten Schädigungen bzw. Verletzungen den größten Raum ein. […] Darüber hinaus berichteten einige Patienten auch von negativen körperlichen Folgen, die ursächlich mit den Handlungen von Pflegenden in Verbindung gebracht wurden.»

Patienten schildern, wie das *Verhalten von Pflegenden* auf sie wirkt. Sie fühlen sich:

- vernachlässigt, physisch und psychisch
- bloßgestellt
- dumm, blöd hingestellt; als minderbemittelt, Idiot behandelt; nicht für voll genommen

- in ihrem Wohlbefinden beeinträchtigt
- innerlich verletzt, geschädigt
- Sie beklagen sich über «Unverschämtheiten» und «unpersönliches Verhalten»

«Aber die nehmen einen einfach nicht für voll. Was der Patient dann sagt. Und das ist schlimm, vor allem, wenn man fest liegt» (Elsbernd & Glane, 1996, S. 102). Ein Patient im Rollstuhl, der auf Hilfe in sämtlichen ATLs angewiesen war, erlebte, daß die «Wünsche der Patienten vernachlässigt wurden», da kam er sich «blöd» vor und er fühlte sich des öfteren «unterversorgt» (ebd., S. 119). Diese unzureichende Versorgung führt bei einer anderen Patientin zur Angst vor einem weiteren Krankenhausaufenthalt (ebd., S. 89).

Patienten fühlen sich in ihrem *Selbst, ihrer Persönlichkeit* verletzt (Bauer 1996, S. 199):

> «Jedes Individuum erfährt sich selbst als eine Einheit von exklusiver Einzigartigkeit und Wichtigkeit. [...] Das Zentrum des Selbst [...] muß unter allen Umständen beschützt werden. Unsichtbare Grenzen und Barrieren schließen aus oder erlauben den Zutritt auf verschiedenen Ebenen. Das Ausmaß dieser Empfindung hängt davon ab, wie stark das Individuum sein Selbst empfindet, und daraus folgend sein Selbstbewußtsein. Eine Reihe von Faktoren und Variablen ergeben ein Set von Charakteristika, die einzigartig sind für das Individuum und die das Empfinden der Privatsphäre beeinflussen. Deshalb muß das Empfinden der Privatsphäre immer subjektiv sein.»

Bauer (1996) und Elsbernd und Glane (1996) beschreiben, daß Patienten:

- in ihrer Person und individuellen Lebenslagen nicht verstanden werden
- nicht ernst genommen, respektiert, angenommen werden
- allein gelassen, verlassen, im Stich gelassen werden
- erniedrigt, diskriminiert, entmündigt, degradiert, gedemütigt werden
- als Objekt, Nummer, Sache behandelt werden, depersonalisiert werden
- ignoriert, mißachtet, beleidigt werden
- sich schämen, verlegen werden
- es peinlich, entwürdigend erleben
- es vermißten, daß ihre Interessen vertreten wurden

Bedingt durch die Krankheit fühlte sich Frau K., die eine selbstbewußte und tatkräftige Person ist, nicht in der Lage, sich gegen das zu wehren, was sie dort erlebte und täglich beobachten mußte (Elsbernd & Glane, 1996, S. 113f):

# Macht

> «Die Unfähigkeit, sich zu wehren, Gefühle des Ausgeliefertseins und der Ohnmacht riefen in ihr Wut und Zorn hervor. [...] Das Sich-Zurückziehen als ‹richtige Antwort› auf das Verhalten der Pflegenden betrachtete Frau K. zur Zeit des Interviews mit sehr gemischten Gefühlen und äußerte, daß sie noch heute Wut empfinde und sich wundern und zugleich ein wenig ärgern würde, daß sie damals alles so erduldet habe. ‹Wenn ich mir so überlege, daß ich [...] so stille gehalten habe, [...] da kann ich mich noch heute über mich selbst ärgern. Weil normalerweise, diesem einen Pfleger z. B., den hätte ich so auf die Füße treten müssen. Der hätte es richtig mal verdient›»

> «Eine der schmerzlichsten Erfahrungen des Krankenbettes ist es, wieder und wieder zu entdecken, daß man eine Sache geworden ist» (Bauer, 1996, S. 168).

In der Situation, in der Patienten sich befinden, werden verschiedene *Emotionen ausgelöst* (Bauer, 1996, S. 200):

> «Eine Person mag z. B. sehr besorgt sein über den Schutz persönlicher Daten, aber eher unbesorgt, wenn es um den Schutz des Körpers geht, und völlig sorglos über Invasionen ihres Territoriums. Die Hauptsorge eines anderen Individuums kann das Entblößen des Körpers sein und die Verletzung des persönlichen Raums, aber es kann leicht den Verlust der Kontrolle in anderen Bereichen ertragen.»

Entsprechend dieser individuellen Bedeutung schildern Patienten ihre Gefühle, die als Folge von Umständen, Behandlungen und Verhaltensweisen auftraten:

- Angst, Angstzustände, Panik
- Zorn, Haß (Wände hochgehen, Menschen erwürgen können, geht Hutschnur hoch, Rachegedanken kommen hoch)
- Reizbarkeit, Ärger, Wut (etwas ist fast unerträglich)
- Schuldgefühle, Selbstzweifel
- Resignation, Depressionen
- Mißtrauen
- Vereisung des Herzens
- sich Sorgen machen, sehr besorgt sein
- sehr enttäuscht sein, entsetzt, erschrocken, fassungslos sein
- hilflos, abhängig sein, wehrlos sein (man muß sich anpassen/fügen), ausgeliefert sein (die machen was sie wollen; allezeit muß man zur Verfügung stehen), ohnmächtig sein (als ob man vor einer Wand stünde; nichts kann man selber entscheiden)
- unsicher sein, zu wenig informiert sein
- Schmerzen haben, physisch und psychisch

Einige der genannten Gefühle werden nachfolgend näher beschreiben und durch Beispiele erläutert.

«Wie Tournier die Entwurzelung eines Menschen beschreibt, so könnte es einem Patienten ergehen, der aus seinem Gewohnten ‹entwurzelt› wird. Hier ist er sehr auf Vertrauen angewiesen. Denn alles Gewohnte mußte er aufgeben. Die *Abhängigkeit,* auch in unbedeutenden Sachen, ist manchmal peinlicher, als wenn es sich um wichtige Dinge handelt. Die Krankheit kann zum unvermeidlichen Ausgeliefertsein werden. Im Spital angekommen, ist der Patient dem ersten besten Arzt und jeder beliebigen Krankenschwester ausgeliefert. Der Rest an Unabhängigkeit, der noch geblieben war, droht verlorenzugehen» (Munzinger, 1991, S. 19).

«Patienten fühlen sich oft so abhängig, weil sie Angst haben, die könnten einem die Hilfsbereitschaft verweigern» (Elsbernd & Glane, 1996, S. 137).

Doenges und Moorhouse (1994, S. 129 f) definieren den Begriff *Machtlosigkeit:*

«Verbale Äußerungen, weder Kontrolle noch Einfluß auf die Situation, das Resultat oder die persönliche Pflege zu haben. [...] Abhängigkeitsverhältnis, das zu Reizbarkeit, Ärger, Wut und Schuldgefühlen führen kann.»

Nach einem schweren Autounfall wurde Richard Dreifuss' Leben gerettet. Aber da er seinen Beruf Bildhauer nicht mehr ausüben kann, ist sein Leben nichts mehr wert: «Alles was ich tun will, kann ich nicht mehr tun, und was ich sagen will, kann ich aus Rücksicht auf die Leute, die mich den ganzen Tag pflegen, nicht sagen. Sie meinen es gut, aber sie verletzen mein Innerstes.» Im Film «Ist das nicht mein Leben» (1980) fragt er als hilfloser Tetraplegiker seine Betreuungspersonen im Krankenhaus: «Warum gelten Ihre ethischen Grundsätze eigentlich mehr als meine?» Er gibt sich selbst die Antwort auf die Frage: «Weil Sie mehr Macht haben.»

«Man fühlt sich ausgeliefert und machtlos und hat Angst, daß frau schlechter behandelt wird, wenn sie sich wehrt» (Elsbernd & Glane, 1996, S. 140).

«Was immer auch mit einem getan wird, und wie unangenehm es auch sein mag, die große Mehrheit der Befragten sah sich als völlig machtlos und ohne jede Möglichkeit, der Falle, in der sie sich befanden, zu entkommen. *Hilflosigkeit* erwächst aus der Situation, in der ein Individuum einen außerordentlichen Grad an Kontrolle über das physische und soziale Umfeld einer anderen Person hat (Lazarus), in diesem Zusammenhang Pflegekräfte über Patienten. [...] Kontrolle bedeutet Macht, der Patient hat keines von beiden» (Bauer, 1996, S. 185).

«Schaden genommen habe ich in dem Moment, in dem man nicht ernst genommen wird. Das heißt, die Schwestern kommen nicht rechtzeitig, oder man hat tierische Kopfschmerzen, und es heißt: ‹Ja, wir können Ihnen nichts geben.› Man kommt sich total hilflos vor, hilflos und verlassen.» (Elsbernd & Glane, 1996, S. 89)

«Kontrolle ist ein Zeichen von Autonomie und bedeutet Macht. Attribute von Kontrolle können Auswahl, Unabhängigkeit, Information, Freiheit von Einmischung und Selbstbestimmung sein. [...] Das Gefühl, Kontrolle zu haben, beeinflußt positiv das Gefühl einer unverletzten Privatsphäre, während der Verlust von Kontrolle die Notwendigkeit bedeutet, ständig auf der Hut vor Verletzungen der Privatsphäre zu sein. [...] Verlorene Kontrolle bedeutet Hilflosigkeit und Abhängigkeit, Situationen, die nicht mit Selbstbewußtsein und Selbstintegrität vereinbar sind» (Bauer, 1996, S. 201).

Bauer nennt verschiedene Studien u. a. bei alten Menschen, die Angst äußern, wenn jemand in ihr *Territorium eindrang*. Bei jüngeren erwachsenen Patienten stieß das Eindringen in das Territorium auf starke Ablehnung (vgl. Bauer, 1996, S. 46 ff). Territoriale Kontrolle ist in verschiedenen Bereichen im Krankenhaus ein Thema: Bett, Türen, Kontrolle über den Körper: «Und manche Besucher, der besucht am Nebenbett, und an meinem Bett hält er sich an, Sie, da kann ich die Wände hochgehen [...] Er tut mir nicht weh, aber ich mag das nicht. Das ist mein Bett» (ebd., S. 117).

> «Die Funktion der Tür als territoriale Grenze war für einen Patienten nicht gegeben, der es haßte, wenn Schwestern die Türen zuschlugen oder sie offen stehen ließen» (ebd., S. 111).

> «Andere Patienten ärgerten sich, wenn jemand ohne anzuklopfen ins Zimmer stürmte. Es sei peinlich, die Urinflasche zu benützen und die Leute rissen die Tür auf und sehen ihn, oder sich zu waschen und jemand kommt ins Bad, wer immer das sein mag» (ebd., S. 103).

Die Angst vor *Schamerlebnissen* drückt sich nicht selten in einer übermäßigen Schüchternheit oder Scheu aus. Die Situationen, in denen Pflegende in die Intimsphäre alter Leute eindringen, könnten zu einem Verlust von Gefühlen des Geachtetseins und der Selbstachtung führen. Solche demütigenden Erfahrungen bestärken die Patienten in ihrem tiefen Selbstwertgefühl und ihrer vermeintlichen Bedeutungslosigkeit. Die erlittenen seelischen Verletzungen hemmen die Selbständigkeit der Patienten und verstärken die Gefühle der Unzulänglichkeit (Elsbernd & Glane 1996, S. 41, 90):

> «Verlegenheit ist ein höchst unbehagliches negatives Gefühl, das von leichtem Ärger bis zu lähmendem Schock reichen kann.»

> «Als eine Pflegende Frau F. auf dem Flur während der Besuchszeit laut gefragt hat, ob sie schon abgeführt habe, fühlte sie sich öffentlich bloßgestellt, was in ihr Gefühle von Wut und Zorn auslöste. ‹Ich dachte, ich spinne, schreit die mir da rüber, ob ich schon abgeführt hätte. [...], da habe ich gedacht, das ist doch eine Unverschämtheit, mich hier so bloßzustellen.›»

Was sind nun die *Folgen* der beschriebenen Verletzungen? Schröck schreibt im Geleitwort zur Forschungsarbeit «Ich bin doch nicht aus Holz» (zit. in Elsbernd & Glane, 1996, S. VI):

> «Ein stiller, in sich zurückgezogener Patient; ein anderer, der vernünftigerweise nur notwendigste Anforderungen an das belastete Pflegepersonal stellt; ein ängstlich wirkender Patient, der übermäßig vor ganz geläufigen pflegerischen Aktivitäten zurückscheut und natürlich auch ein schwieriger Patient, der sich beschwert und dem Grenzen gesetzt werden müssen – das ist das menschliche Kaleidoskop, das man wohl überall kennt. Was sich an Besorgnis, Verängstigung, Beleidigung, Zorn und Schmerz hinter diesen anscheinend so leicht einzuordnenden Verhaltensweisen verbirgt und welche Konsequenzen dieses weithin unerkannte Erleben des Patienten für ihn hat, bleibt gemeinhin verborgen.»

Verschiedene Autoren beschreiben die Folgen genauer (Bauer, 1996, S. 121):

> «Patienten fanden sich am unteren Ende der Machthierarchie, und wie sehr sie auch bestimmte Dinge haßten, am Ende mußten sie sich doch fügen und Dinge, denen sie ausgesetzt wurden, akzeptieren, mochten sie noch so schlimm und peinlich sein.»

Dabei geben Patienten ihre Persönlichkeit auf und spielen eine Rolle: «Der Patient ist ausgeliefert und passt sich an.» Die Autoren weisen darauf hin, daß die Beschränkung auf das pflegerisch Allernotwendigste von den Patienten als lieblos und abstoßend erlebt wird und in ihnen Abwehr und Oppositionsbereitschaft weckt.

Entsprechend den Erläuterungen im Kapitel Ursachen von Gewalt, ist der Zusammenhang zwischen den Belastungen, Verletzungen und Ängsten der Patienten und möglichen aggressiven Reaktionen leicht herzustellen und zu verstehen.

# 4. Erscheinungsformen und Verhalten

## 4.1 Allgemeine Erscheinungsformen

Galbraith (1989, S. 15 ff) unterscheidet drei *Quellen der Macht:* Persönlichkeit (die physischen, geistigen, rhetorischen, moralischen und sonstigen persönlichen Eigenschaften, die zu Machtmitteln Zugang verschaffen); Besitz, Eigentum und Einkommen (Besitz und Eigentum treten vorwiegend im Zusammenhang mit kompensatorischer Macht auf) und die Organisationen:

> «Die Organisation, die wichtigste Quelle der Macht in der modernen Industriegesellschaft, ist vorrangig an die konditionierte Macht gebunden. Wie das Beispiel des Staates zeigt, hat eine Organisation jedoch auch Zugang zu repressiver Macht, zu verschiedenen Sanktionsformen durch Bestrafung. Und schließlich können sich organisierte Gruppen aufgrund ihres Besitzes in mehr oder minder großem Maße kompensatorischer Macht bedienen.»

Er definiert drei *Methoden der Machtausübung:* repressive, kompensatorische und konditionierte Macht. Repressive (instrumentelle) Macht erreicht Unterwerfung durch Auferlegung von – oder Drohung mit – entsprechend unangenehmen Konsequenzen. Im Gegensatz dazu erzielt kompensatorische Macht Unterwerfung durch das Angebot, Wohlverhalten zu belohnen – das sich unterordnende Individuum bekommt also irgend etwas von Wert zum Ausgleich für die Unterordnung. Ein gemeinsames Merkmal sowohl der repressiven als auch der kompensatorischen Macht besteht darin, daß das sich unterordnende Individuum sich seiner Unterordnung – hier erzwungen, dort entgolten – bewußt ist.

Die Ausübung konditionierter Macht hingegen wird durch eine Änderung des Bewußtseins, der Überzeugungen und des Glaubens bewirkt. Die Unterwerfung entspricht dem selbstgewählten Kurs und wird nicht als das erkannt, was sie tatsächlich ist. Mehr als repressive und kompensatorische Macht ist konditionierte Macht von zentraler Bedeutung für das Funktionieren von Wirtschaft und Politik in unserer Zeit (Galbraith, 1989). Er weist darauf hin (S. 88):

> «Wir können als gegeben hinnehmen, daß nahezu jede Manifestation der Macht eine gegenläufige, wenngleich nicht unbedingt gleich starke Macht hervorruft. Jeder Versuch, Menschen dazu zu zwingen, sich dem Willen anderer zu beugen, wird über kurz oder lang mit der einen oder anderen Form von Widerstand konfrontiert werden.»

Wie gehen Pflegende mit Macht um? Heim und Willi (1986) nennen verschiedene Formen der Macht, die der Arzt anwenden kann. Einige Formen sind durchaus in der Pflege zu beobachten: Macht der Information, Macht durch Belohnung, Macht der Kontrolle, Macht des Experten, Macht der Legitimität, Macht des überzeugenden Modells. Folgende Aspekte scheinen mir im Umgang mit Macht in der Pflege wichtig zu bedenken: Machtausübung kann starke Schuldgefühle hervorrufen. Wir betonen lieber, daß wir unter Macht leiden, anstatt andere zum Leiden zu bringen. «Die Verkleidung der Macht als hilfsbedürftige Schwäche ist nicht nur besonders schwer zu durchschauen, sondern wegen ihrer durchschlagenden Wirksamkeit auch häufiger, als wir denken» (Moeller, 1992, S. 210). Macht wirkt am mächtigsten, wenn sie unsichtbar, unerkannt, unbewußt ist. Sie kann von anderen nicht eingeschätzt und angegriffen werden und bewahrt sich das Überraschungsmoment. Vertuschung der Macht ermöglicht, daß man als Mächtige dem Neid der «Machtlosen» entgehen kann. Das aktive Machtstreben ist anstrengend. Wir kämpfen gegen eine Macht, die wir selbst den anderen zugeschrieben haben (Kindheitserfahrungen: unabänderliche, jahrelange Abhängigkeit). Die erlebte Ohnmacht kann schnell zu passiver Einstellung, politischer Apathie und Konsumhaltung führen. Wir Pflegende müssen uns fragen, ob wir auf dem Weg der Ohnmacht nicht hoffen, jene Macht zu gewinnen, die wir in offener Form nicht so gut erlangen können.

## 4.2 Erscheinungsformen von Macht in pflegerischen Situationen

Dieck versucht eine Nomenklatur zu erstellen und unterscheidet zwischen *Vernachlässigung* und *Mißhandlung* (1987, S. 558):

> «Vernachlässigung (Neglect) bezeichnet die Unterlassung von Handlungen, die situationsadäquat wären im Sinne des erkennbaren Bedarfs oder expliziten Wunsches des Adressaten dieser Nichthandlung, wobei die Unterlassung bewußt (Aktive Vernachlässigung) oder unbewußt (Passive Vernachlässigung) aufgrund unzureichender Einsicht/unzureichenden Wissens erfolgen kann. Mißhandlung (Abuse) bezeichnet aktives Tun, das den Adressaten dieser Handlung in seiner Befindlichkeit in spürbarer Weise negativ berührt bzw. seinem expliziten Wunsch widerspricht.»

Mißhandlung kann sich im körperlichen, psychischen (verbal und emotional), finanziellen Bereich und in der Einschränkung des freien Willens und Handelns äußern.

Ruthemann unterteilt *personale* und *strukturelle* Gewalt. Bei der personalen Gewalt sollte zwischen aktiver (Mißhandlung) und passiver Gewaltanwendung (Vernachlässigung, Ignorieren der Bedürfnisse, demütigende Umgangsformen usw.) unterschieden werden.

«Strukturelle Gewalt geht von institutionellen Gegebenheiten aus, z. B. von möglichen Zwängen der Hausordnung (Essenszeiten, Zimmergestaltung der zu Pflegenden) oder Arbeitszeiten des Pflegepersonals (unregelmäßige Dienste) oder Personalmangel» (Kerres & Falk, 1996, S. 175).

Scharfetter (1991, S. 248) gibt folgende Übersicht **(Tab. 1)**, um die verschiedenen Formen von Aggression einzuteilen:

**Tabelle 1:** Übersicht Aggressionsformen

| aktiv | passiv |
|---|---|
| Handlung physisch | Unterlassung, Vernachlässigung verbal, averbal |
| Bewußt beabsichtigt ernst direkt | Unbewußt unbeabsichtigt spielerisch, probierend, übend indirekt (z. B. Verleumdung, Sachbeschädigung) |
| offen spontan defensiv | unoffen, verdeckt reaktiv offensiv |
| gegen Menschen gegen andere | gegen Sachen (u. U. als Surrogat) gegen sich selbst (mit/ohne Selbsttötungstendenz) |
| affektive, expressive reine (aus Wut) | instrumentelle (sachlich zum Erreichen eines Zieles) gemischte (z. B. mit Sexualität gemischte) |
| Durch die Gesellschaft akzeptierte | Durch die Gesellschaft sanktionierte (juristisch, ethisch, moralisch), pathologische |

Elsbernd und Glane (vgl. 1996, S. 16) beschreiben die verschiedenen Formen genauer: Am häufigsten werden *offene* und *verdeckte* Aggressionen gegeneinander abgegrenzt. Bei den offenen Aggressionen handelt es sich um körperliches und/ oder verbales Verhalten. Bei körperlichen aggressiven Verhalten werden in der Regel dem Gegenüber objektivierbare Verletzungen oder auch Schmerzen zugefügt. Anzeichen von Mißhandlungen sind: Verletzungen an ungewöhnlichen Körperteilen; Frakturen, die unter großem Druck entstehen; multiple Verletzungen in verschiedenen Stadien der Heilung; Abdrücke von Zähnen, Stricken, Händen oder sonstigen Gegenständen; verräterische Zeichen von Verbrennungen; Verletzungen von Schwangeren (Brechbühler & Arm, 1995, S. 70). Solche Mißhandlungen führen nicht einfach nur zu Hämatomen oder Frakturen, viel schlimmer sind die Verletzungen an der Seele: Depressionen, Angstzustände und sogar Selbsttötung können ebenso die Folgen sein wie der übermäßige Griff zu Alkohol oder Tabletten (ICN, 1995).

Im Alltag weitaus häufiger anzutreffen sind die verbalen Aggressionen wie beispielsweise das Beschimpfen, Drohen, böswillige Kritik, beißende Ironie, Anschuldigen, Verleumden, Bewitzeln und das Äußern von abfälligen Bemerkungen. Die verbale Form der Aggression im stationären Alltag wird zahlreicher, gezielter und subtiler eingesetzt als nonverbale Aggressionsäußerungen (Hartdegen, 1996, S. 168):

> «Wer die Sprache als verbale Waffe einsetzt, kann erfahren, wie tief andere damit getroffen und verletzt werden können. Sprache kann als Machtmittel eingesetzt werden. [...] Verbale Aggression kann auch von körperlich schwachen Personen verwendet werden, welche zu der physischen Aggression nicht fähig sind. Sie bietet deshalb verschiedene Vorteile. Sie ist nicht in dem Masse öffentlich verpönt wie die physische Form und kann intellektuelle Brillanz, kognitive Schlagfertigkeit und einen elaborierten Sprachcode demonstrieren.»

Verdeckte Aggressionen werden in Worten, Bildern oder auch durch Mimik und Gestik vermittelt, sind jedoch nicht sogleich als Aggressionen identifizierbar, sondern verbergen sich häufig sogar hinter betont freundlichen Umgangsformen. Dieck (1987, S. 557) erwähnt, wie anhand von Rollenspielen gezeigt werden kann, wie subtil Gewaltanwendung gestaltet werden kann und wie leicht es ist, aufgrund der Unsichtbarkeit und schweren Faßbarkeit dieser subtilen Gewalt ihre Existenz zu leugnen, an ihrer Stelle sogar Harmonie zu beteuern.

Weiter können Aggressionen in *direkte* und *indirekte* Formen eingeteilt werden. Das direkte aggressive Verhalten wendet sich gegen eine anwesende Person, während die indirekte Aggression sich gegen jemanden wendet, der nicht anwesend ist.

Ein Kind, das beim Ausleben seiner Bedürfnisse gehindert wird, wird wahrscheinlich sehr schnell aggressiv werden und diese Aggression direkt gegen den Verhinderer, sei dies nun eine unüberwindbare Fußschwelle oder die Mutter, richten. Erwachsene können ihre Aggressionen kaum je so direkt ausdrücken. Dies widerspräche allgemeingültigen Normen. Aggression kann also in ihrer Ausdrucksweise indirekt sein. Hierunter fällt insbesondere die üble Nachrede.

Weitere Unterscheidungen sind Aggressionen *gegen andere Menschen* oder *gegen sich selbst* in nicht suizidaler Selbstschädigung oder in Form von Selbsttötung. Verdeckte Autoaggression äußert sich durch eine negative Einstellung zu sich selbst (sich keinen Wert geben, sich nicht achten usw.) und der Selbstvernachlässigung in Hygiene, Kleidung, Ernährung, Erholung und Schlaf.

Bewußt eingesetzte, kontrollierte Gewalt zeigt sich, wenn es z. B. in konflikthaften Beziehungen darum geht, den anderen zu disziplinieren. Dem entgegengesetzt werden kann die Aussage, daß in der Pflege Gewalt oft im *Unbewußten* bleibt, weil sie nicht zur Grundhaltung der Krankenpflege paßt (Nagel, 1995, S. 1012):

> «Diese Diskrepanz zwischen Berufsidentität und der Realität der Pflege kann unangenehme Gefühle beim Personal auslösen und sich in Aggression und Gewalt gegen Patienten entladen. Es liegt in der Natur der Sache, daß bereits durch den Beruf auf das Pflegepersonal ganz legitim Macht übertragen wird. Die damit verbundene Gewaltausübung ist ein sehr sensibles und oft auch willkürlich angewandtes Instrument. Im Alltag sind häufig subtile Gewaltformen wie Drohungen, verbale aggressive Äußerungen, Tätlichkeiten wie Schubsen, Kneifen usw. bis zu körperlichen Mißhandlungen zu finden. Außerdem wären hier noch das Verletzen der Privatsphäre und der Würde des einzelnen, das Bevorzugen anderer Personen, körperliche und seelische Vernachlässigung und ein Ignorieren und Mißachten der Bedürfnisse des Patienten zu nennen.»

> «Auch passives, rezipierendes Abwarten und das demonstrative ‹Nichtstun› können Gewalt darstellen und sowohl vom Akteur als auch vom Opfer der Gewalt als Aggression interpretiert werden» (Hartdegen, 1996, S. 88).

Die Arbeitsgruppe Interkulturelle Pflege (1997) nennt spezielle Formen der Ausübung von Gewalt gegenüber *Ausländern* (S. 194ff). Zum Beispiel werden sämtliche Ausländer durch ihre Sonderrolle getrennt von den Einheimischen in Zimmern untergebracht. Ignoranz ist eine weitere Form: z. B. Aussagen nicht ernst zu nehmen bezüglich des körperlichen Befindens wie Schmerz oder religiöse Gewohnheiten nicht zu berücksichtigen wie das Verbot, Schweinefleisch zu essen. Es konnte auch festgestellt werden, daß die Patienten ungleiche Behandlung erhalten: eine türkische Dialysepatientin wird nicht auf der Transplantationsliste aufgenommen, obwohl die medizinische Indikation gegeben war.

Dieck (1987, S. 559) bestätigt, daß gemäß verschiedenen Studien die häufigste Gewaltausübung *gegenüber Älteren* unterschiedlich angegeben wird. Insgesamt aber werden körperliche Gewalt, psychische Gewalt und passive Vernachlässigung genannt.

Weil das Spektrum von Gewalt und deren Formen so weit ist, gibt es keine eigentlichen Bewertungsmaßstäbe, um Gewalt objektiv zu definieren. Objektivität ist jedoch nicht die richtige Meßgröße, da nach Definition von Ruthemann der Betroffene subjektiv beurteilt, ob ihm Gewalt angetan wurde.

## 4.3 Verhalten im Umgang mit Macht in der pflegerischen Situation

In der Literatur werden zwei mögliche *Verhaltensrichtungen der Patienten* aufgezeigt nach erlebten Verletzungen. Zeichen erfolgloser Verteidigung oder Regulierung kann Aggression oder Rückzug sein, entweder psychisch oder physisch. Bauer (1996, S. 42, 55) nennt drei typische Verhaltensweisen:

1. Reduzieren des Blickkontaktes, Wegsehen, Schließen der Augen, Aufbauen von Barrieren, sich zur Wand drehen, Schlaf vortäuschen
2. Zunahme der Körperbewegungen, sich weg bewegen (siehe auch Hartdegen, 1996; Scharfetter, 1991)
3. Sprachstörungen, reduzierte verbale Äußerungen und Signalisieren des Unwillens zur Kommunikation, Nichtbeantworten von Fragen, Verweigern von pflegerischen oder ärztlichen Maßnahmen, Beschwerden.

Wenn selbst Rückzug nicht möglich ist, fügt sich die Mehrheit der Patienten ärgerlich. Wie sich diese Reaktion zeigt, als höflicher Widerstand oder als aggressive Ablehnung, hängt von der Persönlichkeit des betreffenden Patienten und seiner Situation ab.

*Rückzug* wird von Munzinger (1991) ausgeführt. Sie zitiert Mathews, der beschreibt (S. 20), daß

> «erwachsene Spitalpatienten aus Angst und Unsicherheit in dieser Situation in eine kindhafte Abhängigkeit regredieren und andauernd nach Sicherheit verlangen. Zugleich verursacht dieser Zustand von Abhängigkeit einen tiefen Konflikt im Patienten, der ja sein Selbstbild eines Erwachsenen aufrechterhalten will. Patienten reagieren sehr stark, wenn ihre Persönlichkeit und ihr Status als reifer, erwachsener Mensch bedroht ist. Hier ist es wichtig, den Patienten zu verstehen, ihn anzunehmen, ihm eine Stütze zu sein, was sein Vertrauen zu sich selbst und den anderen wiederum stärkt.»

Und gerade dieses Verhalten der Pflegenden wird von den Patienten oft vermißt. Daraus ergeben sich folgende Verhaltensweisen: Eine Patientin schilderte (Bauer, 1996, S. 126): «Wenn die Dinge zu schlimm werden, decke sie sich zu und verkrieche sich in ihrem Schneckenhaus, ihrem Bett.»

Auswirkungen der Verletzungen schildert Bauer (1996) auch als *Sprachlosigkeit*: ein Drittel der Patienten erklärte, sie würden sich nicht beschweren, wenn ihre Privatsphäre verletzt wird. Begründungen geben sie, weil sie nicht anecken möchten und weil das Personal sowieso keine Zeit habe. Jemand sagte dazu: «Die Meinung der Patienten sei nie gefragt, und sie hätten Angst, etwas zu sagen» (S. 127). Unsicherheit und Angst, aber auch Resignation, sich immer wieder erklären zu müssen, hindern Patienten daran, ihre individuellen Erwartungen und Wünsche einzufordern.

> «Sprachlosigkeit ist nicht die Ursache und Begründung für paternalistische Fürsorge, sondern ihre Folge. Wer nicht gefragt wird, wer nichts sagen darf, aber abhängig ist, bleibt stumm. Unter Sprachlosigkeit ist nicht der Mangel an deutscher Sprachkompetenz zu verstehen, sondern die vielfältigen Erfahrungen, etwas nicht zur Sprache bringen zu können. [...] Es ist das Gesamte, das sich zu einem Netz von Nadelstichen verdichtet, das einem das Mark aus den Knochen zieht und jede Initiative erstickt» (Arbeitsgruppe Interkulturelle Pflege, 1997, S. 198).

Gewaltopfer verhalten sich meist angepaßt, ruhig, sind isoliert und sehr verletzbar und können sich oft nicht mehr selber äußern. Wenn die Gewalttätigkeiten nicht von anderen bemerkt werden, haben die Betroffenen oft keine Möglichkeit, auf ihre Situation aufmerksam zu machen (Weißer Ring, 1996).

Wie beschreiben *Patienten aggressives Verhalten von Pflegenden?* Frau K. schilderte viele Begebenheiten mit Begriffen, die aggressives Verhalten von Pflegenden nahelegt: «alte Leute verarschen», «einen Ton am Leibe», «bösartig», «auf Kranke losgehen», «überreizt», «dumme Sprüche». Die Erinnerung an diese Situationen riefen bei Frau K. «Rachegedanken» hervor. Es läßt sich nur erahnen, wie ohnmächtig sich Frau K gefühlt haben muß (vgl. Elsbernd & Glane, 1996, S. 117). Nach den Eindrücken von Patienten verhalten sich Pflegende wie folgt: sie «versorgen» die Patienten; sie tun alles nur «oberflächlich»; Mitpatienten würden «ungerecht oder verächtlich behandelt»; die Pflegenden verhalten sich «desinteressiert», «bewußt gleichgültig», «pampig» oder «ruppig», «abwertend», sie fügen «absichtlich Schmerzen als Strafe zu»; sie versuchen einen «abzuwimmeln» oder durch den «autoritären Ton einzuschüchtern» und vermitteln einem das Gefühl, «nur eine Nummer zu sein» oder «persönlich angegriffen» zu werden. Eine Pflegende reagiert nicht, selbst als sie realisiert, daß eine Patientin «entsetzt» und «sehr verunsichert» ist. Eine Patientin fühlt sich während pflegerischer Handlungen «ausgeliefert», «nicht ernst genommen», «wie ein Stück Schlachtvieh» oder auch «wie gelähmt vor Schreck», «deprimiert und fassungslos über die Kälte» (Bauer, 1996; Elsbernd & Glane, 1996). In der Untersuchung von Hirter-Meister (1993) äußern sich Patienten zu negativem Verhalten: Pflegende «spielen ihre Macht aus», sie wollen immer alles besser wissen und sind rechthaberisch». Weitere Aussagen sind: «Ich mag es nicht, wenn man mir befiehlt, am Morgen früh aufzustehen, wenn die Schmerzen am größten sind» und «Ich brauche keine Menschen, die probieren, meine Situation zu relativieren».

Die befragten Patienten erlebten das Verhalten von Pflegenden als «schädigend». Sie berichteten, daß sie die Pflegenden als «unpersönlich, gleichgültig, nachlässig» erlebten. Die Art, wie die Pflegenden ihre Tätigkeiten auf «gleichförmige» und manchmal sogar «nachlässige» Art und Weise erledigten, bezeichneten die Patienten bisweilen als «unmenschlich». Der Mangel an persönlicher Anteilnahme und Interesse für den individuellen Patienten und damit das unreflektierte, routinemäßige Anwenden von Handlungen, die geringe Bereitschaft, mit den Patienten in persönlichen Kontakt zu treten, erlebten die Patienten meist im Rahmen von pflegerischen Arbeiten. Sie empfanden es verletzend, wenn die Pflegenden auch auf geäußerte Anliegen kaum eingingen oder diese mitunter gar nicht erfüllt wurden.

Aggressives Verhalten erlebten einige der Patienten dann, wenn sie Wünsche anbrachten, die über die Routinearbeit der Pflegenden hinausgingen, wenn sie sich nicht an die Stationsregeln hielten (die ihnen oft nicht bekannt waren) oder wenn sie irgendwie das Verhalten der Pflegenden kritisierten. Einige Patienten hatten aber den Eindruck, daß aggressives Verhalten ganz unvermittelt auftreten konnte, wobei die Patienten keine möglichen Ursachen oder Gründe feststellen konnten (Elsbernd & Glane, 1996, S. 154 ff).

Die Patienten erlebten das aggressive Verhalten durch Wortwahl, Tonfall und durch Mimik und Gestik der Pflegenden. Elsbernd und Glane (1996, S. 163) vergleichen die Aussagen der Patienten mit den Aussagen von Pflegenden, wenn sie Patienten gegenüber aggressiv sind. Die geschilderten Verhaltensweisen bestätigen die Aussagen der Patienten.

- dann werde ich von der Tonlage her sehr laut
- dann höre ich schon gar nicht mehr hin ... dann stelle ich meine Ohren auf Durchzug ... dann reagiere ich gar nicht mehr
- dann sehe ich zu, daß ich aus dem Zimmer schnell herauskomme
- dann sage ich das zum Patienten ziemlich pampig
- dann werde ich ziemlich ruppig
- dann mache ich schon mal Abstriche
- dann habe ich den Patienten warten lassen
- dann habe ich in der Nacht das Zimmerlicht voll angemacht
- dann ziehe ich das Pflaster nicht vorsichtig ab, sondern reiße einfach mal
- dann habe ich den Patienten bei der Schulter genommen und geschüttelt
- dann habe ich den Patienten ins Gesicht geschlagen
- dann habe ich erst mal den Patienten mit 4711 angesprüht
- dann habe ich das Pflaster bis zum Abwinken verklebt

Bei unangenehmen Patienten schilderten Pflegeschüler ihr Verhalten wie folgt (Elsbernd & Glane, 1996, S. 40):

> «So wurde weniger lange und oft mit dem Patienten geredet, persönliche Gespräche abgelehnt, der Patient gleichgültig wie eine Nummer behandelt, der Patient vernachlässigt, die Pflege in ihrer Intensität zurückgenommen, den Patienten unfreundlich und mit Verachtung gegenübergetreten oder Arbeiten solange verschoben, bis sie vergessen waren.»

Abschließend zu diesem Kapitel ist es mir wichtig, das Verhalten in Interaktionen zu betrachten. Im pflegerischen Alltag sind die Situationen, die sich in der Interaktion ergeben, am häufigsten. Es ist in den meisten Fällen nicht möglich, den Patienten als schwierig oder die Pflegende als böse zu bezeichnen.

«Das Verhalten eines Patienten im Krankenhaus ist nie isoliert zu sehen, sondern stets nur im Zusammenspiel mit seinen Bezugspersonen, den Schwestern und Pflegern. Darum sind die Signale, die ein Patient aussendet, ebenso wichtig wie die Art, in der eine Schwester auf diese Signale antwortet» (Andersen, 1987, S. 113).

Daher ist es wichtig, im Interaktionsprozeß die seelische Verfassung des Patienten wie der Pflegenden zu berücksichtigen. Diese kann ausschlaggebend dafür sein, wie der eine das Verhalten des anderen interpretiert, mit eigenen Gefühlen besetzt und entsprechend darauf reagiert. Panchaud (1995) erweitert den Gedanken:

«Mit allen diesen Fragen müssen wir uns aber noch vertieft auseinandersetzen. Vielleicht müßte man von der Vorstellung des ‹schwierigen Patienten› wegkommen und vielmehr von einer ‹schwierigen Beziehungssituation› oder gar von einer ‹schwierigen Institution› ausgehen.»

## 5. Interventionen

In diesem Abschnitt möchte ich die Pflegeperson im Umgang mit Macht und Gewalt genauer betrachten. Neben allgemeinen Grundlagen der Pflege im Umgang mit Patienten befaßt sich dieses Kapitel auch mit der Frage, wie Pflegende mit ihrer Macht umgehen. An dieser Stelle sei auch auf die Interventionen des Konzepts Aggression/Gewalt in diesem Band verwiesen (siehe S. 225 ff).

Die Ursachen von Aggression sind derart vielschichtig, daß, vereinfacht gesagt, ein Mensch, der mit sich und seiner direkten Umgebung mehr oder weniger zufrieden ist, kaum aggressiv sein wird. Hier setzen die präventiven Maßnahmen an, welche zuvorderst die Bedingungen interner und externer Art verändern möchten, damit ein befriedigender Zustand erreicht wird. In den gesellschaftlichen, wirtschaftlichen, politischen Bereichen ist vor allem politisches Engagement z. B. des Berufsverbandes verlangt. Bei Aspekten innerhalb der Institution geht es um Arbeitsbedingungen und Zusammenarbeit mit anderen Professionen. Dieser Bereich ist nur in sehr begrenztem Rahmen durch die einzelne Pflegende zu beeinflussen, weil die gesamte Vernetzung groß und ein patientenorientiertes Pflegeverständnis in den Strukturen der Institution oft noch ungenügend berücksichtigt ist.

So vielschichtig und komplex die Thematik der Erscheinungsformen, Gründe und Ursachen bei Patientinnen und Pflegepersonal sein mögen, so vielfältig sind die Lösungs- bzw. Verbesserungsvorschläge für den Umgang mit Aggression und Gewalt in der Pflege (siehe dazu auch die Konzepte Angst, Krise, Hilflosigkeit, Hoffnungslosigkeit, Verlust/Trauer als mögliche Ursachen von Ärger, Wut, Aggression und Gewalt).

In den folgenden Ausführungen möchte ich mich vor allem auf den direkten Bereich der Pflegenden beziehen, dies im Bewußtsein, daß viele Einflüsse zum Tragen kommen, die für die Pflegenden die Arbeit mit dem Patienten erschweren können. Ich möchte noch einmal betonen, daß neben der Verantwortlichkeit der Pflegenden die Verantwortung anderer Professionen, der Führung oder Verwaltung, den Patienten gegenüber wahrgenommen werden muß. Das heißt, daß es nicht hauptsächlich Sache der Pflegenden sein kann, für das Wohlbefinden der Patienten zu sorgen, sondern daß es notwendig ist, die verschiedenen institutionellen Bereiche an den Interessen der Patienten zu orientieren. Trotz dieser Tatsache meint Schröck (1995, S. 319):

> «Die Einbrüche in die Privatheit des Patienten, die Halbwahrheiten und Lügen, die gebrochenen Versprechen, die großen und kleinen alltäglichen Freiheitsberaubungen, der Mangel an Respekt, die Verletzung menschlicher Würde, die unangemessene Machtausübung, die verbalen und physischen Gewalttätigkeiten, das Mitansehen und Dabeistehen und das Wegschauen, die Vertrauenseinbrüche, das Fehlermachen, die Gehorsamkeit aus Bequemlichkeit [...], all dieses und mehr hat in erster Linie nur etwas mit den Pflegenden selbst zu tun.»

## 5.1 Allgemeine Grundlagen der Pflege im Umgang mit Patienten

Meines Erachtens und aufgrund verschiedener Studien ist es seitens der Pflegenden wichtig, die pflegerisch-therapeutische Haltung (Urfer, 1991; Elsbernd & Glane, 1996; Munzinger, 1991) im Kontakt mit den Patienten zu leben, im weiteren sich Fachwissen anzueignen (Urfer, 1991; Raatikainen, 1996; Werner, 1997), um sich gezielt für die Patienten einzusetzen und sich mit den Patienten, ihren Situationen und den Interaktionen im pflegerischen Alltag auseinanderzusetzen, mit dem Ziel Abhängigkeit, Hilflosigkeit, Machtlosigkeit und Verletzungen der Patienten auf das notwendige Minimum zu reduzieren.

Aufgrund der *ethischen Grundsätze* ist die Pflegende zu folgendem Verhalten verpflichtet. (SBK, 1992): Die Krankenschwester

- achtet die Persönlichkeit und die Wertvorstellungen des Patienten
- respektiert die Lebensweise und Privatsphäre des Patienten
- achtet und fördert die Autonomie des Patienten/Klienten
- unterstützt den Patienten/Klienten in der Ausübung seiner Rechte und Pflichten
- ist sich bewußt, daß der Patient oft in einem Abhängigkeitsverhältnis zu ihr steht, und mißbraucht diese Tatsache nicht

Die Vorgaben der ethischen Grundsätze können erfüllt werden, wenn die von Rogers definierten Variablen Empathie (Gefühl des Verstehens und Mitfühlens), Akzeptanz (bedingungsloses Akzeptieren und Wertschätzen des anderen Menschen) und Kongruenz (Echtheit im Verhalten, Gefühle unverfälscht wahrnehmen und dazu stehen) im Kontakt mit den Patienten berücksichtigt werden. Da der Patient in seiner Abhängigkeit auf das Entgegenkommen der Pflegenden angewiesen ist, sind die Verhaltensweisen wie z. B. Freundlichkeit, Hilfsbereitschaft, Anteilnahme und Einfühlungsvermögen wichtige Eigenschaften, damit eine vertrauensvolle Begegnung und Beziehung entstehen kann (Munzinger, 1991).

> «Eine ehrliche, offene Haltung und auf Vertrauen aufgebaute Beziehung reduziert destruktiv-aggressive Verhaltensweisen immens. Wenn Aggression auch im destruktiven Sinne nicht immer eliminiert werden kann, so wird durch eine Vertrauensbeziehung eine Eskalation von Gewalt und Aggression zumeist verhindert. Falls eine Eskalation dennoch auftreten sollte, kann in einer Vertrauensbeziehung eher Vertrauen wieder aufgebaut werden, als wenn die Beziehung oberflächlich gewesen war» (Hartdegen, 1996, S. 192).

Urfer (1991) stellte in ihrer Untersuchung fest, daß, wenn Patienten viel Mitbestimmungsrecht (keine Fixzeiten, keine Einengung durch die Organisation, hohe offizielle Stellung der Pflegenden in der Institution usw.) erhalten, die Atmosphäre auf dieser Station von Ruhe, Zufriedenheit, Rücksicht, gegenseitiger Akzeptanz, Zusammenarbeit aller geprägt ist.

Die hohen Ansprüche, die Pflegebedürftige an Pflegekräfte stellen, führen zwangsläufig zu der Frage nach Nähe und Distanz.

> «Ergebnisse aus dem Bereich der Pflegeforschung haben gezeigt, daß Pflegende die größte Befriedigung und Erfüllung ihrer moralischen Vorstellungen von Pflege erfuhren, wo sie in Beziehung traten zu konkreten, einzelnen Patienten, wo diese Beziehung auf der Grundlage pflegerischer Fachkompetenz gelingen konnte und nicht zufälliges Ergebnis funktioneller Organisation war» (Arndt, 1995, S. 82).

> «Jede professionelle pflegerisch-therapeutische Beziehung zeichnet sich aus durch Verantwortlichkeit, Verläßlichkeit, Verbindlichkeit, Beständigkeit, Tiefe und Intimität, durch Respekt und Vertrauen. Diese Merkmale implizieren eine Art Gegenseitigkeit und Gleichwertigkeit, bei der keine der an der Beziehung teilnehmenden Personen wegen der Beziehung Defizite erleidet. [...] Die Pflegeperson als Generalistin erzielt ihre Wirkung bzw. erfüllt ihren Auftrag dann, wenn es ihr gelingt, die Identität des Patienten zu entziffern und den Schlüssel zu ihm zu finden. Dies setzt voraus, daß ihre Wahrnehmung nicht a priori durch eine inhaltlich prägende Theorie gelenkt wird, sondern daß sie auf breiten Fachwissen abgestützt, sensibel, offen und analytisch ist und daß sie die richtigen Fragen stellt» (Käppeli, 1997, S. 9).

### Wissen und Kompetenz der Pflegenden

Leuenberger (1996) befragte sechs Pflegende, was sie empfinden, wenn ein Patient alles hinterfragt und genau informiert sein möchte über das Handeln der Pflegenden (S. 54):

> «Zwar behaupteten die Befragten, sie wollten mündige Patienten, gaben aber gleichzeitig zu, daß es bei ihnen Angst, Unsicherheit, Bedrohungs- und Ohnmachtsgefühle auslöst, wenn ein

Kranker dann tatsächlich ihr Handeln hinterfragt. Aussagen wie ‹es gibt oft Situationen, in denen ich mich persönlich angegriffen fühle›, oder ‹Dann fühle ich mich verunsichert und habe das Gefühl, daß er nicht gut findet, was ich da mache›, verdeutlichen das Dilemma.»

Den persönlichen Aspekten der Überforderung stehen fachliche Unsicherheit und mangelndes Fachwissen gegenüber. Werners Untersuchung (1997) bestätigt, daß fachliche Unsicherheiten (z. B. Kommunikation, Begleitung in Krisensituationen) im Umgang mit dem Patienten das Umsetzen des patientenorientierten Pflegeverständnisses stören. Unsicherheiten im Verhalten zum Patient werden in diesen Situationen als überfordernd empfunden (S. 139). Ausbildung, Fachwissen, Reflexion der Praxis bewirken eine größere Sicherheit (siehe auch Urfer, 1991; Werner, 1997). Raatikainen (1996) stellte in ihrer Untersuchung fest, daß die Pflegenden, die ein hohes Fachwissen hatten, dieses bezüglich physischen, geistigen und sozialen Bedürfnissen der Patienten besser anwenden konnten als Pflegende mit weniger Wissen. Dies wiederum wird vom ICN bestätigt, wenn er spezifische Fortbildungen fordert (1995, S. 16): «Eine ungenügende Vorbereitung des Personals auf Gewaltsituationen verstärkt das Auftreten von Gewalt; wohingegen entsprechend ausgebildetes Personal weniger häufig verletzt wird als andere. Eine entsprechende Fortbildung sollte deshalb folgende Aspekte beinhalten:

- Statistiken über die tatsächliche Gefährdung
- juristische und ethische Rechte und Pflichten der Beschäftigten und des Managements
- Einstellung und Maßnahmen des Arbeitgebers hinsichtlich der von Patientinnen und Patienten ausgehenden Gewalt
- medizinische, psychische und soziale Ursachen für aggressives Verhalten
- auslösende Faktoren für Gewalt
- der Ablauf der Gewaltsituation
- Merkmale potentieller Gewaltsituationen
- Techniken, um gewalttätiges Verhalten zu stoppen
- Techniken der Konfliktlösung
- Kommunikationstechniken und Selbstsicherheitstraining
- Techniken medizinischer und physischer Intervention
- Verhalten und Analyse nach einem Vorfall».

## 5.2 Wie gehen Pflegende mit ihrer Macht um?

Die Frage, welchen Belastungen die Pflegenden ausgesetzt sind, wird uns zum Umgang mit den Belastungen führen. Gemäß Farrel (1999) nennen Pflegende folgende Themen, die für sie als am meisten belastend empfunden werden: Tod und Sterben, Arbeitsbelastung, Zeitdruck, mangelnde Unterstützung, Konflikte mit anderen Pflegenden und Ärzten, Ungewißheit bezüglich Behandlung und Informationsstand der Patienten, Rollenkonflikte und -unsicherheiten, eigene Erwartungen erfüllen (Angst vor Fehlern). Zusätzlich zu diesen allgemeinen Themen kommt die spezifische Belastung im Umgang mit Wut und Aggressionen durch Pflegende selber und Patienten. Wie können Pflegende mit diesen Belastungen umgehen?

> «Alle Auffassungen von Streß gehen davon aus, daß Streß ein Ungleichgewicht im Verhältnis Mensch und Situation darstellt – ein Ungleichgewicht zwischen den Anforderungen und den Möglichkeiten, diese Anforderungen zu bewältigen» (Semmer, 1998, S. 36).

Abgesehen vom individuell verschiedenen Vorgehen von Mensch zu Mensch im Umgang mit Belastungen, findet man in der Literatur zwei Arten des Streßmanagements: Problembezogenes Coping (aktive Veränderung der Situation) zielt darauf ab, das Problem selbst in den Griff zu bekommen. Emotionsbezogenes Coping (z. B. Leugnen, Ablenkung, Distanzieren) zielt demgegenüber darauf ab, die eigene Streßreaktion in den Griff zu bekommen.

Beide Bewältigungsformen können sowohl gedanklich erfolgen oder durch Handeln. Welche Art ist sinnvoller? Wenn man so gestreßt ist, daß man kaum einen klaren Gedanken fassen kann, ist emotionsbezogenes Coping sinnvoll, um sich zu beruhigen, damit man wieder handlungsfähig ist. Ebenfalls sinnvoll ist es, wenn keine Handlungsmöglichkeit gegeben ist. «Ist hingegen die Situation prinzipiell veränderbar, dann ist eine Beschränkung auf emotionsbezogenes Coping ungünstig, weil sie die Situation prinzipiell unverändert weiterbestehen läßt» (ebd., S. 56). Ähnliches gilt für die Frage, ob Zuwendung oder Abwendung nützlicher ist. Sich-Ablenken und über andere Dinge sprechen sind Strategien, die sich nicht mit dem Problem oder der eigenen Reaktion beschäftigen; das Gespräch über die Probleme oder die eigenen Reaktionen, die Analyse derselben, sind Beispiele der Zuwendung.

> «Auch hier gilt: Abwendung kann kurzfristig sinnvoll sein, um wieder handlungsfähig zu werden oder auch, um unveränderliche Belastungen ertragen zu können. Zuwendung ist dort nötig, wo Veränderungen möglich sind. [...] Eine zentrale Rolle bei all dem spielt die Frage der Unterstützung durch andere – durch problembezogene Hilfe, durch emotionales Verständnis oder durch soziale Anerkennung und Wertschätzung» (ebd., S. 57)

## Problembezogene Bewältigung

Aggression ist ein normaler menschlicher Impuls, der dazu dient, den eigenen Lebensraum und die Lebensnotwendigkeiten sicherzustellen (Ressel, 1995, S. 132f).

> «Wenn diese Lebenssphäre bedroht oder verletzt wird, gerät die Aggression natürlicherweise zur Wut. Diese Wut ist gesund, sie macht handlungsfähig und führt damit zur Auseinandersetzung und im besten Fall zur Lösung des Konflikts – was sie dann sofort verrauchen läßt. Allerdings ist das Empfinden von Aggression und Wut, und erst recht der Umgang damit, nur selten so klar und eindeutig.»

Denn die Grenze zwischen positiver und negativer Aggression ist fließend und oftmals für viele nicht faß-, beziehungsweise spürbar. Kaiser (1993) gibt zu bedenken (S. 99):

> «über das Thema Gewalt und Aggression im Bereich der Pflege muß mit großer Sorgfalt und Behutsamkeit geredet werden. Weil Aggressionen aus der Sicht der Nächstenliebe (Berufsethos) total und radikal verwerflich sind, wird oftmals darüber nicht gesprochen. Wer aggressiv wird, wem einmal die berühmte Hand ausrutscht, der muß mit einer moralischen Verurteilung und Ächtung rechnen. Deshalb ist es vorteilhafter, in der Meinung vieler, das Thema Gewalt überhaupt nicht zu erwähnen. Langfristig führt diese verheimlichte Gewalt jedoch zu immer stärkerer Unzufriedenheit und Frustrationen.»

> «Menschen, die ihre Wut unterdrücken und auf jeden Fall Harmonie bewahren wollen, stellen sich oft nicht ihrer Realität oder glauben sie nicht ertragen zu können. Sie neigen dazu, sich selbst und anderen etwas vorzumachen, und ziehen die Verleugnung oder die Opferrolle mit Hilflosigkeit und Handlungsunfähigkeit vor» (Ressel, 1995, S. 132f).

In dem Augenblick allerdings, in dem wir die Wut gegen uns oder andere gesundheitsschädigend einsetzen, wird sie bedrohlich. Konstruktiv mit aggressiven Gefühlen umzugehen bedeutet, Unbehagen, Verzweiflung und beginnende Wut frühzeitig wahrzunehmen, bevor sich ein unüberschaubarer Berg angestaut hat, die Ursachen zu erkennen und sich dem Konflikt zu stellen. Aggressionen dürfen nicht durch überhöhte moralische Ansprüche verdeckt werden, sondern man muß offen darüber reden können. Es braucht dazu Gesprächspartner, die einen nicht verurteilen, sondern verstehen. Vertrauen ist die Voraussetzung für Ehrlichkeit und Offenheit. Indem ich über meine Aggressionen spreche, lerne ich auch, sie wahrzunehmen, mit ihnen umzugehen. Kessler ist aufgrund ihrer Erfahrung als Pflegedienstleiterin der Meinung, daß sich das Klima verbessert, wenn über Gewalt gesprochen werden darf, denn wenn Gewalt kein Thema sein darf, wird sie versteckt ausgeübt (Pro mente sana, 1997).

Ressel meint (1995, S. 132): «Echte Friedfertigkeit beginnt im eigenen Inneren und entsteht nie durch die Vermeidung von Konflikten, sondern ausschließlich durch den bewußten Umgang damit.» Bedeutet das nun, daß Pflegende immer nachgeben, in jedem Fall Frieden stiften müssen? Nein! Wer Aggression verstehen will, muß die nachfolgende Versöhnung mit erkunden. Friedensfähigkeit des Menschen kann doch auf keinen Fall heißen, jeden Streit und jeden Kampf zu vermeiden. Friedensfähigkeit kann nur heißen, mit der natürlichen Aggression fertig zu werden und zu lernen, jede Auseinandersetzung rechtzeitig und mit den richtigen Mitteln zu beenden.

Ich erinnere mich an einige Situationen, wo Pflegende vergebens mit allen Mitteln versuchten, einen einvernehmlichen Weg zu finden mit Patienten, die sich in keiner Art und Weise einordnen wollten, Lärm machten, Mitpatienten störten, sich an keine Abmachungen hielten. Ein Pflegender im Psychiatriebereich stellt Fragen zu seinen Rechten (Peter & Kessler, 1995, S. 74):

> «Ich frage, welche Rechte habe ich, wenn der gleiche Patient mich oder die anderen Pflegepersonen als ‹Nazi-Bruder, Arschl... oder Gauner› bezeichnet, nur weil er aufgefordert wird, sich an die Hausordnung zu halten? Ich frage, welche Rechte hat jene Schwester, die vom gleichen Patienten als ‹Hurenweib und Sauv...› bezeichnet und zusatzlich körperlich bedroht wird, nur weil sie seine Ressourcen aufnimmt und fördern möchte? Auch wenn dieses Beispiel bei vielen als ‹spezieller Fall› oder als ‹nicht so ernstzunehmendes Vorgehen› bezeichnet wird, bedeutet es für mich die totale Realität! Eine Realität, mit der jede/jeder zu rechnen hat.»

In diesen Situationen ist es sicher sinnvoll und notwendig ganz klar *Grenzen aufzuzeigen*. Kanzow (1994, S. 178) schildert ein übertragbares Beispiel aus einem anderen Bereich: Wenn sich z. B. ein Diabetiker nicht an die Diätverordnungen hält und ständig Süßigkeiten nascht, ist es sinnvoll, den Patienten respektvoll über die Erwartungen des Krankenhauses aufzuklären

> «und zu versuchen das Gemeinsame – nämlich das Behandlungsziel – zu stärken oder vorschlagen, sich zu trennen, weil kein vertretbarer Nutzen derzeit zu erkennen sei. Dabei bleibt die Achtung und Würde des anderen Menschen unbeschadet. Da kein Mensch und auch nicht einer in einem helfenden Beruf die Verantwortung für das Glück oder Unglück eines anderen erwachsenen Menschen auch nicht in einer solchen Situation übernehmen kann, wird der Pflegende auf ein Helfen verzichten müssen – verzichten müssen ohne nachtragend zu sein. Das Nachtragen steht ihm nicht zu, weil ein Patient wie ein anderer Mensch anders, als ich es möchte – und sei es in meinen Augen auch falsch – handeln darf. Und, wenn ich es ihm nicht nachtrage, bleibe ich auch frei, ihn in einer anderen Situation wieder annehmen und ihm helfen zu können. Dieser Weg von der Vorstellung der Autonomie des Patienten zur Fähigkeit, das Gegenüber in seiner Eigenheit zu respektieren, ist mit Zweifeln und Enttäuschungen gepflastert, er schafft aber Klugheit, Freiheit, Rücksicht und Verläßlichkeit.»

Er meint, daß jeder Patient seinen eigenen Weg finden und gehen muß, «der respektiert werden kann, und das gilt, auch wenn oft zu betrauern ist, daß vieles zu bescheiden, armselig und unvernünftig verläuft» (ebd.).

Problembezogenes Coping läßt sich in **Tabelle 2** zusammenfassen (Semmer, 1998):

**Tabelle 2:** Problem-Management

|  | **Zuwendung** | **Abwendung** |
|---|---|---|
| Denken | Durchdenken, Prioritäten setzen, Planen, Ziele ändern | sich auf eine andere Aufgabe konzentrieren |
| Handeln | Problem bearbeiten, z. B. unangenehme Aufgaben erledigen, Streit beenden | andere Dinge bearbeiten |
| Soziale Aktivität | Problem mit anderen besprechen | gemeinsam etwas unternehmen, |

## Emotionsbezogene Bewältigung

Die folgenden zwei Situationen zeigen das Spektrum von Macht und Ohnmacht. In beiden Situationen müssen Emotionen bewältigt werden.

> «Zum zehnten Mal in einer Stunde hat ihre ‹Lieblingspatientin› geklingelt. Sie sind entnervt, könnten Schreien vor Wut, haben das Gefühl, irgend etwas gegen die Wand schmeißen zu können. Was nun?» (Kerres & Falk, 1996, S. 176).

Viele Pflegepersonen können mit diesen negativen, aggressiven Reaktionen schlecht umgehen, denn

> «wenn sie eigentlich Dankbarkeit für ihre Arbeit und Bemühungen erwarten und nichts als Schimpfen und Reklamieren zurückbekommen, wird die Frustration groß. Sie ziehen sich emotional zurück, werden demotiviert und abgestumpft. Konfrontation, versteckte oder offene Aggression können sich manifestieren» (Fuhrer-Burkhard, 1995, S. 57).

Andersen (1987, S. 130) erzählt:

> «Eine Frau, mir an Jahren und Lebenserfahrung weit voraus, sagte mir in einem langen Gespräch: Gelegentlich muß man als Helfer einfach zusehen, weil man es nicht ändern kann, wenn es jemandem schlecht geht. Man muß die Erkenntnis aushalten, daß daran nichts zu ändern ist. Zusehen bedeutet begleiten, teilnehmen, anteilnehmen und aushalten, wenn sich die Situation anders als gewünscht entwickelt. Zusehen heißt auch sich vom Anspruch befreien, dem Patienten ein Patentrezept mit Erfolgsgarantie mitzugeben und auch kein schlechtes Gewissen haben, weil es mir momentan gut geht. Zusehen ist nicht gleichzusetzen mit Nicht-helfen-können, denn: Ich kann Frau L. aber helfen. Nicht, indem ich ihr ihren Krebs abnehme, sondern indem ich sie ein Stück in ihrem Leid begleite. Weniger sollte ich nicht für sie tun. Aber: Mehr kann ich nicht für sie tun, und damit muß ich mich bescheiden.»

Fetz (1995, S. 106) erwähnt sehr treffend:

> «Zur Auseinandersetzung mit der Macht gehört auch jene mit der eigenen Ohnmacht. Manchmal sind wir einfach ohnmächtig. Manchmal liegt es nicht in unserer Macht – nicht in der individuellen, nicht in der gemeinsamen – jetzt und sofort etwas zu ändern. Das tut weh. Aber auch

damit müssen Frauen [...] leben lernen. Trotz allem Mut, trotz allem Einsatz: Manchmal ist etwas einfach nicht zu ändern.»

Welche Möglichkeiten gibt es nun, mit den unterschiedlichen Emotionen umzugehen? Da man auch an negativen Beispielen lernen kann, folgen zuerst einige Abwehrmechanismen im Umgang mit *psychischen Belastungen:*

- Vermeidung: Das Belastende – der engere menschliche Kontakt mit dem Patienten, seinen Forderungen und Wünschen, Klagen und Leiden – wird vermieden. Statt dessen wendet man sich den Apparaten zu, kümmert sich ums Sterilisationsgut, die Bestellungen von Medikamenten und medizinischem Sachbedarf. Tausend Dinge gibt es da, die alle wichtig und nützlich sind und auch getan werden müssen.

- Verleugnung auf der Gefühlsebene: Hier wird betont ruppig und rauh geredet. Einem Patienten wird beispielsweise nicht ein starkes Beruhigungsmittel gegeben, sondern er wird «abgeschossen». Mit solchen Vokabeln entsteht eine gefühlsmäßige Distanz, die manchmal vieles erträglicher macht. Zur Verleugnung auf der Gefühlsebene gehört für mich auch der oft sehr deplaziert wirkende Humor, hinter dem eine Schwester oder ein Pfleger die inneren Weichteile zu verschanzen sucht.

- Aktivismus: Man ist ständig in Bewegung, in Aktion, rennt geschäftig herum, putzt hier ein bißchen, räumt da ein bißchen auf, hilft dieser Kollegin, packt da mit an. Überschrift: Bloß nicht zur Ruhe kommen, dann könnten ja Gedanken und Gefühle hochkommen, die ich nicht will!

- Verschiebung: An allem möglichen wird herumgenörgelt: Die Heizung müßte mal wieder gestrichen werden, alles wäre erträglicher, wenn sich endlich ein striktes Rauchverbot auf der Station durchsetzen ließe, am schlimmsten ist das schwere Heben. Es wird gemeckert und geschimpft, dann braucht man sich mit dem «Eigentlichen» nicht zu befassen.

All diese Verhaltensweisen können vorübergehend nützlich und hilfreich sein. Auf die Dauer werden sie nicht greifen (Andersen, 1987, S. 103).

Positive Möglichkeiten sind sicher einige bekannt (siehe auch Tausch, 1989, und Hartdegen 1996):

- sich ein «Time-out» nehmen: den Raum verlassen, notfalls eine Kollegin bitten, die Arbeit zu beenden, einmal um den Block gehen oder auf die Toilette
- die Wut auf dem Balkon, im Auto, im Wald, beim Squash hinaus schreien
- Erholung nach seelischen Belastungen, verschiedene Formen der Entspannung: Musik hören; körperliche Tätigkeiten; Entspannung bei leichten Arbei-

ten; Ablenkende Außenaktivität; Freundschaften, Hobbies pflegen; Unterhaltung; ein gutes Buch, Theater, Film, Funk; Meditation; Entspannungsübungen

- Suche nach persönlichen Energiequellen, um wieder «aufzutanken» (Urlaub, Spaziergang mit Freundin, Kauf von Lieblingsblumen)
- Selbstklärung (Tagebuch schreiben); Gespräche mit anderen zur Klärung der eigenen Reaktion und der Situation (Gespräche mit Freunden, Partner, Kollegen)
- Unterstützung durch kollegiale Beratung, Teambesprechung, Supervision, Balint-Gruppen (ethische Dilemmata exemplarisch behandeln z. B. Anbinden und Sicherheit versus Autonomie; Reflexion von Beispielen aus dem Alltag mit schwierigen Patienten, Gewaltsituationen)
- mentale Vorbereitung auf schwierige Situationen
- Annehmen der Realität und Loslassen von Unerreichbarem

«Wer in schwierigen Situationen darauf zählen kann, daß andere helfen oder – was häufig sogar noch wichtiger ist – verständnisvoll reagieren, erlebt diese Situationen weniger belastend» (Semmer, 1998, S. 46).

**Tabelle 3:** Gefühls-Management (Semmer, 1998)

|  | **Zuwendung** | **Abwendung** |
|---|---|---|
| Denken | sich über seine Gefühle klar werden | an schöne Dinge denken, Entspannungsübungen |
| Handeln | Gefühle kontrollieren z. B. freundlich bleiben, trotz Ärger, «bis zehn zählen», einmal darüber schlafen | sich was Schönes gönnen z. B. Spaziergang, Musik, Hobby, Trinken, Essen, Rauchen |
| Soziale Aktivität | über die eigenen Gefühle reden | über Erfreuliches reden z. B. schöne Erinnerungen/Pläne |

Zusammenfassend haben wir gesehen, daß die positiven Folgen von Aggression und Wut zu mehr Kraft zum Widerstand und mehr Selbständigkeit verhelfen können. Wahrscheinlich könnten diese Erfolge auch auf nicht-aggressivem Weg erreicht werden.

Die Folgen von nicht ausgelebter Aggression sind entgegen der allgemeinen Annahme nicht gefährlich, sondern günstig, da eine Verschlechterung der Beziehung und eine allfällige ungerechte Behandlung von Menschen vermieden wird. Allerdings ist es notwendig, die Aggression nicht in sich hineinzufressen (seelisch-körperliche Spannungen), sondern durch verschiedene Techniken zu verarbeiten (vgl. Tausch, 1989, S. 250ff).

## Macht, Gewalt von Pflegenden gegenüber Patienten

Negative Folgen von Aggression sind, wenn wir uns zu Aktivitäten hinreißen und uns und andere beeinträchtigen. Die von der Aggression Betroffenen sind verletzt, beleidigt, fühlen sich beeinträchtigt. Wir können uns bei Ärger, Zorn und Wut «vergessen». Unsere Wahrnehmung, unser Denken und unser Bewußtsein werden durch die aggressiven Emotionen eingeschränkt. Im Zustand hoher Erregung handeln wir so, wie wir sonst nie handeln würden. Oft ist es so, daß wir im nachhinein bedauern, wie wir gehandelt haben.

Broccard, Hausleiter der Therapeutischen Wohngemeinschaft Soteria Bern, schildert aus pflegerischer Sicht, wie es ihm bei Gewaltsituationen ergeht. Es wird ihm bei seiner Innenschau bewußt, wie vielfältig, widersprüchlich und verwirrend seine Reaktionen auf eine eher kleine Begebenheit mit körperlicher Gewalt ist. Er empfindet dabei auf rationaler Ebene, daß er richtig gehandelt hat zum Schutz einer Patientin. Trotzdem fühlt er sich nicht gut, er schwitzt, zittert, sein Körper ist verkrampft, er ist wütend auf die Frau. Er beschreibt aber auch Kitzel, ein Prickeln, es war spannend und eine primitive Freude, daß er die Auseinandersetzung gewonnen hat. Und wiederum gegenteilige Gefühle, er schämt sich, weil er seine körperliche Überlegenheit ausgenutzt hat (Pro mente sana, 1997).

Bei der Reflektion der Situation mit einer schwierigen Patientin gesteht eine Pflegende ihre aggressiven Gefühle (Schmidli, 1995, S. 67):

> «Als die Patientin mir nicht zuhören wollte, als ich keinen Zugang zu ihr fand, spürte ich die Aggression in mir wachsen. Ich hätte Frau H. am liebsten geschüttelt. Sie sprach aus, was ich mir kaum einzugestehen gewagt hatte. Auch ich hatte aggressive Gefühle gehabt, als Frau H. meinte, die anderen Schwestern und ich wollten sie umbringen. Zum erstenmal sprachen wir über unsere Ängste. Wir hatten Angst, in unserer Aggression etwas Falsches zu sagen oder zu tun. Wir hatten vor allem panische Angst davor, handgreiflich zu werden. Ich hatte nur ein einziges Mal erlebt, wie eine Schwester einen Patienten geschüttelt hatte, weil er sie ‹rasend› gemacht hatte. Diese Schwester hatte nachher geweint und konnte sich kaum erholen. Sie schämte sich entsetzlich.»

Gogl (1996) erwähnt länger dauernde Auswirkungen auf die Pflegenden, wenn sie Gewalt anwenden:

> «Es ist klar, daß Maßnahmen und Handlungen wider das Verständnis oder den Willen des Anbefohlenen die Beziehung zwischen Zwingenden und Gezwungenen schwer belasten. Noch nach Jahren sind Erinnerungen wach, weil Gefühle der Ohnmacht, vielleicht auch von Schuld das Vergessen schwierig machen. Gewöhnlich werden solche beruflichen Erinnerungen in die letzte Ecke pflegerischen Fühlens und Denkens verdrängt und bleiben unreflektiert, was sehr zu bedauern ist. Ich halte es für möglich, daß der mehr oder weniger regelmäßige und unreflektierte Gebrauch einschränkender Pflege zu einer abstumpfenden Gewöhnung führt, die bei uns Pflegenden wichtige Eigenschaften wie Einfühlungsvermögen und Sensibilität zuschüttet.»

Aufgrund dieser Situation fordert Schützendorf (1994, S. 58):

> «Es wird höchste Zeit für die Einsicht, daß Mitarbeiter in der Pflege jemanden benötigen, der sie begleitet, der ihnen hilft, jeden Tag aufs neue einen gangbaren und möglichst gewaltfreien Weg für den schwierigen Umgang mit pflegebedürftigen Menschen zu finden. Menschliche Beziehungen sind nicht planbar. Weil dem so ist, wird es keine Lösung für eine Pflege ganz ohne Gewalt geben können. Da helfen keine Anordnungen, Gesetze und schon gar keine Ideale. Pflegende wissen ja durchaus, was sie sollen, allein sie schaffen es nicht, ihren Idealen gerecht zu werden. [...] Es bedarf Mitarbeiter in der Pflege, die die Pflegenden pflegen, die diese nicht mit den ihnen anvertrauten Menschen alleine lassen und die sich sowohl zum Anwalt der Pflegebedürftigen als auch der Pflegenden machen.»

> «Nur dort, wo die Aggression einkalkuliert, wo mit ihr gerechnet wird, wo über sie diskutiert werden kann, ist wahre Nächstenliebe möglich. Damit geschieht keine Kultivierung der Aggression, vielmehr beabsichtigt ist eine ‹Beherrschung› der Aggression zum Wohle der Patienten und Patientinnen und zum Wohle der Pfleger und Pflegerinnen» (Kaiser, 1993, S. 101).

Zum Schluß die Quintessenz der vielen Erläuterungen im Umgang mit Macht (Kaiser, 1993, S. 101):

> «Aggression und Wut sind für mich nichts Verwerfliches, vielmehr eine echte Chance, um das eigene Handeln, Denken und Fühlen überdenken zu können. Diese Chance kann genutzt, aber auch vertan werden.»

## 6. Pflegende als Betroffene von Macht und Gewalt durch Patienten

Farrell (1999) zeigt in ihren Studien, daß die Pflegenden von Aggressionen durch Kolleginnen stärker betroffen sind als durch die von Patienten und deren Angehörigen. Dies wird von den Pflegenden als am meisten belastend beschrieben. Jedoch bereits an zweiter Stelle werden die Belastungen durch Aggressionen von Angehörigen und Patienten genannt.

Eine 1990 im US-Bundesstaat Pennsylvania durchgeführte Untersuchung zeigte, daß Gewaltsituationen früher fast ausschließlich auf psychiatrischen und Notfallstationen auftraten. Das hat sich inzwischen deutlich geändert. Eine Zunahme von Gewalt ist in allen Einrichtungen des Gesundheitswesens zu verzeichnen, unabhängig davon, ob sie sich in städtischen oder ländlichen Gebieten befinden. Auch sexuelle Belästigung tritt in einer alarmierenden Rate auf. In diesem Zusammenhang ist es wichtig, darauf hinzuweisen, daß «Fälle sexueller Belästigung nicht als isolierte Übergriffe betrachtet werden sollten. Oftmals ist es so, daß erste Belästigungen, die nicht ernst genommen oder sogar übergangen werden, mit der Zeit eskalieren und schließlich zu einer ernsthaften Bedrohung werden» (ICN, 1995, S. 6).

Verschiedene Studien lassen den Schluss zu, daß «das Hauptrisiko für Angehörige der Gesundheitsberufe von einem kleinen Prozentsatz von PatientInnen ausgeht, die bereits eine gewalttätige Vorgeschichte haben. So konnte in einer in den USA durchgeführten Untersuchung die Zahl physischer Übergriffe allein dadurch entscheidend minimiert werden, daß in den Patientenakten vermerkt wurde, wenn diese bereits vorher aggressives oder störendes Verhalten gezeigt hatten. Damit wird deutlich, wie wichtig auch in diesem Zusammenhang die vollständige Erhebung von Patientendaten ist» (ICN, 1995, S. 13; siehe auch Hartdegen, 1996, S. 91, und Scharfetter, 1991, S. 249, bezüglich Anzeichen beginnender Gewalt).

In vielen Kulturen ist die verbale und physische Gewalt gegen ebenso wie die sexuelle Belästigung von Frauen immer stillschweigend akzeptiert worden (ebd., S. 12 ff):

> «Beschwerden von Krankenschwestern wurden demzufolge heruntergespielt, lächerlich gemacht oder mit dem Hinweis auf die ‹menschliche Natur› abgetan. Der Druck, der auf männliche und weibliche Opfer ausgeübt wird, um sie davon abzuhalten, solche Vorfälle bekanntzumachen, ist enorm. [...] Die traditionelle paternalistische *Einstellung des Managements* gegenüber den Pflegenden führt dazu, daß Pflegende sich abhängig und hilflos fühlen und somit Schuldgefühle entwickeln, wenn sie mit einer Gewaltsituation nicht umgehen können. Damit ist die Bestrafung des Opfers eingeleitet. Das Management muß eindeutig zeigen, daß Gewalt, Beschimpfungen oder sexuelle Belästigungen nicht toleriert werden, und dies mit entsprechenden Vorschriften und Verfahrensweisen dokumentieren. Nur so kann eine solche Haltung Bestandteil des Verhaltenscodes aller Beschäftigen werden.»

Ein positives Betriebsklima, das sich gewalthemmend auswirkt, kann u. a. durch folgende Schritte erreicht werden:

- Das Management unterrichtet das Personal über seine Rechte und rechtlichen Verpflichtungen
- Sicherheitsmaßnahmen müssen von allen Beteiligten entwickelt werden
- Entscheidungen über die Aufnahme oder Entlassung gewaltbereiter Patienten werden gemeinsam von Ärztinnen/Ärzten und Pflegenden getroffen
- Eine angemessene Personalausstattung muß gewährleistet sein, da bekannt ist, daß Aushilfspersonal häufiger in Gewaltsituationen gerät
- Infrastrukturen zu Betreuung Betroffener (u. a. medizinische Versorgung, Beratung, Betreuungsteams, denen auch Psychologinnen angehören) müssen zugänglich sein.

Die *unmittelbare Reaktion* der Betroffenen auf Gewalt kann von totaler Passivität bis zu physischer Gegenwehr reichen. Viel zu häufig nehmen Pflegende Beschimpfungen und Gewalt allzu passiv als «Teil ihrer Arbeit» hin. Diese Einstellung wird leider von der Öffentlichkeit und einem Teil der Richter und Anwälte geteilt.

Um Gewalt zu vermeiden, ignorieren viele Krankenschwestern Beschimpfungen durch Patientinnen und Patienten. 25 bis 35% befragter Krankenschwestern in Kanada hielten das für ein sehr hilfreiches Verhalten. Ein solches Verhalten beeinflußt das Verhältnis zwischen Pflegenden und Patienten massiv und ist alleine deshalb zu hinterfragen. In derselben Befragung zeigte sich, daß die meisten Pflegenden sich verbal verteidigten und dies als sehr hilfreich zur Vermeidung von weitergehender Gewalt einschätzten. Zur körperlichen Verteidigung gingen die wenigsten über. Allerdings sagten 80% derer, die sich gewehrt hatten, daß dies eine hilfreiche Methode war. Der Einsatz physischer Gewalt ist insofern problematisch, als er ethische und rechtliche Aspekte berührt. In der obengenannten kanadischen Studie gaben 70% der Befragten an, daß sie körperliche Gewalt zur Abwehr von Angriffen für unangemessen hielten (ICN, 1995, S. 7).

Die Auswirkungen von *verbaler* und *physischer Gewalt* sollten nicht unterschätzt werden. Der destruktive Charakter von Gewalt (Schock, Nicht-Glauben-Können, Schuld, Wut, Depression, Angst, körperliche Verletzungen, Verlust der Selbstachtung, Vermeidungsverhalten, das sich negativ auf die Arbeit und damit auf die Pflegequalität auswirkt) wirkt sich nicht nur auf die Opfer, sondern auch auf die Zeugen von Gewaltsituationen aus. Sogar Kolleginnen, die nicht Zeuginnen eines solchen Geschehens waren, können dieselben posttraumatischen Streßsymptome entwickeln wie die Opfer selbst. Die Spuren solcher Vorkommnisse sind sowohl kurz- als auch langfristig zu verfolgen. Bis zu sechs Wochen nach dem physischen Angriff sind leichte bis eher schwere traumatische Reaktionen der Opfer zu beobachten. Selbst ein Jahr später leidet ein Teil der Opfer immer noch. Ganz offensichtlich beeinträchtigt die Konfrontation mit Gewalt das private und das berufliche Leben der Opfer. Sie verändert ihr Leben und ihr berufliches Verhalten (vgl. ICN, 1995, S. 9).

## Literatur

Andersen, S. (1987): Herzalarm. Beruflicher Druck – persönliche Konflikte: Schwestern und Helfer im Krankenhaus. Stuttgart: Kreuz Verlag
Arbeitsgruppe Interkulturelle Pflege (1997): Kopf draußen – Füße drin. Wie erleben Patienten aus anderen Kulturen das deutsche Gesundheitswesen? *Pflege* 10: 193–198
Arndt, M. (1996): Des Lebens Wert – Ethik in der Pflege. Innsbruck, Kongreßband des 11. Österreichischen Krankenpflegekongresses, S. 80–83
Arnold D. (1996): Krankenpflege und Macht. Anwendung sogenannter poststrukturalistischer Theorie auf die Analyse der Machtverhältnisse im «Frauenberuf» Krankenpflege. *Pflege* 9 (1):72–79
Bauer, I. (1996): Die Privatsphäre der Patienten. Bern: Verlag Hans Huber
Baumgart, R.; Eichener, V. (1991): Norbert Elias zur Einführung. Hamburg: Junius Verlag
Beeler, R. (1996): Das Pflegepersonal zwischen Arzt und Patient. *Schweizerische Rundschau für Medizin (Praxis)* 85 (14): 454–458
Brechbühler, M.; Arm, F. (1995): Weine nicht, aber schreie! *Krankenpflege* 4: 70–72

Carpenito, L. J. (1995): Nursing diagnosis: Application to clinical practice. Philadelphia: Lippincott
Dieck, M. (1987): Gewaltanwendung durch Familienangehörige. *Altenpflege* 9: 557–560
Doenges, M. E.; Moorhouse, M. F. (1994): Pflegediagnosen und Maßnahmen. Bern: Verlag Hans Huber
Elsbernd, A.; Glane, A. (1996): Ich bin doch nicht aus Holz. Berlin: Ullstein Mosby
Farrell, A. G. (1997): Aggression in clinical settings: Nurses' views. *Journal of Advanced Nursing* 25: 501–508
Farrell, A. G. (1999): Aggression in clinical settings: Nurses' views – A follow-up study. *Journal of Advanced Nursing* 29 (3): 532–541
Fetz, A. (1995): Wege. Pfade durch den Dschungel des öffentlichen Engagements. Pendlerinnen zwischen zwei Welten. In: Eidg. Büro für die Gleichstellung von Frau und Mann (Hrsg.): Frauen auf dem öffentlichen Parkett. Handbuch für Frauen, die Einfluß nehmen wollen. Bern: eFeF Verlag, S. 96–123
Fink-Eitel, H. (1992): Foucault zur Einführung. Hamburg: Junius Verlag
Fuhrer-Burkhard, B. (1995): In den Zwängen einer Pflegeinstitution. *Krankenpflege* 4: 54–57
Galbraith, J. K. (1989): Anatomie der Macht. München: Heyne Verlag
Glaus, H. (1995): Machtausübung im Pflegealltag. Eine Analyse von alltäglichen Pflegesituationen. Diplomarbeit Kaderschule Aarau, Kurs L 5.2
Gogl, A. (1996): Freiheit versus Sicherheit. *Pflege* 9 (4): 287–292
Günter, A. (1995): Autonomie und die Illusion von Freiheit. Exkurs über die historische und soziale Wandlung eines Ausdrucks. *Krankenpflege* 8: 72–76
Hartdegen, K. (1996): Aggression und Gewalt in der Pflege. Stuttgart: Fischer Verlag
Heim E.; Willi J. (1986): Psychosoziale Medizin. Heidelberg: Springer Verlag
Heuer, A. (1993): Zwischenmenschliche Beziehungen in der Pflege. Die Pflegetheorie von Hildegard Peplau. Aarau: Kaderschule für Krankenpflege
Hirter-Meister, K. (1993): Der Schmerz und seine Bedeutung. In: S. Käppeli (Hrsg.): Pflegekonzepte. Gesundheits-, entwicklungs- und krankheitsbezogene Erfahrungen. Bern: Verlag Hans Huber
Hoffmann-Nowotny H. J. (1990): Gesellschaft und Individuum. Bestimmungsgründe des Individualisierungsprozesses. In: Engadiner Kollegium (Hrsg.): Macht – Ohnmacht. Zürich: M&T Verlag
Höhn, M. (1995): Häusliche Pflege ... und sich selbst nicht vergessen. Was pflegende Angehörige wissen sollten. Köln: Papyfossa Verlag
International Council of Nursing (1995): Leitfaden zum Umgang mit Gewaltsituationen im Pflegealltag. Eschborn: Deutscher Berufsverband für Pflegeberufe e.V.
Kaiser, H. (1993): Zwischen Liebe und Aggression. Zur Ethik pflegerischen Handelns. *Pflege* 6 (2): 96–101
Kanzow, W. T. (1994): Der schwierige Patient. In: T. Kruse, H. Wagner (Hrsg): Ethik und Berufsverständnis der Pflegeberufe. Heidelberg: Springer Verlag, S. 175–180
Käppeli, S. (1984): Towards a practice theory of the relationships of self-care needs, nursing needs and nursing care in the hospitalised elderly. Dissertation, University of Manchester
Käppeli, S. (1994): Pflegediagnosen in der Akutpflege. Universitätsspital Zürich
Käppeli, S. (1997): Der Einfluß psycho-dynamischer Pflege auf die Pflegeperson. Referat an den Irseer Gesprächen

Kerres, A.; Falk, J. (1996): Gewalt in der Pflege. Sensibilisieren Sie sich auf den Umgang mit den eigenen Aggressionen! *Pflegezeitschrift* 3: 174–177

Kesselring A. (1996): Stimmiges und Unstimmiges über den Gebrauch von Theorien und Modellen in der Pflegepraxis. Innsbruck, Kongreßband des 11. Österreichischen Krankenpflegekongresses, S. 40–45

Kruse, T.; Wagner H. (1994): Ethik und Berufsverständnis der Pflegeberufe. Heidelberg: Springer Verlag

Lauri, S.; Lepistö, M.; Käppeli, S. (1997): Patients' needs in hospital: nurses' and patients' view. *Journal of Advanced Nursing* 25: 339–346

Leuenberger, C. (1996): Bestärk' den Patienten in seiner Verantwortung. Ein Konzept zur Verstärkung der Ressourcen. *Krankenpflege* 6: 54–58

Moeller, M. L. (1992): Der Krieg, die Lust, der Frieden, die Macht. Reinbek: Rowohlt Verlag

Munzinger, F. (1991): Bedeutung von Vertrauen. Zürich, Diplomarbeit Höhere Fachausbildung in Pflege. Stufe 2, SBK.

Nagel, C. (1995): Gestaltung eines gewaltarmen Milieus im psychiatrischen Pflegealltag. Wunschdenken oder Möglichkeit? *Die Schwester/Der Pfleger* 34 (11): 1010–1015

Panchaud, C. (1995): Kommentar. *Krankenpflege* 4: 54

Peter, M.; Kessler, S. (1995): Patienten haben Rechte – und ihre Pflegepersonen? *Krankenpflege* 4: 73–74

Pro mente sana (1997): Fachtagung Psychiatrie ohne Gewalt – eine Illusion? *Krankenpflege* 2: 20–25

Raatikainen, R. (1996): Macht oder das Fehlen von Macht in der Pflege. *Pflege* 9 (4): 257–266

Ressel, H. (1995): Die Macht der Gewohnheit: von der heilsamen Wirkung unserer täglichen Rituale. Zürich: Kreuz Verlag

Ruthemann, U. (1993): Aggression und Gewalt im Altenheim. Verständnishilfen und Lösungswege für die Praxis. Basel: Recom

SBK (1992): Ethische Grundsätze für die Pflege. Bern

Scharfetter, C. (1991): Allgemeine Psychopathologie. Stuttgart: Thieme Verlag

Schmidbauer, W. (1977): Hilflose Helfer. Über die seelische Problematik der helfenden Berufe. Reinbek: Rowohlt

Schmidli, C. (1995): Zwischen Autonomie und Sicherheitsgefährdung. *Krankenpflege* 4: 63–69

Schröck, R. (1995): Zum moralischen Handeln in der Pflege. *Pflege* 8 (4): 315–323

Schützendorf, E. (1994): Die alltägliche Gewalt in der Pflege. *Die Schwester/Der Pfleger* 33 (1): 54–58

Semmer, N. (1998): Streß am Arbeitsplatz: Merkmale, Diagnose, Auswirkungen und Interventionen. In: G. Steffgen; M. Meis; C. Bollednorf (Hrsg.): Psychologie in der Arbeitswelt. Luxemburg: Editions promoculture, S. 33–64

Tausch, R. (1989): Lebensschritte. Umgang mit belastenden Gefühlen. Reinbek bei Hamburg: Rowohlt Verlag

Urfer-Schumacher, M. (1991): Der Patient weiß am besten, was für ihn gut ist. Die Mitbestimmung des Patienten in seiner Pflege. Zürich, Diplomarbeit Höhere Fachausbildung in Pflege, Stufe 2, SBK

Vontobel, J. (1995): Und bist du nicht willig... Ein neuer Umgang mit alltäglicher Gewalt. Zürich: Werd Verlag

Wandl, R. (1996): Der Patientenanwalt: Seine Aufgaben und Möglichkeiten der Zusammenarbeit mit Pflegepersonen. Innsbruck, Kongreßband des 11. Österreichischen Krankenpflegekongresses, S. 36
Weißer Ring (1996): Angehörige nicht anklagen, sondern entlasten. Bonn, Tagung Dezember
Werner, M. (1997): Das Pflegeverständnis als eine Grundlage zur Entwicklung der Pflegepraxis. *Pflege* 10: 138–143
Zielke-Nadkarni, A. (1997): Einige Überlegungen zur Fachsprache in der Pflege. *Pflege* 10: 43–46

# Aggression/Gewalt

Marlis Glaus Hartmann

## 1. Einleitung

Jeder von uns hat sie einmal mehr, einmal weniger: Aggressionen. Wir können nicht so tun, als ob wir sie nicht hätten, denn sie holen uns meistens in bestimmten Situationen wieder ein. In einem gewissen Ausmaß sind sie Energiespender und somit eine Ressource. In dem Augenblick, wo wir sie gegen uns oder andere schädigend einsetzen, wird sie zur Bedrohung (Rieder, 1996). Es ist deshalb erstrebenswert, die Aggression anzunehmen und zu akzeptieren und in unser Leben zu integrieren.

Pflegende nehmen Aggressionen unterschiedlich wahr. In einer Studie mit 24 Pflegenden einer holländischen psychiatrischen Klinik sahen die meisten sowohl positive wie auch negative Aspekte in den Aggressionen ihrer Patienten (Finnema et al., 1994). Das Wissen bezüglich des Pflegekonzepts Aggression kam umfassender zum Ausdruck, als dies in der Literatur angenommen wird. Die Pflegenden gewichteten situations-, umgebungs- und interaktionsbedingte Faktoren, die das Aufkommen von Aggression begünstigen, deutlich stärker als die NANDA (nordamerikanische Pflegediagnosevereinigung), die die psychischen und lebensgeschichtlichen Faktoren des Individuums stärker betont. Die Mehrheit der Interventionen hatten zum Ziel, aggressives Verhalten durch nicht-restriktive Maßnahmen zu stoppen: Gespräche mit dem Patienten, Beruhigung, Ablenkung.

Rund 15% der hospitalisierten Patienten einer psychiatrischen Universitätsklinik begingen Aggressionshandlungen: Autoaggression, Aggression gegen Mitpatienten und Personal, Beschädigung von Gegenständen (Gerber, 1995). Die große Mehrzahl der Aggressionshandlungen findet auf geschlossenen Akutstationen statt. Das Überwiegen der Altersgruppe zwischen 25 und 35 Jahren war signifikant. In einer Mehrzahl der veröffentlichten Studien überwiegt der Anteil von Männern unter den aggressiv gewordenen Patienten (Gerber, 1995). Aggressive Handlungen kommen gehäuft in den frühen Abendstunden vor. Die deutliche Häufung in dieser Zeit wird mit wenig strukturierten Aktivitäten, gehäuften Kontakten unter den Mitpatienten, reduziertem Personalbestand erklärt. Für einen beträchtlichen Anteil der Pflegenden war der Aggressionsausbruch nicht überraschend, sie sind am häufigsten von Aggressionshandlungen betroffen (Finnema et al., 1994; Gerber, 1995). Die mit Aggressionen konfrontierten Personen fühlten sich überwiegend durch Angst und Bedrohung psychisch belastet. In etwa 30% der Fälle wurde jemand verletzt. Mit den aggressiv handelnden Patienten wurde primär mit einem Gespräch versucht, die Aggressionen einzudämmen, was in über 30% der Situationen zur Beendigung von aggressiven Handlungen führte. Weitere Maßnahmen waren Zwangsisolation (20%) und Zwangsmedikation (5%). Fixationen wurden generell nicht angewendet. Was auffällt in dieser Studie, ist, daß ältere Patienten häufiger isoliert und zwangsmediziert werden als junge Patienten. Außerdem wird die Tatsache bestätigt, daß Patienten, die Bewegungsfreiheit (Teilausgang, freien Ausgang) haben, weniger zu Aggressionshandlungen neigen.

Aggression und Gewalt sind nicht nur Themen der Psychiatrie. Sie sind ein Tabuthema im Pflegebereich, insbesondere die subtile und verborgene Aggression und Gewalt. Ein Gespräch über ausgeübte Aggression wird nur bedingt gesucht, und wenn, dann meistens außerhalb des Berufsfeldes (Thöny, 1994). Über die Aggression der anderen wird zwar geredet, aber meist nicht mit den Beteiligten selbst. Die Schutz- und Schonhaltung unter den Pflegenden ist enorm. Unsicherheit, Verständnis, Angst vor Konflikten, vor unabsehbaren Konsequenzen und Disharmonie im Team sind Gründe, warum Pflegende nicht unmittelbar reagieren. Der Umgang mit der Aggression anderer scheint schwieriger zu sein als der Umgang mit der eigenen (Thöny, 1994). Es ist nicht so, daß solches Verhalten anerkannt wird, häufig laufen Mechanismen im Stillen ab: die Aggression ausübende Person wird vermehrt beobachtet, die Vorbildfunktion der Kollegin nimmt ab. Schuldgefühle und ein schlechtes Gewissen belasten Pflegende, die Aggressionshandlungen vermuten und beobachten. Eine erfahrene Pflegefachfrau äußerte, ein Pflegeteam biete Unterstützung und Kontrolle. Fachaustausch – fachliche Beratung und gegenseitige Bewertungen bewirken Sicherheit im Beruf – sei eine Notwendigkeit, da die eigenen Richtlinien nicht reichten (Glaus, 1995).

Verschiedene Ansätze versuchen die Entstehung von Aggression zu erklären:

*Neurobiologische Faktoren:* Störungen im limbischen System können drastische Veränderungen in der Aggressionsbereitschaft bewirken. Es scheint, daß Katecholamine und Serotonin das Aggressionsverhalten beeinflussen. Serotonin wirkt aggressionsreduzierend, Dopamin scheint aggressives Verhalten zu stimulieren. Ploog (zit. in Nissen, 1995) findet, die Aggression sei ein zerebral verankertes Element des menschlichen Verhaltens. Die Gewalttätigkeit sei die letzte Steigerung aggressiven Verhaltens und gehöre zur biologischen Ausstattung des Menschen. Thome und Riederer (zit. in Nissen, 1995) meinen, aggressives Verhalten nur auf der Verhaltensebene und unter psychodynamischen Aspekten (Zusammenspiel von Persönlichkeitsmerkmalen, Bewußtsein, Unbewußtsein) zu betrachten, bedeute, die Komplexität dieses Phänomens nur teilweise zu erfassen.

*Endogene Aggressionstheorie:* Die endogene Aggressionstheorie geht von der Vorstellung eines natürlichen Aggressionsinstinkts aus. Dieser erfülle sowohl bei den Tieren wie bei den Menschen die Funktion der Arterhaltung. Aggressive Impulse entstehen aus einer inneren Triebquelle und brauchen periodische Entladung zur Spannungsverminderung (Lorenz, 1963).

*Psychoanalytische Theorie:* Die psychoanalytische Theorie von Freud geht von der Annahme eines Lebens- und Todestriebes aus. Der Lebenstrieb steht dem Todestrieb entgegen, der auf die Selbstverstümmelung des Individuums zielt. Durch die libidinöse Triebenergie werden die Energien des Todestriebs nach außen gewandelt, wo sie als destruktiv in Erscheinung treten. Der Begriff Todestrieb ist heute durch den Begriff Aggressivität ersetzt worden (Nissen, 1995).

*Frustrations-Aggressions-Hypothese:* Die Frustrations-Aggressions-Hypothese geht davon aus, daß jede Aggression auf einer Frustration basiert. Eigenes Versagen, physische und psychische Entbehrungen, Gefahr, Bedrohung gelten als Beispiele für Frustrationen. Das Frustrationserlebnis führt zu einem Angriff auf die Frustrationsquellen, um sie zu beseitigen. Es wird davon ausgegangen, daß die aggressive Reaktion um so intensiver ist, je größer die Frustration (Brockhaus, 1989).

*Sozialtheoretische Aggressionsmodelle:* Die sozialtheoretischen Aggressionsmodelle beschäftigen sich mit der Entstehung von Aggression im sozialen Kontext: Zusammenspiel von mehreren Personen, Wettbewerb zwischen Individuen, Gruppennormen, Sündenbockbildung, Mobbing, Konformitätsdruck.

*Lerntheoretische Aggressionsmodelle:* Die lerntheoretischen Aggressionsmodelle basieren auf der Annahme, daß aggressives Verhalten wie jedes soziale Verhalten durch Lernen erworben wird: Modellernen (durch Beobachtung aggressiven Verhaltens) und Verstärkungslernen (Erfolge durch aggressives Verhalten). Eccles (1985) argumentiert, daß aggressives und gewalttätiges Verhalten von einem Lernprozeß abhängig ist. Kontrolle kann gelernt werden, und aggressive Tendenzen können zum Guten verwendet werden, z. B. als konstruktiv-schöpferische Energie, die den menschlichen Forschungsdrang, kulturelle Leistungen, Entdeckungen, positiver Wettbewerb bildet.

## 2. Definitionen

«Aggression» stammt von *aggredior* (lat.) und bedeutet im Lateinischen sowohl nähern, herangehen, jemanden zu gewinnen suchen als auch angreifen, anfallen, überfallen. Ein maßvolles Aggressionspotential ist Bestandteil normaler Bewältigungsstrategien und trägt zum seelischen Gleichgewicht und zur Erhaltung der Selbstachtung bei. Aggression kann als normale, zielorientierte, nicht feindselige

Aktivität bezeichnet werden. Sie ist ein positiver, physiologischer Bestandteil der Persönlichkeit und beinhaltet u. a. Durchsetzungswille. Die gestörte Aggression zeigt sich durch eine feindselige, ungezähmte und destruktive Komponente, mit der auf Ängste, Frustrationen und Versagungen mit demütigenden, quälenden, zerstörenden Handlungen gegen andere oder sich selbst reagiert wird (Nissen, 1995). Das Aggressionspotential kann abnorm gesteigert oder reduziert, verstärkt nach außen oder innen (Fremd- oder Selbstaggression) gerichtet sein.

Es gibt Definitionen, die Gewalt ähnlich wie Aggression umschreiben. Aggression kann als «absichtliche Verletzung oder Schädigung eines Lebewesens, das diese Schädigung vermeiden möchte», umschrieben werden (Schneider, 1997). Eccles (1985) findet es wichtig, zwischen Aggression und Gewalt zu unterscheiden. Aggressivität sei im «normalen biologischen Sinn» zu verstehen und Gewalt ein Verhalten, das definitiv dahin gerichtet sei, andere zu schädigen.

Für McFarland et al. (1992) beinhaltet Aggression eine heftige, in der Regel nicht angepaßte verbale oder physische Handlung als Folge von Gefühlen wie Ärger, Angst, Anspannung, Schuld, Feindseligkeit, die aus einer Vielfalt von sich überstürzenden Faktoren resultieren können. Sie unterteilt die Ausprägung in *geringfügig, mäßig, ausgeprägt/gewalttätig*. Geringfügig ist sie bei Handlungen, die Mißfallen oder Spannungen mit sich bringen, z. B. sarkastisches Verhalten. Mäßige Aggression zeigt sich durch verstärkten direkten Ausdruck von Mißfallen oder Ärger, z. B. verbale Herabsetzung oder Belästigung, beleidigende Sprache, Androhung von physischer Gewalt. Ausgeprägte Aggression bzw. Gewalttätigkeit drückt sich durch verbale Drohungen aus. Mißfallen und Ärger werden in physische Handlungen umgesetzt. Dies kann in ein Verhalten resultieren, das Personen oder Eigentum in Gefahr bringt oder schädigt.

Bei Verlust der Aggressionskontrolle kann es zu Gewaltakten kommen. Gewalt bedeutet stark sein, herrschen. Sie umfaßt die Anwendung von psychischem und physischem Zwang gegenüber Menschen (Brockhaus, 1989). Es gibt verschiedene Arten von Gewalt: aktive und passive Vernachlässigung, psychische und körperliche Mißhandlung, finanzielle oder materielle Ausbeutung, Einschränkung des freien Willens, das Objekt verletzende oder zerstörende Gewalt, manifeste und latente Gewalt. Gewalt kann durch eine Person verursacht sein (personale Gewalt) oder von institutionellen oder gesellschaftlichen Strukturen ausgehen (strukturelle Gewalt). Gewalt sollte immer aus der Sicht des geschädigten Opfers definiert werden.

Für Carpenito (1995) ist «Gefährdung für Gewalttätigkeit» ein Zustand, in dem ein Individuum war bzw. stark gefährdet ist, gegenüber anderen oder der Umgebung tätlich zu werden. Die Diagnose beschreibt eine Situation, in der die Person gewalttätig wurde oder aufgrund von bestimmten Faktoren (Halluzinationen, organisches Hirnsyndrom, toxische Reaktionen auf Alkohol, Drogen) stark gefährdet ist, gegenüber anderen tätlich zu werden. Der Schwerpunkt der Pflege ist darauf ausgerichtet, gewalttätige Episoden zu reduzieren und die Person sowie andere zu schützen. Die Pflegediagnose sollte nicht anstelle von zugrundeliegenden Diagnosen wie Angst, Störung des Selbstwertgefühls, sondern im Zusammenhang mit Angst, vermindertem Selbstwertgefühl, Hilflosigkeit gesehen werden.

**Verwandte Pflegekonzepte**

In der Liste der Pflegediagnosen (ZEFFP, 1997) sind unter dem thematischen Schwerpunkt «soziale Interaktion» verschiedene Pflegediagnosen aufgeführt, die einen Bezug zu Aggression und Gewalt haben: feindseliges Verhalten, Mißtrauen, gewalttätiges Verhalten, Fremdgefährdung. Feindseligkeit umfaßt eine Gruppe von Einstellungen. Feindselige Menschen empfinden anderen gegenüber Ärger, Zorn, Geringschätzung. Ihre Wahrnehmung und das Denken ist versehen mit negativer Voreingenommenheit. Ärger ist eine spezifische Emotion und kann als emotionales Motiv verstanden werden, das aggressives Verhalten auslöst und fördert. Mißtrauen ist Argwohn. McFarland et al. (1992) bezeichnen Argwohn als eine Art von Verhalten, das sich durch ausbreitendes Mißtrauen gegenüber anderen Menschen auszeichnet.

## 3. Mögliche Ursachen

Jeder Mensch trägt eigene Impulse von Aggressivität, Gewaltbereitschaft und Reaktionsweisen auf Gewalt in sich, z. B. in Situationen, wo man sich bedroht und überfordert fühlt. Es gibt viele Gründe für die Aggression und Gewalt, die vom Pflegepersonal ausgeht, z. B. strukturelle Zwänge, Aggressionen von Patienten, unbefriedigende Zusammenarbeit. Die Macht der Hilflosigkeit kann das Gefühl, «dem Patienten ausgeliefert zu sein», bewirken und Aggressionen auslösen. Kaiser (1993) beschreibt im Zusammenhang mit Langzeitpflege folgende Ursachen für mögliche Aggressionen: Langzeitpflege als Endlospflege, fehlende Dankbarkeit, Passivität und Trotz, Erinnerung an die eigene Gebrechlichkeit und den Tod, Arbeitsbelastung und institutionelle Mängel. Nachfolgend werde ich vor allem mögliche Ursachen, die Aggressionen bei den Patienten auslösen können, thematisieren.

### 3.1 Krankheitsbedingte Faktoren

Viele neuropsychiatrische Krankheiten bewirken Störungen im Aggressionsverhalten: Schädel-Hirn-Traumata, Tumorerkrankungen des ZNS, Epilepsien, degenerative Erkrankungen, z. B. M. Parkinson, Alzheimer-Syndrom, Sucht- und Angsterkrankungen, affektive Psychosen, gewisse Persönlichkeits- und Impulsstörungen, Erkrankungen aus dem schizophrenen Formenkreis (Nissen, 1995).

### 3.2 Psychische Faktoren

Die Bereitschaft zu aggressiver Reaktion wird u. a. beeinflußt durch (McFarland et al., 1992):

- Streß (Furcht, innere Unsicherheit, Überforderung, Erschöpfung, Trauer)
- Frustration (Enttäuschung, Minderwertigkeitsgefühle, ungenügende Triebbefriedigung, Verlust der Würde)
- Emotionen (Feindseligkeit, Haß, unterdrückter Groll)
- wahrgenommene Bedrohung (z. B. vereitelte berufliche Ziele, Zurückweisung durch bedeutsame Personen)
- Bedürfnisse nach Macht, Kontrolle, Aufmerksamkeit, Autorität
- enthemmende Einflüsse (Propaganda, Alkohol, massenpsychologische Ereignisse)

Ein zentrales Thema bei angreifenden Individuen ist Hilflosigkeit. Tätlich werden ist ein verteidigendes Verhalten gegenüber Passivität und Hilflosigkeit. Starke Angst kann zu gewalttätigem Verhalten beitragen. Dieser Bewältigungsmechanismus ist verstärkt, da es Angst reduziert und das Gefühl von Stärke und Kontrolle erhöht. Interventionen, die den Ausdruck von Ärger und Zorn nicht zulassen oder zu unterbinden versuchen, können gewalsame Verhaltensweisen verstärken (Carpenito, 1995).

Die hohe Verletzbarkeit vieler psychisch kranker Menschen kann dazu führen, daß sie Belastungen weniger gut aushalten und sich vor Überforderung durch Rückzug, Verweigerung oder durch verbalen und/oder physischen Ausdruck von Aggression zu schützen versuchen. Angst vor Ablehnung, verbunden mit dem Wunsch nach Anerkennung und Zuwendung, können bewirken, daß ein Mensch einer befürchteten Ablehnung durch verbalen Angriff oder bedrohliches physisches Verhalten zuvorkommt. Psychisch kranke Menschen können verstärkt Ängste fühlen und sich in ihrer Integrität bedroht fühlen. Rückzug oder Zudringlichkeit können Verhaltensweisen sein, um der Bedrohung zu begegnen und Distanz herzustellen. Kognitive Störungen in unterschiedlicher Ausprägung können die Orientierungsfähigkeit eines Menschen stark beeinträchtigen und große Ängste und Unsicherheiten auslösen. Veränderte Wahrnehmungen im Zusammenhang mit bedrohlichen Halluzinationen können bewirken, daß der Betroffene den Druck nicht mehr aushält. Wenn ein kranker Mensch bedingt durch seine Lebensbiographie vor allem bedrohliches Verhalten als Konfliktstrategie zur Verfügung hat, kann es in Situationen, wo die Angst zu unterliegen zunimmt, zur Steigerung der Gewaltbereitschaft kommen (Schädle-Deininger & Villinger, 1996).

### 3.3 Interaktionsbedingte Faktoren

Direkte Abweisung, Vergessenes, Nachlässigkeit und Ungenauigkeit seitens der Betreuenden können in angespannten Situationen Aggression und Gewalt begünstigen; z. B. man läßt einen Patienten warten, ohne zu erklären, warum man sich verspätet hat. Vernachlässigung, aggressives Verhalten, die Patienten nicht ernst nehmen, nicht versuchen, ihnen zuzuhören und sie zu verstehen, sowie die Tendenz, sie zu viel auszufragen, sind Verhaltensweisen, die Aggressionen wecken können. Konstantes Aufzwingen von restriktiven Maßnahmen sowie Anordnungen von Geboten und Verboten ohne Raum zur Auseinandersetzung sind Umgangsstile, die das Aufkommen von Aggression begünstigen.

### 3.4 Situations- und umgebungsbedingte Faktoren

In unserer Gesellschaft sind psychisch Kranke die einzigen Menschen, denen, ohne daß sie eine Straftat begangen hatten, die Freiheit entzogen werden kann. Eine Minderheit von Patienten in psychiatrischen Kliniken bekommt u. U. eine medizinische Behandlung, die sie gar nicht wollen. Die Psychiatrie kann als Einrichtung zwischen Hilfe und Gewalt bezeichnet werden (Finzen et al., 1993). Die Zwangseinweisung, der Zwang, Medikamente einnehmen zu müssen, sowie die Tatsache, daß die Patientinnen gezwungen sind, sich an die Stationsregeln anzupassen, können zu aggressiven Reaktionen führen.

Ungünstige institutionelle Rahmenbedingungen verstärken die Anspannung und Reizbarkeit von Patienten: zuwenig Personal, räumliche Enge, fehlende Einzelzimmer, fehlende Privatsphäre, Überbelegung, geschlossene Stationstüren. Ein hoher Lärmpegel auf der Abteilung kann die Reizbarkeit erhöhen. Die Balance zu finden zwischen der Sorge für Ruhe auf der Station und nicht zu starker Einschränkung von Bedürfnissen einzelner Patienten (z. B. Lautstärke von Musikanlagen, Fernseher) ist eine Kunst und kann situativ angegangen werden.

Ängstlichkeit seitens des Personals kann zu übermäßiger Kontrolle führen, was Aggression verstärken und Gewalt eskalieren läßt. Fehlendes Wissen und ungenügende Erfahrung seitens des Behandlungsteams (Ärzte/innen, Pflegende) können eine ängstliche, rigide Ausgangsregelung begünstigen und zu ungenügenden Ausweichmöglichkeiten außerhalb der Station beitragen. Die Einschränkung, sich mittels körperlicher Aktivitäten zu entspannen und so Streß zu reduzieren, begünstigt Aggression.

Fehlende Absprachen und eine unklare Linie bewirken Ärger. Ein Patient wird infolge fehlender Absprache von verschiedenen Personen auf einen heiklen Punkt angesprochen. Der Ausgang ist unklar geregelt und wird durch verschiedene Personen unterschiedlich gehandhabt. Ungenaue und fehlende Information über die laufenden Therapien, über einschneidende Ereignisse sowie ungenügende Einflußmöglichkeiten seitens des Patienten bezüglich seines Therapieplans sind weitere Gründe für Aggressionshandlungen. Irritationen zwischen den Patienten, sich belastet zu fühlen durch die Mitpatienten sind weitere Einflußfaktoren für Aggressionen. Nicht zu unterschätzen ist der Einfluß von Konflikten im Betreuungsteam. Aggressives Verhalten kann folgende Zwecke erfüllen:

- Signalisation, daß Bedürfnisse und Anliegen nicht befriedigt wurden
- Wunsch, Entscheidungen mitzubestimmen
- Aufmerksamkeit gewinnen
- Überwindung einschränkender Vorschriften
- Selbstschutz
- emotionale Entlastung
- Rache, nachdem man geschädigt wurde
- kulturellen Normen entsprechen
- Macht und Selbstwertgefühl erleben durch Hilflosigkeit, Demütigung anderer.

## 4. Bedeutung/Erleben

Die ethischen Ansätze in der Pflege sind: Respekt für Menschen, Autonomie, Gutes tun, keinen Schaden zufügen, Gerechtigkeit, Wahrhaftigkeit, Unantastbarkeit des Lebens, Lebensqualität und Caring (Davis, 1986; Leininger, 1990; Norberg, 1994). Eine spezielle Art von Konflikt entsteht, wenn der Patient das nicht will, was das Behandlungsteam (Arzt/Pflegende) denkt, was das Beste für ihn sei. Am meisten gefährdet, gegen ihre Vorstellungen und ihren Willen behandelt zu werden, sind Patienten, die noch nicht oder nicht mehr urteils- und handlungsfähig sind: Kinder, Menschen, die an chronischen Verwirrungszuständen oder unter schwacher Begabung leiden, und Patienten mit psychiatrischen Diagnosen (Kesselring, 1991). In Situationen, wo Zwangsmaßnahmen angewendet werden, bewegen wir uns in ethischen Konflikten: z. B. Autonomie/Selbstbestimmung versus keinen Schaden zufügen oder Gutes tun. Es sind Situationen, wo wir zwischen zwei oder mehreren sich ausschließenden moralischen Werten auswählen müssen, wo sich zwei ganz verschiedene Handlungen rechtfertigen lassen.

Lowe (1993) schreibt von einem Dilemma zwischen Toleranz und Kontrolle. Die eine Seite besteht in dem Wunsch, Pflege in einer Weise anzubieten, daß der Patient Verantwortung übernehmen kann. In diesem Ideal werden Eigenmotivation, Wahlfreiheit, Vertrauen, nicht-autoritäre Einstellungen betont. Die andere Seite betont das Bedürfnis des Patienten nach Sicherheit und Schutz. Sie beinhaltet, dem Patienten Grenzen zu setzen, Struktur zu verleihen, externe Motivation. Die Gewichtung der Autonomie erfordert eine höhere Risikobereitschaft. Aus der Sicht einer Institution ist das Prinzip der Kontrolle sicherer. Risiken, die zu Fehlverhalten führen, sind offenbarer und können Sanktionen auslösen. Die Auswirkungen von übermäßiger Kontrolle sind nicht so unmittelbar ersichtlich. Es ist daher weniger wahrscheinlich, daß sie als Fehlleistung anerkannt werden. Es stellt sich die Frage, wie Pflegende, die Risiken auf sich nehmen, unterstützt werden.

Gespräche helfen, die Situation des Patienten besser zu verstehen (Kesselring, 1991; Finnema et al., 1994). Die Folge kann sein, daß körperliche Unsauberkeit toleriert wird und das Team reflektiert, was Indikationen sind, die uns erlauben würden, bei jemandem eine Körperpflege zwangsweise durchzuführen. Die Frage, ob durch Zwang auch Gutes für die Patienten gewonnen werden kann, beinhaltet einen sehr bewußten Umgang mit Zwangsmaßnahmen. Kesselring (1991) stellte in Gesprächen mit Pflegenden fest, daß Pflege, die Zwangsmaßnahmen als «notwendiges Übel» begreift, besonders sorgfältig geplant wird. Dies beinhaltet:

- Einbezug von Personen, die dem Patienten am nächsten stehen oder deren Geschicklichkeit das Antun des «notwendigen Übels» erträglicher macht.
- Die Situation immer wieder neu beurteilen und sobald als möglich mit dem Zwang aufhören.

Kesselring (1991) argumentiert, «solange Zwangsmaßnahmen von beiden Seiten als notwendige Übel interpretiert werden, dürfen wir annehmen und hoffen, daß letztlich das beabsichtigte Gute, trotz schädigender Maßnahmen, auch für den Patienten erfahrbar wird». Sie findet es wichtig, von jenen Pflegenden zu lernen, deren Pflege selten bis nie verweigert wird, die das «Gepflegt-werden-Müssen» erträglich gestalten und kaum in die verzweifelte Lage kommen, jemanden gegen seinen Willen pflegen zu müssen.

Ethische Fragestellungen können hilfreich sein, um kontroverse Situationen zu reflektieren. Kesselring (1991) formulierte folgende Fragen:

- Ist die Pflege wirklich auf das Wohl des Gepflegten ausgerichtet?

- Wissen wir, was aus der Sicht der Betroffenen als gut, heilend, hilfreich erscheint?
- Schaden wir wirklich nicht?
- Suchen und fördern wir das Gesunde, Heilende auch in Krisen und im Sterben?

Sie geht davon aus, daß solche Fragen helfen, die selbstbestimmenden Fähigkeiten der Pflegeempfänger/-innen bewußter wahrzunehmen und einzubeziehen, um extreme Situationen erträglicher zu gestalten. Davis (1986) benutzt für ethische Beratungen im Zusammenhang mit Pflege wider den Willen des Patienten die ethischen Ansätze und soviel Information über die Patientensituation als möglich. Kesselring (1991) meint jedoch, der Einfluß, der aus dem emotionalen Beteiligtsein in einer Situation auf ethische Entscheide ausgeübt wird, sei meistens viel stärker als jener, der aus dem Wissen über ethische Theorien und Ansätze fließe.

Rieder (1996) geht von folgender Grundhaltung aus: «Niemand ist freiwillig aggressiv.» Aggression kann in erster Linie ein Signal oder Symptom für ein noch nicht erkanntes Leid dieses Menschen sein. Er/sie ist vermutlich kein(e) Täter(in), sondern eher Opfer einer Verzweiflung, die dieser Mensch nicht richtig ausdrückt. «Aggressives Verhalten und das zugrundeliegende Leiden sind zwei verschiedene Probleme und benötigen zwei verschiedene Lösungswege» (Rieder, 1996). Wer sich begnügt, aggressives Verhalten zu unterbinden, fördert die Symptomverschiebung oder die Selbstaufgabe des leidenden Menschen.

**Aus der Sicht der Pflege**

Aggression und Gewalt im Pflegebereich müssen aus ihrer Tabuisierung gelöst werden. Bei der Enttabuisierung geht es nicht nur um Schuldzuweisung, sondern darum, Ursachen für Aggression und Gewalt im Pflegebereich zu verstehen und einen Umgang zu finden (Kaiser, 1993). Aggression und Gewalt gegenüber den Patienten zeigen sich u. a. durch Vernachlässigung und Vermeidung (alleine lassen), emotionale Routineabfertigung, verbale Ausfälle (schimpfen), Provokation, Entwertung, Kneifen, Drücken, Waschen mit kaltem Wasser bis hin zu Schlägen, Fixierung und Einschließung. Die Erfahrung, menschlich zu versagen, kann traumatisch erlebt werden. Ein schlechtes Gewissen, Scham, Schuldgefühle, psychosomatische Beschwerden begleiten die Täter, aber auch Erleichterung, Nichtsfühlen (Thöny, 1994).

Kaiser (1993, S. 101) vertritt die These: «Nur dort, wo die Aggression einkalkuliert, wo mit ihr gerechnet wird, wo über sie diskutiert werden kann, ist wahre Nächstenliebe möglich.» Dies bedeute nicht Kultivierung der Aggression, sondern

Beherrschung der Aggression zum Wohle der Patienten und der Pflegenden. Stiels-Glenn (1996) betont, daß es professionell ist, über Aggressionshandlungen mit dem Team zu sprechen und sie nicht zu verheimlichen. Gemäß Arndt (1994) erlebten Pflegende, die Fehler gemacht hatten, entscheidende Unterstützung, wenn sie über ihre Erfahrungen mit Pflegenden sprechen konnten, die ähnliches durchlebt hatten. Rieder (1996) empfiehlt folgende Strategie:

> «Wenn sie selber zu aggressiv, getroffen, hilflos oder verzweifelt sind, gehen Sie aus dem Feld. Wenn Sie ruhiger sind, sprechen Sie von Ihrer Wut, von Ihrer Betroffenheit, von Ihrer Hilflosigkeit... von sich, ohne Anklage, ohne Erwartung der Entschuldigung des anderen, nur als Information für den anderen. Wenn sie doch irgendeine Form von Aggression anwenden: Entschuldigen Sie sich nach Möglichkeit sofort, um zu verhindern, daß der andere nun beginnt, sein Feindbild aufzubauen.»

Aggressive Gefühle sind ernst zu nehmen und erlaubt. Thöny (1994) stellte verschiedene Bewältigungsstrategien im Zusammenhang mit aggressivem Verhalten seitens der Pflegenden fest: räumliche Entfernung, gedankliche Distanzierung, Selbstbeherrschung, Gespräche, Arbeitsentlastung, sportliche Betätigung.

Aggressionshandlungen ausgehend vom Patienten gegenüber dem Betreuungspersonal werden als besonders traumatisierend erlebt, wenn sie mit andauernder längerer Bedrohung oder mit Verletzungen einhergehen. Das Sicherheitsgefühl kann lange Zeit gestört sein, Zweifel und Ängste begleiten die Opfer. Als extrem belastend erlebt wird, wenn bereits kurz nach einem solchen «Ereignis» dem Patienten erneut begegnet und sogar mit ihm gearbeitet werden muß (Stiels-Glenn, 1996). Um posttraumatische Belastungsreaktionen im Zusammenhang mit erlittenen Aggressionshandlungen auffangen zu können, empfiehlt Stiels-Glenn (1996), in der Klinik eine Anlaufstelle zur Verfügung zu stellen.

**Aus der Sicht der Patienten**

Direkte Abweisung durch das Pflegepersonal fördert aggressives Verhalten (Kesselring, 1996). Direkte Abweisung zeigt sich durch Nichteingehen auf Fragen, Wünsche, Anliegen der Patientinnen und Patienten. Die Patientinnen und Patienten erlebten bei einer direkten Abweisung ein Gefühl, unerwünscht zu sein, und hatten den Eindruck, daß ihnen zusätzliche Schwierigkeiten zugefügt werden. Die zugefügten Schwierigkeiten wurden im Erleben der Patienten zentraler als das eigentliche Grundproblem (Hospitalisierungsgrund). Die Patienten versuchten die direkte Abweisung mit unterschiedlichen Strategien zu bewältigen:

- aggressives Verhalten
- Suche nach «gutem Personal»

- Rückzug/Resignation
- Ausweichen auf Arztgespräche

Aggressives Verhalten (laut werden, fluchen, Stühle auf den Boden knallen) hatte zum Ziel, eine emotionale Entlastung zu finden. Patienten, die solche Bewältigungsformen wählten, hatten im nachhinein Angst vor Sanktionen, z. B., daß aggressives Verhalten der Grundkrankheit zugeordnet und als behandlungsbedürftig eingestuft wird (Kesselring, 1996).

In einer Studie im Zusammenhang mit Zwangsmedikation (Finzen et al., 1993) wurden die Meinungen und Empfindungen von 54 betroffenen Patienten erfaßt. Drei Viertel der Kranken meinten rückblickend, die Zwangsmedikation wäre vermeidbar gewesen. Ein vermehrtes Gesprächsangebot (mit dem Arzt, mit der Bezugsperson, mit Angehörigen, Freunden) sowie die Möglichkeit, sich körperlich aktiv zu betätigen, wurden von den Patienten am häufigsten als Alternative zur Zwangsmedikation genannt. Rückzugsmöglichkeiten in ein Zimmer, Entspannung unter Anleitung eines Therapeuten wurden von ihnen als weitere Variante gesehen. Die betroffenen Patienten erlebten die Zwangsmedikation als schwere Demütigung und Kränkung oder Strafe. Nur wenige erlebten eine unmittelbare Erleichterung. Die Mehrheit des beteiligten Personals hielt die Zwangsmedikation für unvermeidlich. Sie fühlten sich dabei häufig unter Druck und erlebten die Zwangsmedikation als unangenehm bis schrecklich.

## 5. Verhalten/Erscheinungsformen

Aggression ist eine Verhaltensform; sie geschieht im Kontext einer bestimmten Wahrnehmung und Bewertung der Situation. Die Übergänge von normaler und maßvoller Aggression zu unangemessener, gestörter Aggression sind fließend. Es ist nicht immer klar, was als aggressives Verhalten gewertet werden kann. Die Pflegeperson kann durch ihre subjektive Wahrnehmung und Beurteilung ein Verhalten eines Patienten als «verbal aggressiv», «agitiert und distanzlos», «ablehnend und unkooperativ» beurteilen. Diese Bewertungen können einen stark stigmatisierenden Effekt für den Patienten haben. Um diesen Effekt zu vermindern, sollte immer versucht werden, die Ursache oder die Zusammenhänge zu ermitteln. Ein Patient, der sich nicht krank fühlt, kann die Klinikeinweisung als ungerecht erleben und sich von den Betreuenden nicht verstanden fühlen. Aggressionen sind in diesem Zusammenhang zumindest nachvollziehbar.

Zunehmende Spannung als Ausdruck von zunehmender Aggression kann durch folgende Zeichen wahrgenommen werden (McFarland et al., 1992; Schädle-Deiniger & Villinger, 1996):

- Kommunikationsstil, bei der die Rechte der anderen nicht mehr berücksichtigt werden, fehlende Zugänglichkeit für Argumente, Einschüchterung von anderen
- unangemessene physische Handlungen gegen sich oder andere: Angriff/Verletzung von Personen und Tieren, Zerstörung von Gegenständen
- verändertes averbales/paraverbales Verhalten: bedrohliche Gebärden, stechender Blick, angespannte Körperhaltung, gereizter Ton, nicht mehr erreichbar
- Rückzug, abweisendes Verhalten, kurz angebunden sein
- Äußerung von Emotionen: Angst, sich bedroht fühlen, Wutanfall, Schuldgefühle, Feindseligkeit, Ärger
- Unruhe: es an keinem Ort aushalten, getrieben sein
- Kettenrauchen.

McFarland et al. (1992) beschrieben mögliche Reaktionen im Zusammenhang mit Aggressionen. Als angepaßte Reaktion beschreiben sie Bewältigungsfertigkeiten, wie Problemlösung, konstruktiver Ausdruck von Aggression, realistische Verteidigung; unangemessene Reaktion teilen sie in geringfügig, mäßig, ausgeprägt/gewalttätig ein (siehe Kap. 2). Unangemessener verbaler oder physischer Ausdruck von Aggression, um persönliche Bedürfnisse, Ziele oder Selbstschutz zu erreichen, sind defensive Handlungen. Offensive Handlungen werden durchgeführt, um zu strafen oder zu zerstören, und beinhalten z. B. verbale Feindseligkeit, physische Angriffe oder Gewalt. Direkt auf ein bestimmtes Ziel gerichtete Handlungen zeigen sich z. B. durch abfällige Witze, Passivität, Fehlen von direkter Kommunikation, negativistische Einstellung, jemanden zum Sündenbock zu machen.

# 6. Pflegeinterventionen

Die Interventionen beinhalten die Prävention und das Beenden von Aggressionshandlungen. Sie sind abhängig von der Abteilungsstruktur und -kultur und der Beurteilung der Situation durch die Pflegenden und werden beeinflußt durch Fachkenntnisse/Erfahrung, Befinden der Pflegeperson, Kennen des Patienten, Beziehung zum Patienten, Form des aggressiven Verhaltens, Beurteilung, ob das aggressive Verhalten berechtigt ist, Reaktion der Mitpatienten und allfällige Konsequenzen für sie (Finnema et al., 1994). Allgemeine aggressionsmildernde und präventive Maßnahmen sind:

- entspanntes Abteilungsklima, Zeit und Räume für Gespräche

- bewußte Situationseinschätzung (Pflegediagnostik)
- transparente und partizipative Planungs- und Entscheidungsprozesse
- Spielräume für Entscheidungen, Handlungen, Gestaltung
- Eigenverantwortung der Pflegenden: Reflexion, Teamgespräche, pflegerische Fallbesprechungen, Fortbildung, Supervision
- Kontinuität und Stabilität (Pflegesystem, Bezugs- oder Kontaktperson).

Lowe (1993) interviewte 33 psychiatrische Pflegepersonen und untersuchte wirksame Strategien im Umgang mit herausforderndem Verhalten. Er identifizierte neun relevante Schwerpunkte: Mitteilungen bestätigen, Selbstkontrolle, Ehrlichkeit des Personals, Alternative zur Verfügung stellen, die es der jeweiligen Person ermöglichen, ihr Gesicht zu wahren, Grenzen ziehen, Anwendung sozialer Strukturen, Ausdrucksmöglichkeiten schaffen, Wachsamkeit, Zeit einräumen und beruhigen, nonverbale Fähigkeiten.

In der Literatur wird eine große Anzahl von Interventionen beschrieben (McFarland et al., 1992; Doenges & Moorhouse, 1993; Lowe, 1993; Macek-Bitter, 1993; Carpenito, 1995; Schädle-Deininger & Villinger, 1996).

### Förderung von Interaktionen, die Vertrauen wachsen lassen

Die Qualität der Interaktionen beeinflußt das Erleben und das Verhalten der Patienten erheblich. Direkte Abweisung durch das Pflegepersonal kann aggressives Verhalten auslösen. Direkte Zuwendung bewirkt, daß sich das Individuum respektiert und angenommen fühlen kann. Sie reduziert Angst und Spannung und fördert Gefühle von Sicherheit (Kesselring, 1996). Direkte Zuwendung bedeutet, auf Fragen, Wünsche oder Anliegen direkt und unmißverständlich einzugehen und bei Zeitdruck neue Termine zu vereinbaren und einzuhalten. Caring-Dimensionen (sich um den Patienten sorgen) beinhalten: zuhören, sich auf die Situation einlassen, einfühlsam sein, vertrauen, ermutigen, trösten. Caring umfaßt ein persönliches Engagement und eine Haltung, die ausdrückt: «Es ist mir nicht egal, was mit Ihnen passiert.»

### Selbstkontrolle

Ein kompetenter Umgang mit herausforderndem Verhalten setzt Selbstkontrolle der Berufsperson voraus. Ruhe und Kontrolle der Pflegenden helfen eine Situation zu entschärfen. Lowe (1993) meint, es brauche eine beträchtliche innere Ruhe, um anderen zu gestatten, ihren Zorn oder Groll zu äußern und sich dabei von der Reaktion distanzieren zu können, die in einem selbst provoziert wird, und das eigene Ich nicht in das Geschehen zu verwickeln. Die Kontrolle zu verlieren kann bedeuten, vermehrt mit Drohungen zu arbeiten oder dem Verhalten zu schnell oder zu starre Grenzen zu setzen, was verstärkt Aggressionen auslösen kann.

Empfindsamkeit gegenüber nonverbalen Signalen und Wahrnehmung der Selbstdarstellung werden als wichtige Faktoren im Umgang mit Aggressionen gesehen (Lowe, 1993). Der bewußte Einsatz der Körpersprache (Körperhaltung/-bewegung, Stimmlage, Mienenspiel, Augenkontakt, Nähe/Distanz, Berührung) ist eine Fähigkeit, die eine angespannte Situation entscheidend beeinflussen kann. Lächeln kann als «sich lustig machen» aufgefaßt werden, ununterbrochener Augenkontakt als Machtdemonstration. Berührungen können je nach Situation einen beruhigenden oder aufdringlichen, provokativen Effekt haben.

Selbstkontrolle bedeutet: Wenn ich selber zu aggressiv, getroffen oder hilflos bin, organisiere ich mir Hilfe und gehe aus dem Feld (Rieder, 1996). Selbstkontrolle in der Pflege umfaßt: Überprüfung der Beurteilung der Situation mit anderen, von Pflegenden lernen, die wirksame Verhaltensweisen praktizieren. Die Reflexion über das Geschehene und den Umgang mit Aggression ist zentral und kann in Teamgesprächen und durch Feedbacks gemacht werden (Finnema et al., 1994).

Ein Hauptinterventionsschwerpunkt ist die Unterstützung des Patienten zur Selbstkontrolle. Ergebnisse aus verschiedenen Untersuchungen zeigen, daß Gespräche (Pflegende Ärztin, Angehörige, Freunde), Zeit geben und Beruhigung zentrale Pflegeinterventionen sind, um die Selbstkontrolle der Betroffenen zu fördern. Interventionen, die es der jeweiligen Person ermöglichen, das Gesicht zu wahren, werden als sehr wirkungsvoll beschrieben. Sie ermöglichen dem Betroffenen ein Abweichen von einem Standpunkt, der ihm sehr viel bedeutet und den er möglicherweise mit gesteigerter Aggressivität durchzusetzen versuchte. Alternativen anzubieten, Wahlmöglichkeiten aufzuzeigen, Verhandlungs- und Kompromißbereitschaft, nicht auf dem eigenen Standpunkt zu beharren, Zeit einzuräumen sind Beispiele. Ermutigung, die Gefühle von Ärger, Zorn, Feindseligkeit auf eine annehmbare Weise auszudrücken, ist wichtig. Eine Unterbindung kann die Aggressionen verstärken. Nicht die aggressiven Gefühle sind schlimm, sondern das falsche Ausleben, der unkontrollierbare Ausbruch. Ablenkung, die Ermutigung zu körperlichen Aktivitäten, die Anwendung von Entspannungstechniken sind weitere wirksame Strategien.

## Eine Umgebung schaffen, die Erregung vermindert

Patienten, die unter kognitiven Störungen leiden, sind besonders anfällig auf sensorische Überstimulation: Lärmquellen, Hektik. Dämmerung und Dunkelheit kann Desorientierung und Verwirrungszustände verstärken. Gegenstände und Personen können verkannt, Stimmen verwechselt werden. Bei diesen Patienten sind Lärmquellen zu reduzieren, damit sie hören, was wir sprechen. Gute Lichtverhältnisse verbessern die Möglichkeit, unsere Gestalt und unser Gesicht erkennen zu können. Sorge für Rückzugsmöglichkeit, Betreuung durch Personen, die den besten Zugang zum Patienten haben, Reduktion von Druck und Frustration sind Maßnahmen, um Erregung vermindern zu können.

**Unmittelbare Führung eines gefährdeten Patienten**

Zeichen von zunehmender Spannung zu erkennen und sich auf unvorsehbare Gewalt einzustellen sind berufliche Kompetenzen. Den Patienten wissen zu lassen, daß das Pflegeteam da ist, um ihm zu helfen, sich unter Kontrolle zu halten, und die Vermittlung von Sicherheit (die Betreuenden werden die Situation unter Kontrolle halten, wenn der Betroffene nicht mehr in der Lage ist) sind relevante Verhaltensweisen. Grenzen ziehen beinhaltet, Konsequenzen bei allfälligen Grenzüberschreitungen (extreme Aggression und Gewalt) zu erläutern, standhaft zu sein und zu wissen, wann Kontrolle ausgeübt werden muß. Führung bedeutet, dafür zu sorgen, daß sich jemand nicht verletzt und andere nicht gefährdet. Die am wenigsten restriktive Intervention kommt zuerst zur Anwendung. Fixierung ist eine restriktive Maßnahme, die umstritten ist, und es gibt Institutionen, die die Fixierung generell nicht mehr anwenden. Fixierung beschränkt die Mobilität einschneidend, fördert Angst und Erregung, die Gefühle von Abhängigkeit und Machtlosigkeit sowie den Verlust der Selbstachtung. Fixierung verschlimmert Verwirrungszustände und führt zu weiteren Beeinträchtigungen in der Sinneswahrnehmung (Corr & Corr, 1992).

**Unterstützung des Individuums bei der Entwicklung alternativer Bewältigungsstrategien, wenn die Krise überstanden ist und Lernen geschehen kann**

Orem (1996) beschrieb verschiedene Pflegemethoden: jemanden unterstützen und befähigen, eine Umgebung schaffen, die persönliche Entwicklung und die Fähigkeit fördert, erforderte Handlungen zu vollbringen. Die Inhalte können je nach Situation Verschiedenes umfassen:

- Analyse und Beurteilung der erlebten Situation: Welche Ereignisse sind direkt vorausgegangen, wie hat sich die Situation zugespitzt? Welches sind warnende Zeichen und Symptome, die dem Ereignis vorausgegangen sind? Wo wäre eine Änderung in der Eskalation möglich gewesen?

- Unterstützung in der Wahrnehmung und im Erkennen von Ärger, Angst, Feindseligkeit, Wut, Zorn.
- Unterstützung im Erkennen und Entwickeln von annehmbaren Ausdrucksmöglichkeiten und von Hilfen zur Selbstkontrolle (Gespräche, Ablenkung, körperliche Aktivität, Entspannungstechniken).
- Hilfe beim selbstbestimmten Auftreten und im Üben von Verhandeln.

## 6.1 Ergebniskriterien

McFarland et al. (1992) und Carpenito (1995) haben verschiedene Ergebniskriterien aufgeführt, mit der die Wirksamkeit von Pflege evaluiert werden kann:

- Engagiert sich in der Problemlösung.
- Engagiert sich in realistischer und konstruktiver Selbstverteidigung.
- Ist in der Lage, Gefühle von Ärger und Feindseligkeit wahrzunehmen und angemessen auszudrücken.
- Zeigt Kontrolle über sein Verhalten mit Unterstützung von anderen.
- Verletzt sich nicht selbst, verletzt keine anderen, zerstört keine Gegenstände.
- Erkennt mögliche Konsequenzen bei extremer Gewalt und Aggression.
- Zahl der gewalttätigen Reaktionen nimmt ab.
- Kann Ursachen und mögliche präventive Maßnahmen beschreiben.

# 7. Konsequenzen für die Praxis

Aggression/Gewalt darf nicht nur das Thema einer Berufsgruppe sein, sondern muß interdisziplinär (Pflegedienst, ärztlicher Dienst, psychologischer Dienst, Verwaltung) behandelt werden. Die Erfassung von:

- Verweigerung und Umgang mit Verweigerung,
- Umständen, die zu einem Aggressionsausbruch beitragen,
- getroffene Maßnahmen, die zur Beendigung der Aggression führten,
- Auswirkungen der Ereignisse auf die Betroffenen

geben Hinweise auf die Qualität der Behandlung und Betreuung. Sie machen uns auf erfolgreiche Konzepte oder auf institutionelle, organisatorische und personelle

Schwachstellen aufmerksam. Die Ergebnisse können zum Vergleich bezüglich Qualität zwischen verschiedenen Institutionen beigezogen werden. Sie geben Hinweise für notwendige Fortbildungen und Arbeitsgruppen.

## Literatur

Arndt, M. (1994): An der falschen Pille hängt sich Ethik auf. *Die Schwester/der Pfleger* 2 (33)
Brockhaus (1989): *Enzyklopädie*. Mannheim: Brockhaus
Carpenito, L. (1995): *Nursing Diagnosis*. Philadelphia: J. B. Lippincott
Corr, D. M.; Corr, C. A. (1992): *Gerontologische Pflege*. Bern: Verlag Hans Huber
Davis, A. (1986): Ein Grundstock von ethischen Erkenntnissen. *Krankenpflege* 9
Doenges, M. E.; Moorhouse, M. F. (1993): *Pflegediagnose und Maßnahmen*. Bern: Hans Huber
Eccles, J. C. (1985): *Die Psyche des Menschen*. München: Ernst Reinhardt
Finnema, E. J.; Dassen, T.; Halfens, R. (1994): Aggression in psychiatry: A qualitative study focusing on the characterization and perception of patient aggression by nurses working on psychiatric wards. *Journal of Advanced Nursing* 19
Finzen, A.; Haug, H. J.; Beck, A.; Lüthy, D. (1993): *Hilfe wider willen*. Bonn: Psychiatrie Verlag
Gerber, A. F. (1995): Aggressionen psychiatrischer Patienten in der Klinik. Zürich: Psychiatrische Universitätsklinik
Glaus, M. (1995): Spielraum und professionelles Handeln im Pflegealltag. Diplomarbeit, Höhere Fachausbildung Stufe II, Kaderschule für die Krankenpflege, Aarau
Kaiser, H. (1993): Zwischen Liebe und Aggression. Zur Ethik pflegerischen Handelns. *Pflege* 6 (2)
Kesselring, A. (1987): Der moralische Auftrag in der Betreuung kranker Menschen. *Schweizerische Ärztezeitung* 68 (7)
Kesselring, A. (1991): Pflege wider den Willen des Patienten? *Pflege* 4 (3)
Kesselring, A. (1996): *Die Lebenswelt der Patienten*. Bern: Verlag Hans Huber
Leininger, M. M. (1990): *Ethical and moral dimensions of care*. Detroit: Wayne State University
Lorenz, K. (1963): *Das sogenannt Böse*. Wien: Borotha-Schoeler Verlag
Lowe, T. (1993): Merkmale effektiver Pflegeinterventionen im Umgang mit herausforderndem Verhalten. *Pflege* 6 (2)
Macek-Bitter, S. *(1993): Pflege psychiatrischer Patienten*. Basel: Recom
McFarland, G.; Wasli, E. L.; Gerety, E. K. (1992): *Nursing Diagnoses and Processes*. Philadelphia: J. B. Lippincott
Nissen, G. (1995): *Aggressivität und Gewalt*. Bern: Hans Huber
Norberg, A. (1994): Entscheidung für Ethik – aber für welche? *Krankenpflege* 5
Orem, D. E. (1996): *Strukturkonzepte der Pflegepraxis*. Wiesbaden: Ullstein Mosby
Rieder, P. (1996): *Aggressionsmarkt*. Unterrichtsunterlagen, Höhere Fachausbildung in Pflege, Stufe I, Psychiatriezentrum Hard, Embrach
Schädle-Deininger, H.; Villinger, U. (1996): *Praktische psychiatrische Pflege*. Bonn: Psychiatrie Verlag

Schneider, H. D. (1997): Gewalt gegen alte Menschen. *Heim* 68
Stiels-Glenn, M. (1996): Über den Umgang mit Gewalt. *Psychiatrische Pflege* 2
Thöny, A. (1994): Subtile Gewalt – Ausdruck verborgener Aggression. *Krankenpflege* 2
ZEFFP (1997): Liste der Pflegediagnosen. Universitätsspital Zürich: Zentrum für Entwicklung, Forschung, Fortbildung in der Pflege

# Compliance/Non-compliance

Marianna Winkler

## 1. Einleitung

Compliance/Non-compliance ist ein wichtiges Pflegekonzept. Neben der Pflegewissenschaft befassen sich auch andere Wissenschaften wie die Medizin, die Soziologie und die Psychologie mit dem Thema. Compliance/Non-compliance ist so bedeutungsvoll, weil das Verhalten der Patientinnen und Patienten hinsichtlich der therapeutischen Ratschläge des interdisziplinären Teams das Ergebnis der Behandlung maßgeblich beeinflußt (Kruse, 1995).

Jedes Verhalten der Patienten und Patientinnen – somit auch Compliance/Non-compliance – ist eine komplexe Antwort auf die Krankheit und deren Behandlung sowie auf das Erleben des interdisziplinären Teams seitens der Patienten. Diese Antwort ist zudem nicht ein für allemal gegeben, sondern kann sich im Laufe der Zeit verändern. Moore (1995) schreibt, daß die Ablehnung der verordneten Behandlung das Pflegepersonal und das andere medizinische Personal zur Verzweiflung treiben kann und möglicherweise dazu führt, daß es die Patienten als schwierig und problematisch einstufen.

In einer Pflegegeschichte beschreibt Cornock (1996) eine Situation, in der ein Patient mit einem Myokardinfarkt als non-compliant bezeichnet wurde, da er die Medikamente verweigerte und sich im Bett nicht mehr ohne Hilfe einer Pflegeperson drehte. Mit Hilfe empathisch geführter Gespräche, die gekennzeichnet waren von Echtheit, Akzeptanz und einer warmen Gesprächsatmosphäre, konnte die Pflegende eine Beziehung zu dem Patienten aufbauen. Dadurch wurde es diesem möglich, seine Angst vor dem frühzeitigen Tod und den damit verbundenen Streß, die sein Verhalten auslösten, sprachlich auszudrücken. Die Pflegenden gewannen dadurch ein neues Verständnis für die Situation des Patienten, wodurch diese entschärft wurde. Ähnliche Begebenheiten werden in der Pflegeliteratur immer wieder beschrieben und im Pflegekonzept Compliance/Non-compliance aufgegriffen. Die Autorinnen und Autoren solcher Artikel weisen immer wieder darauf hin, wie wichtig es ist, daß die Pflegenden wissen, was die Krankheit und deren Behandlung für die Patienten bedeuten (Moore, 1995). Für die Patienten haben die verordneten Maßnahmen oft eine andere Bedeutung als für das medizinische Personal, das nur beurteilt, inwieweit sie die Gesundheit der Patienten oder negativ beeinflussen (Cameron, 1996). Die Patienten hingegen, insbesondere die chronisch Erkrankten, beurteilen die therapeutischen Ratschläge danach, inwieweit sie sich in ihr Leben integrieren lassen oder aber dieses beeinträchtigen. Deshalb sollten die Pflegenden das Therapieziel in einer partnerschaftlichen Beziehung mit den Patienten festlegen. Dieses sollte sich an der individuellen Lebensqualität des betroffenen Menschen orientieren, weil das die Compliance fördert (Roberson, 1992).

## 2. Compliance/Non-compliance als theoretisches Konzept

### 2.1 Definitionen

Compliance und ihr Gegenteil, Non-compliance, sind englische Begriffe, die in die deutsche medizinische Fachsprache übernommen wurden. Das Wörterbuch Pons (1983) gibt folgende Übersetzungen:

- *to comply:* einwilligen, die Bedingungen erfüllen
- *compliance:* Einverständnis, Einhalten, Willfährigkeit, Fügsamkeit
- *compliant:* entgegenkommend, gefällig, nachgiebig.

Compliance respektive Non-compliance sind unglücklich gewählt, da sie eine einseitige Beziehung zwischen dem Fachpersonal und den Patienten zum Ausdruck bringen. Letzteren wird eine passive Rolle zugewiesen. Daher wurde sowohl in der englischen als auch in der deutschen Literatur nach anderen Ausdrücken gesucht, die von einer gegenseitigen Beziehung zwischen Fachperson und Patienten ausgehen. Beispiele sind:

- *adherence/non-adherence:* Therapiebefolgung, Therapiemotivation
- *cooperation/non-cooperation:* Kooperation, Zusammenarbeit

Diese Bezeichnungen werden oft gleichbedeutend mit Compliance verwendet, und die breite Fachliteratur, die die entsprechende Forschung wiedergibt, spricht von den Konzepten der Compliance bzw. Non-compliance. Die Autorinnen und Autoren verweisen dabei auf die sprachliche Problematik. Dieses Vorgehen wurde auch für dieses Kapitel gewählt. Das Problem des Einhaltens/Nicht-Einhaltens von therapeutischen und pflegerischen Ratschlägen wird dementsprechend unter den Begriffen Compliance respektive Non-compliance behandelt.

Wie die folgenden Beispiele zeigen, wird Compliance sehr verschieden definiert, je nachdem wie die Beziehung zwischen Fachperson und Patienten gesehen wird. Steiner und Vetter (1994, S. 4) sagen: «Compliance ist die Bereitschaft der Patienten, bei diagnostischen und therapeutischen Maßnahmen mitzuwirken» und «Compliance ist die Bereitschaft, eine medizinische Empfehlung zu befolgen».

Gemäß Sackett und Hayens (zit. in Hentinen & Kyngäs, 1992) bezeichnet Compliance das Ausmaß, in dem das Verhalten der Patienten bezüglich der Einnahme von Medikamenten, der Befolgung von Diätvorschriften und der Veränderung der Lebensweise mit den medizinischen Anordnungen übereinstimmt.

Hentinen und Kyngäs (1992) gehen noch weiter, indem sie Compliance als einen aktiven, verantwortungsbewußten Prozeß der Selbstpflege auffassen, in dem die Patienten selbst etwas tun, um ihre Gesundheit zu erhalten oder zu fördern. Dieser Prozeß verläuft in enger Zusammenarbeit mit dem medizinischen Personal. Statt nur vorgegebene Regeln zu befolgen, zeigen die Patienten ein aktives Engagement gegenüber ihrer Selbstpflege.

Dementsprechend bezeichnet Non-compliance ein Verhalten der Patienten, das den medizinischen und gesundheitlichen Ratschlägen und Anordnungen in unterschiedlichem Ausmaß widerspricht. Die beiden Eckpfeiler sind Compliance, mit dem Befolgen aller verordneten Maßnahmen, und Non-compliance mit dem absoluten Zuwiderhandeln gegenüber den therapeutischen Verordnungen. Dazwischen liegt eine ganze Bandbreite von Verhaltensmöglichkeiten in allen Nuancen und Schattierungen.

Gemäß Carpenito (1995) ist Non-compliance eine eigenständige Pflegediagnose, die durch Angst, durch negative Nebenwirkungen der verschiedenen Therapien oder durch unbekannte Gründe hervorgerufen werden kann. Sie definiert Non-compliance wie folgt: Non-compliance ist ein Zustand, in dem ein Individuum oder eine Gruppe von Personen den Ratschlägen oder Anordnungen des medizinischen Personals nicht nachkommen, obschon sie es eigentlich wünschen, weil sie durch gewisse Umstände (z. B. ungenügende Information, Mangel an Geld usw.) daran gehindert werden.

Bei Gordon (1994, S. 97) wird Non-compliance mit fehlender Bereitschaft zur Kooperation gleichgesetzt und wie folgt definiert: «Nichtbefolgen einer therapeutischen Empfehlung, trotz einer auf gründlicher Information beruhenden Entscheidung für die Therapie und der ausdrücklichen Absicht, die therapeutischen Ziele zu erreichen.»

Carpenito legt den Schwerpunkt auf das persönliche Verhalten gegenüber therapeutischen Ratschlägen, während Gordon die bewußte Entscheidung aufgrund ausreichender Information in den Vordergrund stellt (Matteson & McConell, 1988).

## 2.2 Kritische Überlegungen

Die Pflegediagnose Non-compliance ist umstritten, weil sie von einem Beziehungsgefälle zwischen Pflegenden und Patienten ausgeht. Aus feministischer Sicht, die der Sprache mit ihrem paternalistischen, herrschaftlichen Inhalten große Bedeutung zumißt, werden die Begriffe Compliance und Non-compliance in der wissenschaftlichen pflegerischen Sprache scharf abgelehnt.

Wuest (1993) und andere Autorinnen vertreten die Ansicht, daß der Zugang zu den Patienten in einer partnerschaftlichen Beziehung anzustreben ist, in der die jeweiligen Stärken der Beteiligten gegenseitig geachtet und gefördert werden. Dies erlaubt, die Sicht und die Wünsche der Patienten im bestehenden Umfeld zu erkennen und die therapeutischen Maßnahmen auf diesem Wissen aufzubauen.

Bakker et al. (1995) sind der Meinung, daß die Pflegediagnose «Non-compliance» aufzugeben ist zugunsten derjenigen des «ineffektiven Managements des therapeutischen Behandlungsplans», da die letztere den Vorteil hat, von einer kontinuierlichen Interaktion zwischen Pflegenden und Patienten auszugehen.

Hess (1996) kritisiert das Konzept Compliance von einem ethischen Gesichtspunkt aus. Sie beschreibt drei Ebenen ethischen Verhaltens. Auf der untersten, auf der das Handeln vor allem von tradierten und nicht hinterfragten Normen geprägt ist, weiß der/die Pflegende, was gut und richtig ist, wodurch Compliance oder Non-compliance zu einem bedeutsamen Thema wird.

Auf der zweiten Ebene wägt der/die Pflegende zwischen den ethischen Prinzipien «Autonomie» und «Gutes tun» ab. Da das Umfeld des Individuums in diesem abstrakten Denken nicht berücksichtigt wird und weil der Wissensvorsprung der Pflegenden meist einen Zwang zum Handeln zur Folge hat, stellt sich die Frage zwischen Compliance/Non-compliance einerseits und der isolierten Autonomie der Patienten andererseits.

Auf der dritten Stufe schafft das Engagement für die Beziehung Patientinnen/Pflegende eine Synthese. Diese entsteht dadurch, daß in dieser Interaktion beide Seiten eine gemeinsame Geschichte haben, in der Werte und Bedeutungen geklärt sind und beide über gleich viel, aber unterschiedliche Kraft verfügen. So löst sich das Thema der Compliance und der Autonomie auf.

Wright und Levac (1992) vertreten die Auffassung, daß es Non-compliance nicht gibt, und zwar aufgrund der biologischen Theorie von Maturana, die zur Richtung des Determinismus gehört. Diese Auffassung versteht alle Lebewesen, den Menschen eingeschlossen, als strukturell vorbestimmte Wesen. Die biologische Struktur des Individuums und die Geschichte der Interaktion mit der Umgebung bestimmen, welche Reize in der Lage sind, Veränderungen auszulösen. Aufgrund solcher Überlegungen kommen Wright und Levac zum Schluß, daß Non-compliance inexistent ist, ja sogar biologisch unmöglich ist. Sie fahren fort mit Gedanken zur Realität und erklären, daß diese immer eine Neuformulierung der eigenen Erfahrung sei. Somit gebe es keine objektive Realität, die in der Lage sei, die Welt mit einer einzigen Wahrheit zu erklären. Daher sei es auch nicht möglich, das Verhalten der Patientinnen mit Non-compliance zu bezeichnen. Die Pflegenden sollten vielmehr die Patientinnen fragen, welche Bedeutung ihre Krankheit für sie habe. Durch die Schilderung ihrer eigenen Realität würden die Patientinnen angeregt, sich zu überlegen, was sie bewahren möchten, und in diesen Überlegungen liege das Potential zur Veränderung.

## 2.3 Theoretische Grundannahmen

Fast alle Begegnungen zwischen Patienten und medizinischem Personal enden mit Empfehlungen oder Hinweisen für die Patienten (Kaplan et al., 1993). Ohne Compliance können keine therapeutischen Ziele erreicht werden, und besonders bei hochentwickelten medizinischen Therapien ist es unumgänglich, daß die damit zusammenhängenden Anordnungen durch die Patienten befolgt werden.

Mangelnde Therapiemotivation ist weit verbreitet und kommt bei allen Krankheiten und bei allen Gruppen von Patienten vor (Steiner & Vetter, 1994). Die Folgekosten der Non-compliance sind zweifellos hoch, wenn auch verschiedene Untersuchungen diese unterschiedlich beziffern. Man nimmt an, daß etwa 30% aller Krankenhauseinweisungen darauf zurückzuführen sind, daß die Patienten die Medikamente zu Hause nicht richtig eingenommen haben. In der Schweiz dürften jährlich Medikamente im Wert von etwa 500 Millionen Franken unbenutzt in den Abfall wandern (Steiner & Vetter, 1994). Eine Faustregel über die Häufigkeit von mangelnder Therapiemotivation sagt, daß etwa ein Drittel der Patienten die verschriebenen Medikamente fehlerfrei einnimmt. Ein Drittel nimmt sie nicht immer korrekt und das letzte Drittel hält sich überhaupt nicht an die Verordnungen (Meichenbaum & Turk, 1994).

Medizinische Termine versäumen die Patienten in 20 bis 50% der Fälle. Die Compliance steigt, wenn die Patienten die Termine selbst organisieren. Bei Behandlungen, die eine Änderung der täglichen Gewohnheiten verlangen wie z. B. Suchtentzug, Diäten oder vermehrte körperliche Aktivität sowie bei präventiven Maßnahmen ist die mangelnde Therapiemotivation noch höher, wobei sie stark variiert.

Die große Bedeutung der mangelnden Therapiemotivation und die Erkenntnis, daß das behandelnde medizinische Personal diese oft sehr ungenügend einschätzt, führten zur intensiven Forschung nach deren Ursachen, und zwar sowohl in der Medizin und der Pflegewissenschaft als auch in der Psychologie und in der Soziologie. Dabei ging es häufig um die Frage, ob Compliance aufgrund irgendwelcher Faktoren vorhersagbar sei. Der Blick der Forschung war auf die Art der Krankheiten, die Merkmale der Betroffenen sowie auf die Schulung von Patientinnen und deren Auswirkungen gerichtet. Auch die Werte und Gewohnheiten der Patienten sowie deren Beziehung zum Fachpersonal wurden im Zusammenhang mit Compliance/Non-compliance untersucht (Kyngäs & Hentinen, 1995). Kelly (1995) stellte jedoch fest, daß es oft ebenso viele Studien gibt, die einen bestimmten Faktor wie z. B. Geschlecht oder Alter als für die Compliance positiv oder negativ bezeichnen. Ein großes Problem der Compliance-Forschung liegt darin, daß es sich als sehr schwierig erwiesen hat, zuverlässige Zahlen zu erheben. Verfahren mit dem Ziel, höhere Zuverlässigkeit zu erreichen, z. B. regelmäßige Kontrollen des Blutserums, wirken sich auf die Compliance kontraproduktiv aus, sobald sie von den Patienten als unangenehm empfunden werden.

Die bekannteste Theorie im Zusammenhang mit Compliance ist das «health belief model» von Rosenstock, das in deutsch als «subjektives Krankheitskonzept» bezeichnet wird. Dieses beruht auf den entscheidungstheoretischen Begriffen «Wertigkeit» und «Attraktivität» eines Ziels sowie auf der subjektiv empfundenen Wahrscheinlichkeit, das angestrebte Ziel erreichen zu können (Steiner & Vetter, 1994).

Das «subjektive Krankheitskonzept» wird von verschiedenen Aspekten beeinflußt, dazu gehören:

- *Anfälligkeit.* Darunter versteht man, wie ein Mensch seine Krankheit einschätzt, wie gefährdet er für eine Krankheit ist oder für wie stark er sich bereits erkrankt hält.

- *Auswirkungen.* Diese betreffen die Meinung eines Menschen, inwieweit sich die Krankheit auf sein Leben auswirkt oder auswirken wird.

- *Nutzen.* Dabei geht es um die Überzeugung eines Menschen, daß sich seine Bemühungen um seine Gesundheit und sein aktives Mitwirken auszahlen.

- *Hindernisse.* Damit ist die Haltung eines Menschen gegenüber den physischen, psychischen und finanziellen Beeinträchtigungen gemeint, die das empfohlene Verhalten zur Folge hat.

Das «subjektive Krankheitskonzept» der Patienten beeinflußt wohl ihr Verhalten gegenüber medizinischen Ratschlägen, aber es bestimmt nicht allein, ob ein Patient/eine Patientin sich compliant verhält oder nicht (u. a. Brown & Hedges, 1994; Andreoli, 1981). In vielen Fällen beeinflussen auch die Bezugspersonen der Patienten wesentlich, ob sich die letzteren compliant/non-compliant verhalten.

Das sozialpsychologische Modell, das von DiMatteo und DiNicola (zit. in Matteson & McConell, 1988) beschrieben wurde, beruht auf der Sicht der Verhaltenswissenschaft. Sie sehen Compliance als Resultat komplexer Interaktionen, die durch folgende Faktoren beeinflußt werden:

- die Beziehung zwischen dem medizinischen Personal und den Patienten, die gekennzeichnet ist durch die Qualität der Kommunikation, dem Vertrauen und dem Wertkonflikt
- das Wahrnehmen der Krankheit und die dazugehörige individuelle Perspektive der Patientinnen mit dem Wissen über die Behandlung und die Krankheit sowie dem Selbstkonzept und den sozialen Rollen
- die Kultur und das Umfeld der Patienten, d. h. vor allem die familiären Werte und Bewältigungsstrategien sowie die ethischen Normen und die wirtschaftliche Lage.

Diese drei Punkte haben bestimmenden Einfluß auf die Absicht der Patienten, mit dem medizinischen Personal und ihren Ratschlägen zu kooperieren, aus der eine Handlung hervorgeht. Dieses Modell kann ein nützlicher Rahmen für die Pflegenden sein, wenn sie sich Interventionen überlegen, um die Compliance zu steigern (Matteson & McConell, 1988).

In verschiedenen Untersuchungen und Berichten (u. a. Matteson & McConell, 1988; Kaplan et al., 1993) werden theoretische Erklärungen gesucht für die Noncompliance der Patienten. Unter andern verweisen Meichenbaum und Turk (1994) darauf, daß bei mangelnder Kooperation der Fehler nicht nur bei den Patienten zu suchen ist. Matteson und McConelle (1988) beschreiben, daß mit Noncompliance etikettiert und stigmatisiert zu werden für die Patienten durchaus ernsthafte Konsequenzen zur Folge haben kann. Teilweise wird angebliche Noncompliance als Vorwand dafür gebraucht, daß sich das medizinische Personal nicht auf komplexe, ernsthafte Probleme der Patienten einlassen muß. Durch eine solche Stigmatisierung werden die Betroffenen zu unpopulären Patienten, deren Behandlung deutlich negativ beeinflußt wird (Stockwell, 1972). Für weiterführende theoretische Erklärungen verweise ich auf das Pflegekonzept Stigmatisierung.

## 3. Mögliche Ursachen

Nach den möglichen Ursachen von Compliance/Non-compliance wurde intensiv geforscht, um jene Faktoren herauszufinden, die das Verhalten der Patienten im Befolgen von medizinisch-therapeutischen Maßnahmen positiv oder negativ beeinflussen. Es wurde versucht, Anhaltspunkte zu finden, um die Compliance der Patienten im voraus zu bestimmen. Da die über 200 beschriebenen Faktoren in einem komplexen Bezug zueinander stehen und sich gegenseitig beeinflussen, wurde dies bis jetzt noch nicht erreicht (Meichenbaum & Turk, 1994). Es läßt sich aber sagen, daß Non-compliance nicht automatisch negativ sein muß. «Mangelnde

Therapiemotivation kann den Versuch des Klienten widerspiegeln, Kontrolle über seine Krankheit und die Behandlung zu gewinnen – während sie unter anderen Umständen auf ein Mißverständnis, inadäquaten Informationen oder einer falschen Kosten-Nutzen-Analyse basiert» (Meichenbaum & Turk, 1994, S. 38). Die Variablen, die das Befolgen der Therapie beeinflussen können, werden verschiedenen Gruppen zugeordnet, die sich auf die Charakteristiken der Behandlung, auf die Diagnose der Krankheit, auf die Beziehung zwischen den Patienten und dem medizinischen Personal, auf Persönlichkeitsmerkmale der Patienten oder auf das klinische Setting beziehen (Meichenbaum & Turk, 1994).

## 3.1 Die Merkmale der Behandlung

Die Charakteristiken der Behandlung der Krankheit wie Komplexität, Dauer, Veränderung im Lebensstil und Kosten haben bedeutenden Einfluß auf die Therapiemotivation der Patienten. Solche Faktoren sind einflußreicher als die Persönlichkeitsmerkmale der Patienten. Im allgemeinen läßt sich sagen, daß die therapeutischen Ratschläge von den Patienten am ehesten befolgt werden je einfacher und kürzer die Behandlung, die mit geringen Kosten und wenigen Nebenwirkungen verbunden ist oder wenig Veränderung im Lebensstil benötigt. Über diese Feststellung und in umgekehrter Richtung gilt das Gleiche und decken sich die Ergebnisse in diversen Untersuchungen (u. a. Kaplan et al., 1993; Steiner & Vetter 1994; Wichowski & Kubsch, 1997).

Die Anzahl der Medikamente und die Einnahmehäufigkeit spielen eine wichtige Rolle. Die beste Zuverlässigkeit in der Einnahme von Pillen wird erzielt, wenn nur ein Medikament am Morgen genommen werden muß. Bei drei Medikamenten pro Tag steigt die Fehlerquote auf einen Viertel und bei mehr als fünf Arzneimittel sogar auf gut einen Drittel an (Meichenbaum & Turk, 1994). Wenn man bedenkt, daß rund ein Drittel aller Krankenhauseinweisungen auf das falsche Einnehmen der Medikamente zurückzuführen ist, wird die Tragweite der Komplexität der Therapien ersichtlich. Zu den Mißerfolgen in der Therapiebefolgung in bezug auf die Medikamente trägt oft auch ungenügende oder mißverständliche Information seitens des medizinischen Personals bei. In Aussagen wie «nur bei starken Schmerzen nehmen» ist unklar, was stark bedeutet und wie lange zu warten ist. Bei den Einnahmezeiten wird die Mittagsdosis am unzuverlässigsten eingenommen.

Das Aussehen der Pillen spielt auch eine Rolle. Kleine, weiße und runde Pillen werden von den Patienten bevorzugt, und im Gegenzug verringert sich die Akzeptanz mit zunehmender Größe, bei intensiven Farben und bei eckigen Präparateformen. Auch die Verpackungsart nimmt Einfluß auf die regelmäßige Einnahme. Kindersichere Verpackungen werden speziell von alten Menschen abgelehnt.

Der Einfluß von Nebenwirkungen der verordneten Therapien wird in der Literatur verschieden stark gewichtet. Steiner und Vetter (1994) stellen fest, daß die Nebenwirkungen nur einen geringen Einfluß auf die Compliance/Non-compliance haben, während Kaplan et al. (1993) beschreiben, daß die Nebenwirkungen, die die Lebensqualität beeinflussen, wie z. B. sexuelle Dysfunktionen bei Blutdruckmedikamenten, einen bedeutenden Faktor der Non-compliance der Patienten darstellt.

Zusätzlich zu den medizinischen Arzneimittelverordnungen erhalten die Patienten öfters Ratschläge, die eine Änderung des Lebensstils beinhalten, wie Sport treiben, Diäten, Suchtbekämpfung oder Selbstkontrollen. Menschen, die an Diabetes erkrankt sind, sollten diverse Handlungen durchführen, um Komplikationen zu verhindern. Es zeigt sich, daß das Befolgen der therapeutischen Ratschläge in bezug auf die einzelnen Aktivitäten sehr verschieden ist. So kann es sein, daß das Insulinspritzen perfekt ausgeführt und die Diät im Alltag eingehalten wird. Aber bei festlichen Gelegenheiten wird die Diät in den Hintergrund gestellt oder die Zuckerbestimmung im Blut oder Urin fast nie durch geführt. Daher ist es wichtig, daß der Begriff Compliance/Non-compliance bei komplexen Therapien differenziert verwendet wird.

Bei chronisch erkrankten Menschen spricht man auch von einer tiefen Compliance, wobei speziell hier auch die Kritik an der Bezeichnung von Non-compliance ansetzt. Price (1996) beschreibt, daß durch das Verstehen der Bedeutung der Behandlung für den einzelnen Menschen eine Behandlungsform gesucht werden kann, die in ihr Leben integrierbar ist und dadurch auch befolgt werden kann. Aus diesem Blickwinkel betrachtet, liegt die Ursache der Non-compliance nicht in der Dauer und nicht am chronisch erkrankten Menschen, der den Verordnungen nicht Folge leisten will, sondern an der Komplexität der verordneten Maßnahmen, die einschneidende Folgen auf die Lebensqualität der Patienten hat (Meichenbaum & Turk, 1994).

## 3.2 Die Krankheit

Einfluß auf das Compliance/Non-compliance-Verhalten der Patienten hat nicht die medizinische Diagnose, sondern die Krankheitssymptome, wie diese auftreten und wahrgenommen werden. Leicht erkennbare Symptome, die einschneidend die Lebensqualität beeinflussen und durch therapeutische Maßnahmen geheilt werden können, fördern die Compliance der Patienten (Meichenbaum & Turk, 1994). Bei Krankheitszeichen, die von den Patienten kaum bemerkt werden, oder einer Heilung, die nicht möglich ist, ist die Therapiebefolgung vermindert. Auch bei präventiven Maßnahmen, wie die regelmäßige Selbstuntersuchung der weiblichen Brust, um frühzeitig eine Veränderung feststellen zu können, fällt die Therapiemotivation gering aus (Lierman et al., 1994).

Der objektive Schweregrad der Krankheit hat nur einen geringen Einfluß auf das Verhalten. Im Gegensatz dazu trägt die subjektive Wahrnehmung der Krankheitsschwere sehr viel zum Befolgen respektive Nichtbefolgen von therapeutischen Maßnahmen bei (Wichowski & Kubsch, 1997). Manche Krankheitszeichen interpretieren die Menschen als normale Veränderungen, z. B. des Alterns, und sehen daher kein Bedarf einer Behandlung. Dies kann auch ein Grund dafür sein, daß der Informationsgrad der Patienten über ihre Krankheit nur geringen Einfluß auf die Therapiemotivation hat.

### 3.3 Die therapeutische Beziehung

Es ist unbestritten, daß die Beziehung, wie sie die Patienten, aber auch das medizinisch-therapeutische Personal erleben, einen einschneidenden Beitrag zur Compliance leistet. Beim letzteren sind Non-compliance-Patienten im allgemeinen unbeliebt, und sie werden dementsprechend schlechter gepflegt, betreut und behandelt (Carveth, 1995).

Da eine tragfähige, kontinuierliche Beziehung zu den Patienten maßgeblich zur Compliance beiträgt, müssen sich die Pflegenden und das weitere medizinische Personal stets um eine solche bemühen. Auf der Basis einer vertrauensvollen, partnerschaftlichen Beziehung bieten sich verschiedene Möglichkeiten, das Verhalten der Patienten gegenüber medizinischen Ratschlägen positiv zu beeinflussen.

Die Beziehung zwischen den Patienten und dem medizinisch-pflegerischen Personal erfordert einen großen Austausch von Informationen. Wie die Patienten die erhaltene Information auf unterschiedliche Weise verarbeiten, wird im Konzept der Ungewißheit beschrieben. Unklare Informationen und Instruktionen können zu Mißerfolgen in der Compliance beitragen. Diese sind im persönlichen Gespräch anzugehen. Wenn die Patienten nicht genau verstehen, was und weshalb etwas zu tun ist, trägt dies wesentlich zur Non-compliance bei (Steiner & Vetter, 1994).

Neben der persönlichen Beziehung zwischen den Patienten und dem medizinischen Personal hat auch der organisatorische Aspekt, den das medizinische Personal maßgeblich bestimmt, einen Einfluß auf die Compliance/Non-compliance. Wenn die Behandlung kontinuierlich und soweit als möglich stets von den gleichen Personen durchgeführt wird, trägt dies zur Zufriedenheit der Patienten bei und fördert damit die Therapiemotivation. Hingegen wirken sich lange Wartezeiten, Termine, die nicht abgesprochen oder vage formuliert sind, sowie hohe Behandlungskosten negativ aus. Wichtig ist auch, daß bei Kontrollterminen die Patienten von ihnen bekannten Personen betreut und beraten werden. Dies ermöglicht, daß die Patienten positive Rückmeldungen über ihre Bemühungen erhalten und daß Unklarheiten oder Schwierigkeiten im Befolgen der medizinischen Ratschläge besprochen werden, was wiederum die Therapiemotivation fördert.

## 3.4 Die Persönlichkeitsmerkmale der Patienten

Die Suche nach Persönlichkeitsmerkmalen der Patienten, die die Compliance signifikant beeinflussen, brachte bis heute wenig Erfolg. Gemäß heutigem Wissensstand besteht keine konstante Verbindung zwischen den Variablen, Alter, Geschlecht, sozialer Status, Zivilstand oder Religion der Patienten und deren Compliance/Non-compliance. Auch psychosoziale Faktoren und Eigenschaften der Persönlichkeit lassen keine Schlüsse über die Therapiebefolgung zu. Dennoch führt ein großer Teil der Ärzte und Ärztinnen die mangelnde Therapiemotivation auf Patientenmerkmale zurück (Meichenbaum & Turk, 1994). Da Compliance sehr situationsbezogen ist, kann man nur gewisse Tendenzen zu bestimmten Situationen aufzeigen. So hat z. B. bei der Raucherentwöhnung die Kritik der Frauen am Rauchen bei Männern einen positiven Effekt auf die Therapiemotivation, während umgekehrt Männer und Freunde keinen Einfluß auf die Rauchgewohnheiten von Frauen haben (Meichenbaum & Turk, 1994). Bei Arthritis-Patienten wurde festgestellt, daß sie ihre Medikamente eher falsch nehmen, wenn sich ihre tägliche Routine ändert (Kaplan et al., 1993).

Die Compliance ist gefährdet, wenn die Patienten ihre medizinischen Probleme nicht ernst nehmen und sich ihre Krankheit anders erklären als das medizinische Personal. Zeit-, Finanz- und Konzentrationsprobleme sowie schwache soziale Unterstützung können die Compliance der Patienten negativ beeinflussen. Bei sehr hochbetagten Menschen sinkt mit zunehmender Vergeßlichkeit auch die Compliance. Ferner spielt die Erwartung an die Behandlung und die Frage, ob man selbst die Behandlung erfolgreich abschließen könne, eine bedeutende Rolle.

Das Gefühl des Verlusts der Kontrolle über die Krankheit und deren Behandlung führt zu Unterbrüchen in der Anwendung der therapeutischen Maßnahmen. Wenn die Kosten-Nutzen-Rechnung negativ ausfällt und der positive Effekt der Behandlung nicht eintritt, nimmt die Therapiebefolgung rapide ab. Die Patienten entscheiden sich in gewissen Fällen auch bewußt gegen die Behandlung oder brechen diese frühzeitig ab, da sie sich wohl fühlen.

# 4. Das Erleben der Compliance und deren Bedeutung

Was die Patienten erleben, wenn sie die Therapie befolgen bzw. nicht befolgen und was für sie die Bedeutung von Compliance/Non-compliance ist, wurde im Verhältnis zu anderen Bereichen wenig erforscht. Das geringere Interesse in der Erforschung des Erlebens und der Sicht der Patienten ist eine bemerkenswerte Tatsache.

Kyngäs und Hentinen (1995) untersuchten die Bedeutung von Compliance bei adoleszenten Diabetikern und Diabetikerinnen: Bei guter Compliance erleben die adoleszenten Jugendlichen, die an Diabetes erkrankt sind, daß das regelmäßige Befolgen der therapeutischen Maßnahmen sie zu lohnenden Zielen führt. Diese Ziele sind Freiheit, Gesundheit und Wohlbefinden. Unter Wohlbefinden verstehen die Jugendlichen, daß sie am sozialen, aktiven Leben mit Gleichaltrigen teilnehmen können. Diese Patientengruppe übernimmt aktiv ihre Selbstpflege, da für sie eine gute Compliance auch Gesundheit in der Zukunft bedeutet. Um ihre Selbstpflege, die ständig neue Verhaltensmuster erfordert, durchführen zu können, was ein lebenslanger Prozeß ist, erfahren sie als unterstützend, daß sie ihre Situation beherrschen. Dabei ist die soziale Unterstützung von ihrer Familie und ihrer Freunde sehr hilfreich. Ferner motiviert diese Patienten, daß Gesundsein eine zentrale Bedeutung in ihrem Leben hat. Die Angst vor möglichen Komplikationen und die daraus resultierende Bedrohung ist ein zentraler Faktor, warum junge Diabetiker ihre Therapie befolgen.

Die jugendlichen Diabetiker, die nur unter Druck und Zwang die Therapie befolgen, sehen die Bedeutung von Compliance als notwendiges Übel, das sie nicht selber gewählt haben. Sie erleben sich anders, schuldig, abhängig, ängstlich, angebunden und gestreßt. Die Kontrolltermine nehmen die Adoleszenten als Bedrohung ihrer Freiheit und Unabhängigkeit wahr und haben das Gefühl, daß sie nie frei sein und ohne Probleme und Sorgen leben können. Sie fühlen sich jedoch schuldig, daß sie ihre Selbstpflege nicht besser ausführen können, als sie es bereits tun. Die therapeutischen Maßnahmen befolgen sie unter Druck, da diese ihnen ermöglichen, am Leben zu bleiben, und Komplikationen verhindern, obwohl sie das Gefühl haben, daß das ganze Regime ihr Leben und ihre Zukunft und die Beziehungen zu Freunden maßgeblich beeinträchtigt. Sie erleben die therapeutischen Maßnahmen als zu streng und inflexibel und können daher nicht erfolgreich die Therapie befolgen.

Jene adoleszenten Diabetiker, die sich bewußt Non-compliant verhalten, erleben Konflikte. Die Bedeutung des bewußten Non-compliance-Verhaltens der adoleszenten DiabetikerInnen ist charakterisiert durch einen Mangel an Wohlbefinden, verbunden mit Angst und Konflikten zwischen den Eltern und dem medizinischen Personal. Sie erleben die Eltern als nörgelnd, die sie zur Therapiebefolgung zwingen wollen. Das medizinische Personal ist in ihren Augen autoritär, und sie erleben, daß dieses sich nur um die Therapiebefolgung und Laborresultate kümmert und sich nicht für sie als Person interessiert. Den einfachsten Weg, mit diesen Konflikten umzugehen, sehen die Jugendlichen darin, die Autoritätsperson anzulügen. Sie wissen, welche therapeutische Maßnahmen sie durchzuführen hätten, fühlen sich aber unfähig, diese in ihr Leben zu integrieren. Das zentrale Argument für die bewußte Non-compliance besteht darin, daß das Befolgen der therapeutischen Maßnahmen nicht mit ihrer Freiheit zu vereinbaren ist.

Die Jugendlichen erleben das Befolgen von medizinischen Ratschlägen als Zeitverschwendung. Sie sehen in dem Behandlungsplan auch keinerlei Nutzen für sich. Durch die Non-compliance meinen sie, frei leben zu können wie ihre Freunde, was ihnen das wichtigste ist. Sie handeln nach dem Lustprinzip, auch wenn sie sich unwohl fühlen, müde sind oder Kopfschmerzen haben. Diese negativen Auswirkungen sind kein Grund, ihr Verhalten zu ändern.

Die Untersuchung von Kyngäs und Hentinen (1995) zeigt verschiedene mögliche Ursachen von Compliance/Non-compliance auf, die Einfluß auf das Verhalten der Jugendlichen nehmen. Die Bedeutung, die sie dem Krankheitsverständnis, der Beziehung zum medizinischen Personal und ihren persönlichen Werten geben, prägt einschneidend die Therapiemotivation. Angst erleben die Patienten immer wieder in bezug auf mögliche Komplikationen und auf eine Abhängigkeit von Medikamenten (Kelly, 1995). Diese Angst erleben die Patienten speziell in Zusammenhang mit starken Schmerzmitteln wie z. B. bei Morphin-Verordnungen (Bommer, 1994). Die Compliance ist dadurch geringer, weil die von Schmerz geplagten Patienten nur dann ihre Schmerzmittel einnehmen, wenn sie starke Schmerzen erfahren und nicht in einer Regelmäßigkeit, um diesen vorzubeugen. Coates und Boore (1995) beschreiben, daß chronisch erkrankte Menschen eine Therapie dann befolgen, wenn sie die Bedeutung von Compliance als Nutzen erfahren, und am Ausmaß an Kontrolle, die sie über das Geschehen haben. Die Entscheidungen, die sie hinsichtlich ihres gesundheitsfördernden Verhaltens treffen, stimmen nicht automatisch mit den therapeutischen Ratschlägen überein. Zwischen der Sicht des medizinischen Personals und jener der Patienten bestehen Differenzen bezüglich der Definition von Compliance/Non-compliance (Roberson, 1992). Strauss und Glaser (1975) stellen fest, daß nicht alle chronisch erkrankten Menschen, die sich nicht an den verordneten Behandlungsplan halten, non-compliant sind. Ihr Verhalten ist geprägt von bewußten Entscheidungen, um den Behandlungsplan so zu ändern, daß er sich in ihren persönlichen Lebensstil einfügen kann. Roberson (1992) kommt zum Schluß, daß die Patienten ihre Handlungen, die das Gesundsein fördern, als richtig und korrekt empfinden und in dieser Hinsicht gute Arbeit leisten. Von der medizinisch-professionellen Seite werden die so handelnden Patienten oft als non-compliant taxiert.

## 5. Verhalten

**Warum setzen Patienten Medikamente ab?**

Gewisse Patienten setzen ihre Medikamente ab, wenn sie sich wohl fühlen oder die Krankheitssymptome nicht mehr spüren, z. B. bei der Behandlung mit Antibiotika. Viele Patienten hören jedoch schon nach drei bis vier Tagen auf, die Mittel einzunehmen, da die subjektiv erlebten Zeichen der Infektion verschwunden sind. Die Patienten setzen den Umstand, daß sie sich gut fühlen, mit der Heilung gleich. Sie wissen nicht, daß sie mit ihrem Verhalten einen Rückfall verursachen können. Sie sorgen sich vor allem über Nebenwirkungen, z. B. Durchfall, und finden es deshalb richtig, das Medikament nicht mehr einzunehmen.

Die Nebenwirkungen fördern die Non-compliance, sind aber kein einschneidender Faktor. Roberson (1992) beschreibt, daß Patienten häufig das eine oder andere Medikament nicht mehr einnehmen, sobald sich ihr Befinden bessert, da sie die Zahl der verordneten Arzneimittel fälschlicherweise oft als Maß dafür nehmen, wie krank sie sind. Finanzielle Schwierigkeiten und die oft hohen Kosten führen auch zum Absetzen der Medikamente. Ist eine Packung aufgebraucht, dauert es oft eine Weile, bis eine neue beschafft ist, und den Unterbruch in der Behandlung benutzen die Patienten oft dazu, die Wirksamkeit der Therapie zu überprüfen.

### Über Kontrolle verfügen

Die Patienten und insbesondere chronisch erkrankte Menschen wünschen sich, die Kontrolle über die Therapie und über die Erkrankung bei sich zu halten. Sie fühlen sich verantwortlich für den Krankheitsverlauf, da dies zu einem Teil ihres Lebens wurde (Coates & Boore, 1995). Die Patienten benötigen die nötige Kompetenz über ihre Krankheit. Um ihre Verantwortung tragen zu können, benötigen sie Informationen über Wirkung, Nebenwirkungen und die Begründung des Behandlungsplanes. Um Kontrolle zu haben und die Wirkungen der Therapien zu testen, setzen sie zwischendurch die Medikamente ab, um zu sehen, was ohne diese geschieht. Die Kriterien der Patienten, eine Situation im Griff zu haben, stimmen nicht immer mit jenen der Professionellen überein. Ein von chronisch erkrankten Menschen immer wieder erwähntes Kriterium ist, daß es ihnen möglich ist, das zu tun, was sie wollen, oder mit dem sie sich wohl fühlen.

Die erfahrene eigene Verletzlichkeit und die damit verbundene ständige Angst vor Komplikationen, die die Betroffenen unter Kontrolle zu halten versuchen, ist ein bestimmender Faktor in der Selbstpflege, um dem empfohlenen Behandlungsplan folgen zu können. Das Bewußtsein, daß die eigenen Möglichkeiten ausreichen, um der Therapie zu folgen, sowie die schon gemachten Erfahrungen des Nutzens der Therapie vermindern die lähmende Angst und steigern dafür die Motivation, aktive und gesundheitsfördernde Handlungen auszuführen (Cameron, 1996).

### Die Rolle der Patienten

In der Literatur über Compliance/Non-compliance wird immer wieder das Modell von Szasz und Hollener (zit. in Cameron & Hollener, 1987) beschrieben, da die Auffassung, wie die Rollen zwischen Patienten und Pflegenden zu gestalten sind, auch die Beziehung zwischen diesen prägt. Wenn sich ein persönliches Gesundheitsproblem in ein medizinisch-technisches verwandelt, wird dem Menschen die Möglichkeit genommen, selbstbestimmend mit seinem Zustand umzugehen, wodurch er in eine passive Rolle gerät (Illich, 1975). Weil in der Bevölkerung ein breites medizinisches Wissen vorhanden ist, ist die passive Krankheitsrolle, in der die Patienten kompetente Hilfe suchen und mit dem medizinischen Personal kooperieren, um wieder gesund zu werden, ohne Fragen, Wünsche und Vorstellungen zu haben, nur noch in lebensbedrohlichen Situationen erwünscht. Werden die Patienten als passives Wesen behandelt, fühlen sie sich oft unverstanden, sind mit der Therapie unzufrieden und verhalten sich viel häufiger non-compliant. Meichenbaum und Turk (1994) stellen fest, daß die Patienten in diesem Fall ihre Erwartungen an die Behandlung kaum ausdrücken, sondern einfach die Therapie nicht befolgen.

Wird die Kommunikation zwischen Patienten und dem medizinischen Personal so gestaltet, daß Entscheidungen partnerschaftlich getroffen werden und die Verantwortung geteilt wird, wird oft von der «therapeutischen Allianz» gesprochen. Dies wiederum stärkt die Therapiemotivation bedeutend. In dieser Haltung der gegenseitigen Anteilnahme kann die Therapie auf die Anliegen und Möglichkeiten der Betroffenen abgestimmt sein. Ängste, Nöte und Schwierigkeiten können formuliert werden, wodurch sich die Patienten aktiv verhalten und ihre Selbstpflege übernehmen können und dadurch die Compliance beträchtlich gesteigert ist. Die Patienten befolgen ihre empfohlene Therapie viel eher, wenn sie eigenen Spielraum im Gestalten der Ausführungen haben und dadurch das Gefühl der Kontrolle über ihr Leben erhalten. Cameron (1996) betont die Wichtigkeit dieses Rollenverständnisses, besonders für chronisch erkrankte Menschen.

Die Partizipation der Patienten ist eine grundlegende Voraussetzung dafür, daß sie ihre vielfältigen Gesundheitsprobleme bewältigen und eine optimale Lebensqualität erreichen können, was wiederum die Voraussetzung für eine lang andauernde Compliance ist.

Die Pflegekonzepte des Empowerments und der Partizipation der Patienten, die nach Greenfield et al. (zit. in Coates & Boore, 1995) umfassender sind als das Konzept der Compliance/Non-compliance, beruhen ebenfalls auf dem oben beschriebenen Rollenverständnis.

### Entscheiden nach rationalen Überlegungen

Das Verhalten gegenüber den therapeutischen Maßnahmen wird auch von den vernunftmäßigen Überlegungen der Patienten beeinflußt. Nur bei ganz wenigen der sich non-compliant verhaltenden Patienten – Steiner und Vetter (1994) sprechen von 10% – handelt es sich um stures Verweigern der empfohlenen Behandlung. Die Patienten machen sich situativ geprägte, rationale Gedanken, die dann zu den Entscheidungen über das Handeln führen (Kaplan et al., 1993). Die Patienten wägen die Konsequenzen des Nichtbefolgens der therapeutischen Ratschläge mit dem Nutzen, der die Therapie bringen sollte, ab. Bei Behandlungen, wie z. B. dem Einstellen einer Hypertonie, wird die zukünftige Bedeutung mit dem präventiven Charakter eines erhöhten Infarktrisikos bei der Kosten-Nutzen-Berechnung seitens der Patienten oft nicht berücksichtigt. Die Patienten sind entweder nicht genügend informiert, sie wollen die Tatsachen nicht zur Kenntnis nehmen oder ihr subjektives Krankheitskonzept schließt die Möglichkeit einer Spätkomplikation aus. Weil der Nutzen einer solchen Behandlung kaum sofort erlebbar ist, wird diese um so belastender empfunden, besonders auch, weil die Therapie lange dauert und oft auch Veränderungen des Verhaltens verlangt (Diät, vermehrte körperliche Aktivität usw.). Der Aufwand für die Therapie erscheint deshalb größer als der kurzfristige Nutzen, was dazu führt, daß die Patienten die Behandlung unterbrechen und die Medikamente erst wieder einnehmen, wenn sich subjektive Symptome bemerkbar machen.

Beim Abwägen von Aufwand und Ertrag einer Behandlung berücksichtigen die Patienten auch ihre eigenen Möglichkeiten und Fähigkeiten. Wenn sie der Meinung sind, die mit der empfohlenen Therapie verbundenen Erwartungen und Aufgaben erfüllen zu können, ist die Compliance wesentlich besser, als wenn sie schon von Anfang an daran zweifeln (Kaplan et al., 1993). Betroffene, die z. B. beim Suchtentzug oder mit Diäten wiederholt Mißerfolge erlitten haben, sind gegenüber ihren Erfolgschancen pessimistisch eingestellt. Sie kämpfen mit mangelndem Selbstwertgefühl und mit Hoffnungslosigkeit.

**Vergeßlichkeit ist oft nicht zwingend**

Vergeßlichkeit ist ein weit verbreitetes menschliches Phänomen, das sich nicht nur auf das Befolgen von medizinischen Ratschlägen bezieht. Um eine geforderte Handlung vornehmen zu können, muß sich der Mensch zuerst daran erinnern, daß er zu einer bestimmten Zeit etwas Bestimmtes tun sollte, und als letztes folgt dann die Handlung. Wird einer dieser Schritte ausgelassen, folgt das Vergessen. Die Vergeßlichkeit hinsichtlich der Einnahme von Medikamenten ist nur bei sehr alten Menschen wesentlich erhöht. Verordnungen, die an die individuellen Bedürfnisse der Patienten angepaßt werden, bleiben diesen besser in Erinnerung, wodurch die Compliance gefördert wird. Wenn Handlungen im Zusammenhang mit dem therapeutischen Behandlungsplan vergessen werden, hat dies auch oft mit unklaren Informationen und daraus resultierenden Mißverständnissen zu tun. Aus der Gedächtnispsychologie ist bekannt, daß die Patienten sich an zwei Erklärungen gut erinnern. Bei acht Informationen vergessen sie die Hälfte, wobei die zuerst genannten am ehesten im Gedächtnis bleiben. Um den Schwierigkeiten bei der Erinnerung entgegenzuwirken, wurden verschiedene Methoden wie z. B. Erinnerungsstützen und die Schulung der Patienten entwickelt (u. a. Mottram et al., 1996; Esposito, 1995).

Ferner beeinflußt, wie Orem beschreibt, der menschliche Wunsch nach Normalität die Vergeßlichkeit. Wenn nämlich der Behandlungsplan das normale Leben tangiert, z. B. wenn Medikamente in Gegenwart anderer Menschen einzunehmen sind, wird die Handlung eher vergessen (De Geest et al., 1994). Dasselbe Phänomen wird von Tettersell (1993) auch bei Asthma-Patienten beschrieben. Diese vergessen das Inhalieren in der Öffentlichkeit oft aus Angst vor Stigmatisierung. Fühlen sich die Patienten gestreßt, greifen sie auch oft zu Notlügen oder Ausreden, wenn sie vom medizinischen Personal auf das Nichtbefolgen von therapeutischen Maßnahmen angesprochen werden. Leugnen als Bewältigungsform tritt zusätzlich auf, wenn die Patienten Angst vor der Kritik oder der Mißbilligung durch das medizinische Personal haben.

**Die Suche nach Informationen**

Die oben beschriebenen Verhaltensformen, die in Zusammenhang mit dem Pflegekonzept Compliance/Non-compliance auftreten, haben oft mit Information und mit der Art, wie diese verarbeitet wird, zu tun. In verschiedenen Studien (u. a. Furlong, 1996; Esposito, 1995) wird die Beziehung zwischen Wissen und Compliance hergestellt. Dabei wird festgestellt, daß das Wissen einen positiven Einfluß auf die Therapiemotivation hat, wenn auch das Verhalten der Patienten im Einzelfall nicht voraussagbar bleibt. Die Patienten wünschen in der Regel Informationen (Merkatz & Couig, 1992) und wollen am Entscheidungsprozeß beteiligt sein, wie im Kapitel über das Pflegekonzept Ungewißheit beschrieben ist.

Roberson (1992) schreibt, daß besonders chronisch erkrankte Patienten das medizinische Personal nur als eine von verschiedenen Informationsquellen betrachten. Sie holen sich Rat und Tat auch bei Naturheilpraktikern, bei Freunden und bei Familienangehörigen. Zudem versuchen sie selbst ihrem Leiden mit altbewährten Hausmitteln zu begegnen. Solche Maßnahmen unterstützen aus der Sicht der Patienten ihre Suche nach der größtmöglichen Lebensqualität und Gesundheit, können aber das verordnete medizinische Regime durchkreuzen und aus diesem Blickwinkel zu Non-compliance führen (Kaplan et al., 1993).

# 6. Interventionen

Das Pflegekonzept Compliance/Non-compliance ist von so vielen Faktoren und von der individuellen Bedeutung, die die Patienten diesen zumessen, geprägt, daß es kein Patentrezept gibt, um die Compliance zu fördern. Das Problem der Non-compliance ist sicher über die verschiedenen ursächlichen Faktoren gleichzeitig anzugehen und während der ganzen Dauer der Behandlung im Auge zu behalten.

## 6.1 Einschätzung

Die Pflegenden sollten die Therapiemotivation jedes Patienten/jeder Patientin immer wieder systematisch einschätzen und in periodischen Abständen überprüfen. Aus Untersuchungen wird ersichtlich, daß das medizinische Personal die Compliance/Non-compliance der Patienten oft falsch beurteilt (Meichenbaum & Turk, 1994). Allzu oft meint das interdisziplinäre Team die Bedürfnisse der Patienten zu kennen, ohne sie jedoch richtig befragt zu haben.

Deshalb sollten die Pflegenden schon beim Eintrittsgespräch Fragen stellen nach den Erfahrungen, die die Patienten mit verordneten Behandlungen bereits gemacht haben sowie über das Einnehmen von Medikamenten. Die Pflegenden sollten zudem in einer aufmunternden Art und Weise das Wissen über die bestehende Behandlung prüfen, da dieses Wissen ein Schlüssel zur korrekten Anwendung der Therapie ist (Enloe, 1993).

Carpenito (1995) schreibt, daß das Ziel der Einschätzung sein sollte, die Ursachen für das Verhalten der Patienten erkennbar werden zu lassen, um aus den erhaltenen Informationen ein gemeinsames Behandlungsziel formulieren zu können. Zu diesem Zweck müssen die Pflegenden sich in Gesprächen Informationen sammeln, aufgrund derer sie sich ein Bild machen können über die wichtigsten Ursachen, die die Compliance/Non-compliance fördern oder hindern. Dabei sind folgende Punkte zu berücksichtigen:

- Erleben der bisherigen Therapie:
  - Wo lagen die Belastungen und Unannehmlichkeiten?
  - Ergaben sich für sie Schwierigkeiten, die verordnete Behandlung durchzuführen, weil diese zu kompliziert, zu anstrengend oder zu teuer war?
  - Erfuhren sie Nebenwirkungen, die ihnen Ängste und Sorgen bereiteten?
  - Brachte die Behandlung ihrer Meinung nach den gewünschten Erfolg?
  - Schämen sie sich, gewisse Handlungen vor anderen Menschen durchzuführen?
- Wissen und Informationsstand der Patienten:
  - Kennen sie ihre Medikamente und Selbstkontrollen?
  - Was wissen sie über ihre Krankheit?

- subjektives Krankheitskonzept:
  - Warum benötigen sie gerade jetzt Hilfe?
  - Wo liegt ihrer Meinung nach das Hauptproblem?
  - Sehen sie Möglichkeiten, daß sich ihr Leben verändern kann/soll/muß?
  - Wie erleben sie ihre Krankheit in bezug auf den Schweregrad?
  - Wie erklären sie sich ihre Krankheit?
- Erwartungen und Vorstellungen:
  - Welche Erwartungen haben sie an die Behandlung und welche an die Pflegenden?
  - Welche Therapie wünschen sie sich am ehesten und was wollen sie auf keinen Fall?
- Kontrolle:
  - Entsprechen die Behandlungsziele ihren eigenen?
  - Nehmen sie die Medikamente manchmal nicht ein, wenn sie sich wohl fühlen?
  - Ändern sie die Maßnahmen aufgrund ihres Befindens?

Solche Fragen ermöglichen es den Patienten, ihre Meinung zu der bisherigen Therapie und ihre Vorstellungen über die zukünftige Behandlung kundzutun. Die Meinung der Patienten entspricht, wie Priebe (1992) schreibt, dem persönlichen und subjektiven Erleben, welches das Verhalten und damit die Compliance/Noncompliance maßgeblich beeinflußt.

Ferner sollten sich die Pflegenden selbst Fragen zur Compliance/Non-compliance stellen, um gewisse Probleme wie die Komplexität der Behandlung interdisziplinär angehen zu können und dadurch die Therapiemotivation zu fördern, nämlich:

- Behandlungsmerkmale:
  - Ist die Behandlung so einfach wie möglich, und kann sie in das gewohnte Leben der Patienten integriert werden?
  - Können die Medikamente durch Slow-release-Präparate ersetzt werden?
  - Sind die Behandlungstermine mit den Patienten vereinbart, und werden lange Wartezeiten vermieden?
- Beziehung und Information:
  - Habe ich die Beziehung mit Vertrauen, gegenseitigem Respekt und geteilter Verantwortung gestaltet?
  - Habe ich den Patienten alle Informationen in verständlicher Art gegeben?
  - Was halte ich von dem Patienten/der Patientin? Ist er/sie z. B., kooperativ, interessiert, spannend oder macht er/sie, was er/sie will und ist desinteressiert, mühsam?

- Merkmale der Patienten:
  - Liegen Probleme vor im Bereich des Sehens, des Gehörs oder der manuellen Fertigkeiten?
  - Bestehen Schwierigkeiten im Zusammenhang mit Vergeßlichkeit, mit der finanziellen oder zeitlichen Belastung?
  - Sind kulturell prägende Faktoren vorhanden, die die Compliance gefährden wie z. B. die Vorstellung, viel Essen bringe die Gesundheit, gewisse Verfahren der Volksmedizin oder die Sitte, daß alle Entscheidungen von der Familie gefällt werden (Matteson & McConell, 1988)?
  - Was besteht an sozialer Unterstützung?

Beim Eintrittsgespräch entsteht bereits eine Beziehung zwischen den Pflegenden und den Patienten, welche die Grundlage für weitere spezifische Interventionen bildet. Durch eine fortlaufende Einschätzung der Therapiemotivation, die wenn möglich interdisziplinär erfolgen und beide Seiten berücksichtigen sollte, ist es den Pflegenden möglich, mit pflegerischen Handlungen die Compliance zu fördern.

## 6.2 Wissen vermitteln

Eine wichtige Aufgabe für die Pflegenden ist, den Patienten das nötige Wissen zu vermitteln, das sie benötigen, um die verordnete Behandlung zu Hause erfolgreich durchführen zu können. In der Pflegefachliteratur wird von der Schulung der Patienten und von Empowerment gesprochen. Diese beiden Ansätze unterscheiden sich in der Haltung und Rolle, die die Pflegende einnimmt, verfolgen aber das gleiche Ziel, nämlich die Compliance und Kompetenz der Patienten zu fördern.

Die Pflegenden sollten das zu vermittelnde Wissen in kleine Portionen aufteilen, was es den Patienten erleichtert, die Informationen im Gedächtnis zu behalten (Enloe, 1993). Wenn mehrmals über die auszuführenden Handlungen gesprochen wird, können die Patienten über das Gehörte und in der Behandlung Erfahrene nachdenken und allfällige Unklarheiten zur Sprache bringen. Damit können die Pflegenden überprüfen, was die Patienten verstanden haben (Kelly, 1995). Dies ist besonders wichtig, weil Mißverständnisse oft auftreten, ohne daß das medizinische Personal davon erfährt.

Die Schulung der Patienten sollte ein fortlaufender Prozeß sein, und es sollte eine individuelle Interaktion zwischen den Pflegenden und den Patienten stattfinden (Tettersell, 1993). Die Information soll klar und deutlich sein, sowohl im Inhalt als auch in der Sprache, die frei von Fachjargon sein sollte (Cameron, 1996). Die Schulung muß erklären, weshalb die Therapie für den betreffenden Menschen wichtig ist, ohne die Angst der Patienten vor den möglichen Komplikationen zu verstärken. Drohungen wie «wenn sie dies nicht tun, geschieht etwas sehr Schlimmes» werden meist als lähmend und hemmend erlebt. Von Angst geplagte Menschen nehmen Information oft schlecht auf. Auch über die Gefahr von Nebenwirkungen sollten die Pflegenden informieren, ohne die Angst zu verstärken, wobei den Betroffenen die Möglichkeiten, selbständig zu handeln, aufgezeigt werden soll (Matteson & McConell, 1988).

Die Pflegenden sollten bei der Schulung der Patienten ein besonderes Augenmerk darauf legen, die alltägliche Bewältigung der Krankheit zu fördern, da die Coping-Strategien, über die die Patienten verfügen, deren Verhalten maßgeblich beeinflussen. «Oft hängt die mangelnde Therapiemotivation mit unzureichenden Fähigkeiten zusammen bei der Problemlösung, Informationsverarbeitung, Selbstbehauptung, Streßbewältigung und Bewältigung von Rückfällen» (Meichenbaum & Turk, 1994, S. 142).

Um die Fähigkeiten zur Problemlösung zu stärken, können die Pflegenden zusammen mit den Patienten eine Kosten-Nutzen-Analyse über die vorgeschlagenen therapeutischen Maßnahmen durchführen. Dabei geht es darum, daß die Patienten sich sowohl die Vor- als auch die Nachteile der Behandlung für sich selbst und für die Menschen ihrer Umgebung vergegenwärtigen und die alternativen Möglichkeiten auf die gleiche Art und Weise prüfen. Ein solches Abwägen fördert die Therapiemotivation, da die Patienten an den Entscheiden aktiv beteiligt sind und die Schwierigkeiten, die durch die Behandlung entstehen können, besprochen worden sind. Die Mithilfe wichtiger Bezugspersonen kann die Problemlösung erleichtern, und zwar sowohl hinsichtlich der Durchführung der therapeutischen Maßnahmen als auch des Gestaltens der Umgebung der Betroffenen. Eine tatkräftige Unterstützung durch Drittpersonen vermindert die Überforderung der Patienten und der Eltern chronisch erkrankter Kinder, was die Compliance fördert (Cameron, 1996).

Chronisch erkrankte Menschen müssen auch selbstsicher genug sein, um den Versuchungen ihrer Umgebung widerstehen zu können. Dies gilt z. B. für Alkoholiker und Alkoholikerinnen beim obligaten Anstoßen mit Wein, oder für Diabetiker und Diabetikerinnen bei Einladung zum Essen, das nicht der verordneten Diät entspricht. Für solche Situationen, in denen die Befolgung der Therapie sehr gefährdet ist, sollten zusammen mit den Betroffenen erkannt und effektive Bewältigungsformen trainiert werden. Dazu sind Selbsthilfegruppen sehr geeignet, da dort Informationen und Erfahrungen über solche Streßsituationen ausgetauscht werden können (Meichenbaum & Turk, 1994). Die Pflegenden sollten die Patienten über die unterstützende Möglichkeit der Selbsthilfegruppen informieren und allenfalls die nötigen Adressen oder sogar den ersten Kontakt vermitteln.

Rückfälle beim Durchführen therapeutischer Maßnahmen sollten vom medizinischen Personal nicht als vollständiges Versagen gewertet werden. Im Gegenteil sollten die Patienten Unterstützung finden, damit sie ihren Rückfall relativieren können und die Situation nicht zu einer Katastrophe eskaliert. Wenn sich die Patienten als absolute Versager empfinden, ist die Compliance meist stark gestört, und die Hoffnungslosigkeit herrscht vor. Die Pflegenden können vorbeugend mit den Patienten über die Gefahr der Rückfälle diskutieren und ihnen in solch schwierigen Situationen Verständnis entgegenbringen. Dadurch können die Patientinnen Selbstvertrauen entwickeln in ihre Fähigkeit, mit solchen Situationen erfolgreich umzugehen.

Bei der Schulung der Patienten hinsichtlich der korrekten Einnahme der Medikamente ist wichtig, daß die Anweisungen der Pflegenden sowohl mündlich als auch schriftlich erfolgen und daß die Patienten die Pillen soweit als möglich schon im Spital selbständig einnehmen können. Alle Informationen müssen auf die zu schulende Person individuell zugeschnitten sein, da sonst der Nutzen, selbst wenn schriftliches Informationsmaterial abgegeben wird, sehr gering ist (Arthur, 1995). Esposito (1995) beschreibt, daß jene Patientinnen, die einen für sie bestimmten, schriftlichen Plan über ihre verordneten Medikamente erhalten haben, eine bessere Compliance aufweisen als jene, die nur mündlich informiert wurden. Die schriftliche Information enthält in Form einer Tabelle über jedes Medikament folgende Angaben: Name, Farbe, Dosis, wie oft es pro Tag einzunehmen ist, Zeitpunkt der Einnahme, Nebenwirkungen und Grund zur Einnahme. In einer solchen Aufstellung sind alle Informationen berücksichtigt, die die Compliance fördern und den Patienten eine Kontrolle über das Geschehen ermöglichen.

Um der Vergeßlichkeit der Patienten entgegenzuwirken, können die Pflegenden zusammen mit diesen nach individuellen Erinnerungsstützen suchen (Mottram et al., 1996). Dies können ritualisierte Hinweise sein, wie z. B. das Einnehmen der Medikamente mit dem morgendlichen Kaffee, beim Zähneputzen oder beim Zubettgehen. Das Richten der Medikamente in den Wochenspender kann z. B. mit dem sonntäglichen Kirchgang verbunden werden. Symbolische Hinweise können die Patienten sowohl an die durchzuführenden Selbstkontrollen als auch an das Einnehmen der Pillen erinnern. Ein aufgeklebtes Symbol an täglich gebrauchten Gegenständen oder ein Abreißkalender, auf dem die nötigen Informationen eingetragen sind, kann hilfreich sein. Um das Vergessen von Kontrollterminen zu vermindern, sind schriftliche sowie mündliche Erinnerungen und für die Patienten günstig gelegene Termine von Nutzen.

In einer vergleichenden Studie von Furlong (1996) zum Thema der selbständigen Einnahme der Medikamente im Krankenhaus wurde festgestellt, daß ein solches Vorgehen das Wissen der Patienten fördern kann, was zu einer besseren Compliance führt. Die Meinung der Patienten zum selbständigen Einnehmen der Medikamente während der Krankenhauszeit war positiv, und sie haben die Möglichkeit genutzt, mehr in ihre Pflege involviert zu sein. Dubyna und Quinn (1996) schreiben, daß die Schulung der Patienten, damit verbunden das größere Wissen, die aktive Rolle und eine vertrauensvolle Beziehung Faktoren sind, welche die Compliance fördern.

## 6.3 Haltung der Pflegenden/Beziehung aufbauen

Die Beziehung zwischen den Pflegenden und den Patienten im Hinblick auf das Pflegekonzept der Compliance/Non-compliance ist außerordentlich wichtig, weil eine tragfähige Beziehung mit Respekt für das Gegenüber die Compliance maßgeblich fördert (u. a. Cameron, 1996; Moore, 1995; Priece, 1996). Die Pflegenden sollten gegenüber der Situation der Patienten eine engagierte Haltung einnehmen und sich darum bemühen, die Krankheit und die Behandlung aus der Perspektive der Patienten zu betrachten. Sie können dadurch das subjektive Krankheitskonzept in ihre Überlegungen einbeziehen und die Maßnahmen darauf abstimmen. Zum Beispiel sehen die Hemiplegie-Patienten in der Ruhe und im Essen eine Möglichkeit, gesund zu werden, was dem therapeutischen Konzept der Aktivierung oft widerspricht (Winkler, 1997). Meichenbaum und Turk (1994, S. 71) sagen, daß «es nichts gibt, was der Patient tut oder beklagt, das nicht im Lichte der Symptomverbesserung gedeutet werden kann». Eine solche Feststellung ist eine große Herausforderung an die Pflegenden und das übrige medizinische Personal, weil sie verlangt, eine Beziehung so zu gestalten, daß die Hintergründe der Handlungen der Patienten für die Pflegenden verständlich werden müssen. Darum lautet die Frage, die sich die Pflegenden stellen sollen, nicht, ob die Patienten die verordnete Behandlung durchführen, sondern wo das erstrebenswerte Gesundheitsziel der Patienten liegt (Matteson & McConell, 1988). Um dies zu erfahren, sollten die Pflegenden Interesse für das Erleben der Patienten haben und sich, wie Kesselring (1996) schreibt, nach deren Lebenswelt erkundigen.

Das gegenseitige Vertrauen ist eine Voraussetzung, um die Compliance durch eine partnerschaftliche Beziehung zu fördern, in der die Verantwortung geteilt ist und alle gleichberechtigte Beteiligte sind mit verschiedenen Aufgaben und Hintergründen (Matteson & McConell, 1988). In einer so gestalteten Beziehung können die Patienten auch ihre Ängste und Sorgen mitteilen und ihre Zweifel an der Wirksamkeit der Behandlung äußern. Wenn die Patienten ihre Gedanken, Erfahrungen und Empfindungen mitteilen können, kann durch die therapeutische Beziehung eine angepaßte, individuelle Behandlung oder gemeinsam ein erreichbares Therapieziel gesucht werden (Cameron, 1996; Kyngäs & Hentinen, 1995). Dadurch werden die therapeutischen Ratschläge kreativ gestaltet, damit sie in das Leben der Patienten integrierbar sind.

Durch die regelmäßigen Gespräche, die die Pflegenden mit den Patientinnen über die Therapiemotivation führen sollten, ist es möglich, positiv verstärkende Rückmeldungen zu geben, die die Erfolge oder Teilerfolge als Resultat der Mitarbeit der Patientinnen anerkennen, oder Mißerfolge rechtzeitig aufzugreifen (Steiner & Vetter, 1994). Angehörige sollten in die Pflege einbezogen werden, da sie oft den Teil der positiven Unterstützung im Alltag übernehmen und, wie Cameron (1996) schreibt, die Betroffenen emotional und physisch unterstützen können, damit sie in schwierigen Situationen die Therapie durchhalten können. Gemäß Coates und Boore (1995) sollten die Pflegenden Fähigkeiten haben, die Patienten zu unterrichten, zu unterstützen, zu motivieren und die unterschiedlichen Interessen auszuhandeln. Ebenso wichtig ist eine empathische Gesprächsführung und das Wissen über Krankheiten und die sie beeinflussenden soziokulturellen Faktoren, alles mit dem Ziel, die Compliance zu fördern. Dies ist nur möglich, wenn die Pflegenden flexibel, offen und tolerant sind und die Patienten in der Pflege als gleichwertige Partnerinnen und Partner akzeptieren können, die ein Recht haben, Entscheidungen zu fällen, die nicht zwangsläufig mit jenen der Professionellen übereinstimmen.

## Literatur

Andreoli, K. (1981): Self-concept and health beliefs in compliant and noncompliant hypertensive patients. *Nursing Research* 6: 323–328

Arthur, V. (1995): Written patient information. *Journal of Advanced Nursing* 21: 1081–1086

Bakker, R. et al. (1995): An analysis of the nursing diagnosis ineffective management of therapeutic regimens compared to noncompliance and Orem's self-care deficit theory of nursing. *Nursing Diagnosis* 6: 161–166

Bommer, R. (1994): *Morphium... was nun?* Unveröffentliche Abschlußarbeit der Höfa I, Kaderschule für Krankenpflege, SRK, Winterthur

Brown, S.; Hedges, L. (1994): Predicting metabolic control in diabetes. *Nursing Research* 6: 362–368

Cameron, C. (1996): Patient compliance: Recognition of factors involved and suggestions for promoting compliance with therapeutic regimens. *Journal of Advanced Nursing* 24: 244–250

Cameron, K.; Gregor, F. (1987): Chronic illness and compliance. *Journal of Advanced Nursing* 12: 671–676

Carpenito, L. (1995): *Nursing Diagnosis*. Philadelphia: J. B. Lippincott

Carveth, J. (1995): Perceived patient deviance and avoidance by nurses. *Nursing Research* 3: 173–178

Coates, V.; Boore, J. (1995): Self-management of chronic illness. *International Journal of Nursing Studies* 6: 628–640

Cornock, M. (1996): Cardiac distress. *Nursing Times* 19: 44–46

De Geest, S. et al. (1994): Development of the long-term medication behaviour self-efficay scale. *Journal of Advanced Nursing* 19: 233–238

Dubyna, J.; Quinn, C. (1996): The self-management of psychiatric medications. *Journal of Psychiatric and Mental Health Nursing* 3: 297–302

Enloe, C. (1993): Assessment in the elderly. In: D. Carnevall; M. Patrick (Hrsg.), *Nursing Management for the Elderly*. Philadelphia: J. B. Lippincott

Esposito, L. (1995): The effects of medication education on adherence to medication regimens in an elderly population. *Journal of Advanced Nursing* 21: 935–943

Furlong, S. (1996): Do programmes of medicine self-administration enhance patient knowledge, compliance and satisfaction? *Journal of Advanced Nursing* 23: 1254–1262

Gordon, M. (1994): *Pflegediagnosen.* Berlin: Ullstein Mosby
Hentinen, M.; Kyngäs, H. (1992): Compliance of young diabetics with health regimens. *Journal of Advanced Nursing* 17: 530–536
Hess, J. (1996): The ethics of compliance. *Advanced Nursing Science* 19: 18–27
Illich, I. (1975): *Die Enteignung der Gesundheit.* Reinbek: Rowohlt
Kaplan, R. et al. (1993): *Health and Human Behavior.* New York: Mc Graw-Hill
Kelly, J. (1995): Making sense of drug compliance by patients. *Nursing Times* 40: 40–41
Kesselring, A. (Hrsg.) (1996): *Die Lebenswelt der Patienten.* Bern: Verlag Hans Huber
Kruse, W. (1995): Comprehensive geriatric assessment and medication compliance. *Zeitschrift für Gerontologie und Geriatrie* 1: 54–61
Kyngäs, H.; Hentinen, M. (1995): Meaning attached to compliance with self-care, and conditions for compliance among young diabetics. *Journal of Advanced Nursing,* 1995;21: 729–736
Lierman, L. et al. (1994): Effects of education and support on breast self-examination in older women. *Nursing Research* 3: 158–163
Matteson, M.; McConell, E. (1988): *Gerontological Nursing.* London: W. B. Saunders
Meichenbaum, D.; Turk, C. (1994): *Therapiemotivation des Patienten.* Bern: Huber
Merkatz, R.; Couig, M. (1992): Patient education. *American Journal of Nursing* 6: 56–62
Moore, K. (1995): Compliance or collaboration? *Nursing Ethics* 2: 71–77
Mottram, P. et al. (1996): Long-term agreement. *Nursing Times* 49: 40–41
Pons (1983): Globalwörterbuch Englisch-Deutsch. Stuttgart: Klett
Price, B. (1996): Illness careers: the chronic illness experience. *Journal of Advanced Nursing* 24: 275–279
Priebe, S. (1992): *Die Bedeutung der Patientenmeinung.* Göttingen: Hogrefe Verlag für Psychologie
Roberson, M. (1992): The meaning of compliance: Patient perspectives. *Qualitative Health Research* 2: 7–26
Steiner, A.; Vetter, W. (1994/1995) Patienten-Compliance. *Praxis. Schweizer Rundschau für Medizin.* Sonderdruck 31/1994, 3/1995
Stockwell, F. (1972): *The unpopular patient.* London: Royal College of Nursing
Strauss, A.; Glaser, B. (1975): *Chronic illness and the quality of life.* St. Louis: C. V. Mosby
Tettersell, M. (1993): Asthma patients' knowledge in relation to compliance with drug therapy. *Journal of Advanced Nursing* 18: 103–113
Wichowski, H.; Kubsch, S. (1997): The relationship of self-perception of illness and compliance with health care regimens. *Journal of Advanced Nursing* 24: 548–553
Winkler M. (1997): *Das Erleben des Schlaganfalls.* Unveröffentliche Diplomarbeit der Höfa II, Kaderschule für Krankenpflege, SRK, Aarau
Wright, L.; Levac, A. (1992): The non-existence of non-compliant families. *Journal of Advanced Nursing* 17: 913–917
Wuest, J. (1993): Removing the shackles: A feminist critique of noncompliance. *Nursing Outlook* 5: 217–224

# Humor

Iren Bischofberger

## 1. Einleitung

Seit anfangs der neunziger Jahre kann im deutschsprachigen Raum ein eigentlicher Boom an Publikationen, Fortbildungen und Kongressen in bezug auf Humor und Gesundheit beobachtet werden. Verschiedenste Berufsgruppen, Institutionen und Verbände haben sich dem Thema angenommen. Auch das Pflegestandardwerk von Juchli (1995) widmet der Heilkraft des Humors im Rahmen der Raum- und Zeitgestaltung ein kurzes Kapitel. Des weiteren beschäftigen sich Diplom- und Projektarbeiten mit verschiedenen Aspekten von Humor und Gesundheit (Isler et al., 1997; Petricevic et al., 1997). Es scheint, als gäbe es ein Nachholbedürfnis in Institutionen des Gesundheitswesens für das lange andauernde Schattendasein von Humor, obwohl zahlreiche Pflegende vermutlich schon immer Humor im Berufsalltag wahrgenommen und gelebt haben. Die Konzeptualisierung und bewußte Wertschätzung von Humor als menschlichem Phänomen ist im deutschsprachigen Raum erst seit einigen Jahren im Gange und wird seither als Pflegekonzept laufend weiterentwickelt (Bischofberger, 1994). Dabei geht es vor allem darum, Aspekte von Humor zu benennen, Interventionen zu planen und durchzuführen sowie deren Wirkung zu überprüfen. In bezug auf Humorprojekte soll die Pflegeforschung ein wichtiger Bestandteil bei einer systematischen Reflexion des Pflegehandelns sein.

Dieser Entwicklungsprozeß des Konzeptes geht zeitgleich einher mit dem in der Pflege angestrebten Paradigmenwechsel von der Pathogenese zur Salutogenese wie letztere von Antonovsky (1997) beschrieben wird. Aufgrund der Erkenntnisse der Gelotologie\* können Humoranwendungen und Lachen – wie noch zu zeigen sein wird – aus guten Gründen zur Salutogenese gezählt werden.

Obwohl sich das theoretische Konzept Humor im klinischen Bereich eines immer größeren Interesses erfreut, bleibt dennoch viel Unsicherheit über die konzeptionelle Ausgestaltung, sei dies bezüglich der Definition, Interventionen oder

---

\* gelos (griech.) lachen, Gelotologie: Lehre und Erforschung des Lachens

Wirksamkeit. Diese Unsicherheiten zeigen sich auch in den nachstehend aufgeführten Definitionen, die keineswegs einheitlich sind. Stellt man sich Humor als ein Kontinuum zwischen den Polen «hilfreich» und «verletzend» vor **(Abb. 1)**, so wird ersichtlich, daß alle Menschen je nach Werthaltung, gesellschaftlichen Normen und persönlichen Erfahrungen ihre Humorstile unterschiedlich auf dem Kontinuum einordnen. Selbst die von Salameh (1987) erstellte fünfstufige Skala, die von «äußerst hilfreich» bis «zerstörend» reicht, kann diese verschiedenen Variablen nur beschränkt erfassen.

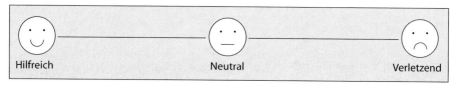

**Abbildung 1:** Humor als Kontinuum

Viele Menschen nehmen Humor spontan als Positivum wahr, was sich im Volksmund als ‹Lachen ist die beste Medizin› äußert. Bei genauerer Betrachtung erkennen sie, daß Humor auch eine bittere Medizin sein kann, wenn der Fokus auf Ironie oder gar Sarkasmus liegt. Ob man diese Abweichung von therapeutisch wirksamem Humor noch als solchen bezeichnen kann, darüber sind sich Vertreterinnen und Vertreter der Sprachwissenschaften, Psychotherapie, Humorforschung und Philosophie uneinig. Die Anerkennung des oben erwähnten Kontinuums als gemeinsame Grundlage ist wichtig, insbesondere wenn Patienten von verschiedenen Kulturen oder sozialen Gruppen betreut werden, denn die Bedeutung von Humor und Lachen ist aufgrund der Biographie und sozialen Umgebung sehr facettenreich. Obwohl Humor als Phänomen in vielen Kulturen beobachtet werden kann, wie Davies (1990) anhand von Witzen erläutert, zeigt sich die Interpretation äußerst variabel und trägt zur erwähnten Unsicherheit bei. Für die klinische Arbeit formuliert Buckman (1994, S. 13) wichtige Fragen in bezug auf das Wesen von Humor:

- Ist Humor eine kreative Äußerung oder bedeutet er die Abwehr von Unterdrückung?
- Ist Humor eine Reaktion auf positive Emotionen oder heilend für schlechte Gefühle?
- Ist Humor intellektuell oder emotional?
- Ist Humor gesund oder ungesund?

Basierend auf dieser Ambivalenz von therapeutischem Humor stellt Du Pré (1998) in ihrer Doktorarbeit die berechtigte Frage: Warum ist Humor trotz aller Zweideutigkeiten ein hilfreiches Instrument zur Kommunikation in problematischen Krankheitssituationen? Freud schwankte gemäß Kofman (1990) zwischen der Auffassung, Humor und Witze einerseits als Abweg und andererseits als Unentbehrlichkeit in der psychoanalytischen Therapie zu bezeichnen. Um dieses ‹Minenfeld› der Ambivalenzen angepaßt erfassen zu können, sind Pflegende gezwungen, bewährte Instrumente zu nutzen, wie sie in der Gesundheits- und Krankenpflege existieren. Die Pflegeanamnese und -diagnostik, Pflegeinterventionen und Pflegestandards bilden hilfreiche Leitplanken, um das komplexe menschliche Phänomen Humor, das kognitive, affektive und physiologische Aspekte umfaßt, in der Pflege angepaßt zu eruieren und zu fördern. Bei sorgfältiger Abklärung mittels diesen Instrumenten kann das Potential individuell erfaßt und für die Pflegebeziehung genutzt werden.

Humor theoretisch und konzeptionell beschreiben zu wollen scheint oftmals unmöglich, denn Humor wird mit Spontaneität, Situationskomik oder komischen Normverletzungen gleichgesetzt und auch so verstanden, selbst wenn kein gemeinsames theoretisches Wissen vorhanden ist. Buckman (1994) schreibt in diesem Zusammenhang, daß jede Beschreibung von Humor «das gewisse Etwas verliert». Oft taucht die Frage auf, ob das Studium von Humor nicht den Kern des Phänomens oder die Spannung des Augenblicks zerstöre. Buckman fügt an, daß sie bei den Lesern/innen ihres Buches nicht unbedingt Lachen intendiere, sondern Verständnis für den beschriebenen humorvollen Moment und für die Reaktionen der Betroffenen durch die Analyse bestimmter Situationen. Die folgenden Kapitel sollen weiter zu diesen vertieften Erkenntnissen beitragen.

## 2. Konzeptbeschreibung

### 2.1 Wortherkunft

*Umor* (lat.) bedeutet Feuchtigkeit oder Flüssigkeit. *Humores* wurden, basierend auf der Lehre des römischen Arztes Galen, die Körpersäfte genannt und entsprechend dem Temperament den verschiedenen Menschentypen zugeordnet, beispielsweise die Galle dem Choleriker oder das Blut dem Sanguiniker (Titze & Gröner, 1989). Erst im 18. Jahrhundert hat sich Humor als Bezeichnung für eine Gemütsstimmung entwickelt. Goldstein (1987) erläutert, daß Humor bis ins 20. Jahrhundert hinein für den Großteil der westlichen Geschichte bestenfalls als unhöflich und schlimmstenfalls als sündhaft bezeichnet wurde. Angesichts des derzeitigen Interesses an Humor und Gesundheit stellt sich die berechtigte Frage, ob es sich um einen vorübergehenden Boom handelt, der bald ausgereizt ist. Eine Pflegende meint dazu: «Die Technologisierung im Medizinalbereich nimmt ständig und schnell zu und damit die ‹trockene› Materie im Beruf. Humor wird deshalb immer wichtig bleiben, denn er ist das ‹Flüssige› im Alltag» (Kaufmann, 1998).

## 2.2 Definition

Da es sich bei Humor um ein menschliches Phänomen mit unterschiedlichster Prägung handelt, gibt es in der Literatur keine einheitliche Definition. Zudem sind verschiedenste Disziplinen an Humor interessiert und definieren ihn aus dem jeweils eigenen Blickwinkel. Eine Definition aus dem Fremdwörter-Duden (1982, S. 316) kann als gemeinsame Basis dienen:

> «Fähigkeit, Gabe eines Menschen, der Unzulänglichkeit der Welt und der Menschen, den Schwierigkeiten und Mißgeschicken des Alltags mit heiterer Gelassenheit zu begegnen, sie nicht so tragisch zu nehmen und über sie und sich lachen zu können.»

Einen anderen Zugang wählt George Bernard Shaw, der oft mit dem folgenden Satz zitiert wird, der einen Bezug zu Humor bei Krankheit und Sterben schafft (Ditlow, 1993, S. 69):

> «Das Leben hört nicht auf lustig zu sein, wenn Menschen sterben. Ebenso bleibt es ernst, auch wenn Menschen lachen.»

Dieser Bezug von Humor zu Krankheit und Sterben wird später vertieft diskutiert. Weitere Definitionen oder Umschreibungen können zu verwandten Wörtern gefunden werden, beispielsweise Schwarzer Humor, Sarkasmus, Galgenhumor, Witz, Ironie oder Satire. Den bloßstellenden Humor umschreibt Hirsch (1998, S. 12) mit einer prägnanten Aussage: Was kränkt, macht krank.

## 2.3 Ausgewählte Humortheorien

Ähnlich wie bei der Definition ist es auch bei den Humortheorien kaum möglich, eine klare Abgrenzung zu finden. Dennoch verhelfen die drei unten aufgeführten Theorien zur differenzierten Betrachtung und Einschätzung von Humor, und es lassen sich in der persönlichen sowie beruflichen Umgebung verschiedene Humorstile und -momente erkennen und auseinanderhalten. Diese Differenzierung ist, zusätzlich zu den Definitionen, eine wichtige Basis, um Humor gezielt als Intervention zu entwickeln. Im folgenden sind drei ausgewählte Humortheorien (Colliers Encyclopedia, 1992) kurz erläutert und mit Beispielen aus der Pflegepraxis umschrieben.

## Überlegenheitstheorie

Erste Umschreibung: Fehler oder Mißgeschicke anderer sind Gegenstand des Humors.

Zweite Umschreibung: Über sich selber lachen können bedeutet, über der Sache zu stehen.

Beispiel aus der Pflegepraxis: Die Pflegende hilft der Frau mit Parkinson beim Essen, da diese stark zittert. Die Bewohnerin meint dazu: «Wissen Sie, dieses Zittern hilft mir, damit ich etwas Bewegung habe.» Die Bewohnerin beweist mit dieser Aussage, daß sie sich eine Distanz geschaffen hat zu ihrer Funktionseinschränkung. Sie steht klar über der Sache.

## Inkongruenztheorie

Umschreibung: Überraschung, oft Situationskomik, der Grad des Kontrastes bestimmt den Effekt.

Beispiel aus der Pflegepraxis: Eine hospitalisierte Patientin mit Diabetes und Sehschwierigkeiten fragt die Pflegende, ob die Roulade auf dem Tisch auch für Diabetikerinnen geeignet sei. Die Pflegende erwidert, daß sie keine Roulade auf dem Tisch sehe. Die Patientin läßt nicht locker: «Doch, diese braune Roulade da auf dem Tisch, kann ich ein Stück davon haben?» Die Pflegende schaut nochmals auf den Tisch und beginnt zu lachen. Sie trägt die vermeintliche Roulade zur Patientin, die entdeckt, daß es sich dabei um eine Beinbinde handelt. Nun kann auch sie herzhaft lachen trotz gastronomischer Enttäuschung.

## Erleichterungstheorie

Umschreibung: Erleichterung, den Normen entfliehen zu können (Entspannungseffekt ist im Vordergrund, eher als das humoristische Moment selber).

Beispiel aus der Pflegepraxis: Eine Pflegende bemerkt, daß sie beim Herrichten von Verstorbenen öfters in lautes Lachen ausbricht. Sie weiß zwar, daß dies nichts mit mangelndem Respekt gegenüber dem toten Menschen zu tun hat, aber es besteht ein deutlicher Erklärungsbedarf. Bei der Reflexion der Erleichterungstheorie erkannte sie, daß der Entspannungseffekt zu ihrer eher ungewöhnlichen Reaktion führte.

Die Erfahrung in zahlreichen von der Autorin durchgeführten Kursen zeigte, daß Pflegende ihre selber formulierte Humordefinitionen überdurchschnittlich oft der

Erleichterungstheorie zuordneten. Diese Theorie scheint dem Alltagserleben der Pflegenden am ehesten zu entsprechen, oder die Annahme liegt nahe, daß das Pflegepersonal den Erleichterungseffekt eher wahrnimmt als den Auslöser einer humorvollen Situation.

## 2.4 Humor und Lachen

Zur Konzeptanalyse von Humor gehört auch der von Eggli (1998) beschriebene wesentliche Unterschied zwischen Humor und Lachen. Es sind dies zwei grundsätzlich verschiedene Phänomene. Humor ist ein mentales und kognitives Erlebnis, das auch als Geisteshaltung bezeichnet werden kann. Die Entwicklung dieser Haltung hat einen mittel- bis langfristigen Charakter und unterscheidet sich vom Unterhaltungshumor, der das Publikum unspezifisch und kurzfristig zum Lachen anregt. Lachen ist ein Reaktionsmuster, meistens mit einem definierten Anfang und Ende, das aufgrund verschiedener positiver und auch negativer Stimuli ausgelöst wird und deshalb oft kurzfristiger Natur ist. Aus dieser Unterscheidung, die jedoch deutliche Überlappungstendenzen zeigt, läßt sich folgern, daß Menschen auch ohne lautes Lachen sehr wohl humorvoll sein können, und andererseits sind ständige Witze-Erzähler nicht unbedingt als humorvoll zu bezeichnen. Diese Differenzierung ist wichtig als Basis für Interventionen, denn je nach gewähltem Ziel – Lachen stimulieren oder die Geisteshaltung Humor fördern – werden andere Interventionen gewählt. Beides kann gleichwertig für die Pflegebeziehung genutzt werden.

**Ethische Richtlinien**

Im Zuge der bisherigen Diskussion des Pflegekonzeptes Humor wurde bereits ersichtlich, daß Humor das Potential für Mißbrauch birgt. Um die intendierte positive oder heilende Wirkung zu erreichen, müssen gemeinsame Grundlagen geschaffen werden, die den Menschen wertschätzen und zu einem ressourcen-orientierten Umgang mit Humor beitragen. HumorCare, die Gesellschaft zur Förderung von Humor in der Therapie, Pflege und Beratung, hat ausführlich und verbindlich solche Grundlagen im Sinne von ethischen Richtlinien erarbeitet. Diese Gesellschaft mit Sitz in der Schweiz wurde 1998 mit dem Zweck gegründet, Fachpersonen international zu vernetzen, Kongresse und Seminare zu organisieren sowie die Humorforschung zu fördern. Ein Auszug aus den ethischen Richtlinien (Artikel 1 und 2) ist hier aufgeführt:

> **Ethische Richtlinien von HumorCare**
>
> **Artikel 1**
> Der Humor stellt ein komplexes Phänomen dar, das kognitive, affektive und physiologische Aspekte einbezieht. Humor führt zu einer Erheiterung, die sich im Lächeln und Lachen äußern kann, wodurch sich auch kommunikative Auswirkungen ergeben. Humor kann immer dann entstehen, wenn sich «komische» Normverletzungen ergeben, die einen vorgegebenen Bezugsrahmen sprengen. Geschieht dies unfreiwillig (wie im Fall körperlicher, geistiger oder psychischer Behinderungen), kann dies zu beschämenden, peinlichen Konsequenzen führen. Gerade psychisch kranke Menschen verhalten sich häufig unfreiwillig komisch. Sie können dadurch zu Objekten der Lächerlichkeit und zur Zielscheibe eines destruktiven, «schwarzen» Humors (Ironie, Sarkasmus, Zynismus) werden. Die Mitglieder von HumorCare verpflichten sich, diese Art des Humors grundsätzlich zu vermeiden.
>
> **Artikel 2**
> Freiwillige Komik entsteht, wenn sich ein Mensch bewußt und gezielt auf kommunikative und aktionale Normverletzungen einläßt, die zu einem erheiternden Effekt führen. Dies setzt das Wissen um spezifische kontrollierbare Techniken voraus, die grundsätzlich erlernbar sind, daneben aber auch Ausdruck individueller Kreativität und Schlagfertigkeit sind. Professionelle HumoristInnen haben sich in diesem Zusammenhang ein großes Repertoire an Techniken erarbeitet, das es ihnen ermöglicht, andere Menschen zu verblüffen und zu erheitern. Ihr Ziel ist es, andere möglichst häufig zum Lachen zu bringen. Dieser Effekt ist vom therapeutischen Standpunkt aus unspezifisch. Therapeutisch wirksamer Humor zielt nicht auf den schnellen Effekt ab. Seine primäre Intention ist die systematische Vermittlung von Einsicht in das Entstehen jener komischen Phänomene, die die Identität eines Menschen in unfreiwilliger Weise akzentuieren und bestehende Krankheitssymptome dadurch verstärken können. Wer diese Wirkung bewußt reflektieren und steuern kann, vermag einen Identitätswandel zu vollziehen, der einem «anderen Weg des Denkens und Handelns» entspricht und zu einer aktiven Selbstbestimmung hinführt. Dieser Prozeß beruht zunächst auf der Empathie und wohlwollenden Akzeptanz seitens derjenigen, die therapeutisch wirksamen Humor anwenden. Grundlegendes Ziel ist die Ermutigung, sich selbst nicht allzu ernst zu nehmen (Mut zur Unvollkommenheit), über sich selbst lachen zu können (Mut zur Lächerlichkeit) und starre soziale Normen und Idealvorstellungen relativieren bzw. in Frage stellen zu können (Mut zum Widersinn/Unsinn). Im Zuge reziproker Identifikation sollen diejenigen, die therapeutisch wirksamen Humor anwenden, sich selbst zum Spiegelbild dieses Einstellungswandels machen. Dabei können entsprechende Techniken des Humors vermittelt und eingeübt werden. Sie erfüllen die Funktion spezifischer Hilfsmittel im Zusammenhang mit diesem ermutigenden Einstellungswandel.

Die Formulierung dieser Richtlinien wurde bewußt ernsthaft gehalten, denn der Zweck eines ethischen Kodex liegt darin, Leitplanken festzulegen, innerhalb derer Humor als vielfältig gestaltetes Phänomen entwickelt werden kann.

## Emotionale Wirkung

Moody (1979, S. 14) schreibt in der Einleitung seines viel zitierten Buches ‹Lachen und Leiden›, daß «es einem manchmal wirklich so vorkommt, als sei die Psychologie ein wenig in Verlegenheit, wenn sie sich mit den glücklichen Zuständen beschäftigen soll». Viel eher werden und wurden Feindseligkeit, Depression, Aggression und Angst analysiert. Nichtsdestotrotz hat sich die Psychologie und Psychotherapie bereits seit langem mit Humor und dem Individuum beschäftigt und verschiedene Techniken und Methoden entwickelt, unter anderem dank Sigmund Freud, der bereits Anfang des 20. Jahrhunderts sein Werk ‹Der Witz und die Beziehung zum Unbewußten› (1905/1982) veröffentlichte und damit ein neues Feld eröffnete, um Ursache und Wirkung von Humor, Komik und Witz zu studieren. Freud thematisiert unter anderem die Verbindung von Humor und Aggressivität, wie sie in der Volksweisheit umschrieben ist: Lachen ist die schönste Art, dem Gegner die Zähne zu zeigen. Lachen wird demnach nicht nur mit klaren positiven Emotionen verbunden, sondern auch mit Macht, Kontrolle und Hohn oder Angst, Verdrängung und Scham. Diese Emotionen werden von verschiedenen Schulen der Psychotherapie thematisiert. Insbesondere die Behandlung von Beschämung wird von Titze (1995) beschrieben, mit dem Ziel, der Beschämung mit therapeutischem Humor entgegenzuwirken.

Frankl (1987), der Begründer der Logotherapie, bietet mittels einer seiner Techniken der paradoxen Intention\* auf kreative Art und Weise therapeutische Hilfe an. Es geht bei dieser Technik z. B. darum, bei phobischen Patienten einen heilenden Einfluß zu erzeugen, indem die Klienten sich das wünschen, wovor sie sich am meisten fürchten. Frankl schafft damit die Basis dafür, Psychotherapiesitzungen nicht nur ernsthaft und tiefgründig-schmerzlich zu gestalten, sondern daß «der Patient zunächst lächeln wird... sobald er die paradoxe Intention in der konkreten Situation eines Angstanfalls anwendet, und schließlich wird er es lernen, seiner Angst auch ins Gesicht zu lachen und sich solcherart von ihr immer mehr zu distanzieren» (Frankl, 1987, S. 232).

Die Distanzierung ist eine Technik, die auch in der Provokativen Therapie, einer Psychotherapierichtung, bewußt eingesetzt wird. Die Provokative Therapie wurde vom Amerikaner Frank Farrelly begründet und von Höfner und Schachtner (1995) in der deutschsprachigen Region bekannt gemacht. Es geht darum, «den Widerstand der KlientInnen zu provozieren und in die richtige Richtung zu lenken, nämlich gegen das eigene, selbstschädigende Verhalten und nicht gegen den Gesprächspartner. Gelächter macht frei, und Widerstand setzt in Bewegung. Die

---

\* Die paradoxe Intention ist eine Interventionstechnik, bei der versucht wird, «den Teufelskreis aus Symptom (z. B. Herzklopfen), Erwartungsangst und daraus entstandener Verstärkung des Symptoms zu unterbrechen.» (Frings, 1996, S. 50)

Provokation zum Gelächter ist frei von zynischer Überheblichkeit und richtet sich nur gegen das Schädliche und Absurde im Verhalten des anderen, nicht gegen seinen verletzlichen Wesenskern» (Höfner & Schachtner, 1995, S. 27/28). Damit ist bereits angedeutet, daß bei Provokation immer zuerst eine wohlwollende Beziehung aufgebaut wird. Dieser wichtige Aspekt im Zusammenhang mit Humor und Humorinterventionen wird von vielen Autoren und Autorinnen betont (Klein, 1989; Robinson, 1991; Höfner & Schachtner, 1995; Du Pré, 1998). Höfner und Schachtner (1995) bezeichnen ihren Zugang zu Klientinnen und Klienten auch als LKW: Liebevolles Karikieren des Weltbildes, und sie untermauern die frechen Entgegnungen in ihrer Rolle als Therapeutinnen mit folgenden Worten: «Wir sind verbal (das sind unter 10 Prozent) unverschämt und non-verbal (das sind über 90 Prozent) warmherzig und unterstützend.» (Höfner & Schachtner, 1995, S. 72).

Um sich einen Überblick verschiedener Humortechniken zu verschaffen, beschreibt Salameh (1987) zwölf Aufsätze, die in einer therapeutischen Beziehung aktiv angewendet werden können, beispielsweise verbale oder non-verbale Übertreibung, Nachahmung oder Relativierung. Auch in der Provokativen Therapie werden diese Techniken aktiv eingesetzt und führen zu einer sehr dynamischen Interaktion zwischen Klient und Therapeut.

Der therapeutische Humor wirkt auf verschiedenen Ebenen des Verhaltens und der Persönlichkeitsentwicklung, wie **Tabelle 1** zeigt.

Diese Wirkungen werden unabhängig vom Alter eines Menschen angestrebt, denn Humor gilt als menschliches Phänomen vom Beginn des Lebens bis zum Ende. Sowohl Kinder, Jugendliche, Erwachsene mittleren Alters als auch Betagte können bewußt oder unbewußt vom Potential des hilfreichen Humors profitieren.

**Physiologische Wirkung**

Lachen ist nicht nur ein psychologisches, sondern auch ein physiologisches Ereignis. Verschiedenste Organsysteme, unter anderem fünfzehn Gesichtsmuskeln, sind daran beteiligt. Seit Norman Cousins 1981 in seinem bahnbrechenden Buch ‹Anatomy of an Illness› die schmerzlindernde Wirkung von Lachen beschrieb, sind verschiedene Studien durchgeführt worden, welche sich mit den körperlichen Auswirkungen von Lachen beschäftigen. In Laborsituationen zeigte man Experimentalgruppen humorvolle Videos oder initiierte Gelächter auf andere Weise, während die Kontrollgruppe z. B. einen Naturfilm anschaute. Fry (1994) gibt einen Überblick der möglichen Auswirkungen von Lachen auf die verschiedenen Organsysteme, wie sie aufgrund solcher Experimente anhand von Blutwerten und anderer Parameter beobachtet werden konnten. Auch wenn die empirische Basis je nach Experiment noch verbessert werden muß, können folgende Wirkungen angenommen werden **(Tab. 2)**:

**Tabelle 1:** Übersicht

| Emotionale Wirkung von Humor | Erläuterungen/Praxisbezug |
|---|---|
| Verstärkte Akzeptanz der eigenen Persönlichkeit | Über sich selber lachen zu können bedeutet eigene Schwächen einzugestehen und sich als imperfekten Menschen zu schätzen. |
| Ausdruck der Offenheit/Zeichen des Vertrautseins | Das Bekennen zu einem bestimmten Humorstil kann Verletzungen nach sich ziehen, wenn diese Offenheit mißbraucht wird. Gleichzeitig besteht die Möglichkeit, die soziale Kompetenz zu erproben. |
| Baustein zur Persönlichkeitsentwicklung | Unterbrechung alter dysfunktionaler Gedankenmuster, indem neue Handlungskompetenz eingeübt wird. Humor verleiht die Macht, sich nicht in der Opferrolle zu verlieren. |
| Ausdruck innerer Harmonie | Allen Dingen im Leben mit einer gewissen Gelassenheit gegenüberstehen. |
| Verschiebung der eigenen Perspektive | «Um die Humorreaktion hervorzurufen, bedarf es stets einer Grenzüberschreitung» (Titze, 1995, S. 288). |
| | Der Volksmund sagt: Die Tragik von heute ist die Komik von morgen. |
| Angst vermindern | Objektive Distanzierung |
| Bewältigungsstrategie für bedrohliche Situationen | Absurdität angsteinflößender Situationen erkennen |
| | «Nichts ist mehr geeignet Distanz zu schaffen als der Humor» (Frankl 1987, S. 207). |
| | Humor ist ein Zeichen der benignen Macht, die eine gewisse Distanz zum Leben ermöglicht. |
| Kontrolle behalten | Die kollektive Bedrohung, beispielsweise bei Naturkatastrophen, wird durch Humor entschärft. |
| Ablenkung/Realität verdrängen | Kisner (1994) strebt eine Balance an zwischen Humor als Ablenkungsstrategie sowie dem gegenteiligen Ziel, auf Probleme ganz spezifisch hinzuweisen. |

**Tabelle 2:** Wirkungen

| Organ | Physiologische Wirkung von Lachen |
|---|---|
| Herz | Puls-, Blutdruck- und Zirkulationssteigerung, wobei der Blutdruck nach dem Lachereignis unter das vorherige Niveau fiel und dadurch einen hypotonen Effekt zeigte. Die zirkulatorische Wirkung von Lachen wird manchmal mit ‹innerem Jogging› beschrieben. |
| Lunge | Erhöhte Exspiration von $CO_2$, verbesserte Sauerstoffsättigung, Verminderung des Residualvolumens und der Feuchtigkeit. |
| Skelettmuskeln | Erhöhte Durchblutung und Muskelanspannung im Abdomen, Nacken, Thorax und in den Schultern während des Lachereignisses, erhöhte Entspannung in der nicht gebrauchten Muskulatur. |
| Haut | Erhöhte Temperatur und Zirkulation, erhöhte galvanische Leitfähigkeit\*. |
| Hormone | Erhöhung der Neuroendorphine und Katecholamine, Verminderung der immunschwächenden Hormone |
| Gehirn | Erhöhte Aufmerksamkeit, erhöhte Aktivität des autonomen Nervensystems, gleichzeitige Aktivierung der rechten und linken Hirnhälften, vermindertes Schmerzempfinden. |
| Immunsystem | Verbesserte humorale und zelluläre Immunantwort, Erhöhung von Immunglobulin A im Speichel. |
| Tränen | Emotionale Tränen führen zu einem Toxinabbau, was bei einem Vergleich von emotionalen Tränen und Tränen beim Schneiden von Zwiebeln beobachtet wurde. Letztere enthalten fast nur physiologisches Wasser. |

Titze (1998, S. 24) zitiert im weiteren den Emotionsforscher Zajonc, der 1985 aufgrund von intensivem Lächeln nachweisen konnte, daß die Veränderung der Gesichtsmuskulatur zu einer verbesserten zerebralen Sauerstoffzufuhr führte. Eine ähnliche Untersuchung von Ekman (ebd., S. 25) belegt, daß Lächeln positive Emotionen hervorruft. Er folgert, daß «eine direkte und zentrale Verbindung zwischen der Muskelaktivität und den entsprechenden Hirnzentren besteht».

Diese vielfältige somatische Wirkung von Lachen und Lächeln zeigt deutlich, daß man es mit einem komplexen kognitiven, emotionalen, psychologischen und physiologischen Reaktionsmuster zu tun hat.

---

\* Meßmethode aus dem Biofeedback

## Witze als Humormedium

Zum Pflegekonzept Humor gehört auch das Thema Witz, das Frings (1996, S. 10) in Anlehnung an Freud so umschreibt: «Nach Freuds Auffassung wird mit Hilfe des Witzes ein innerer Widerstand überwunden, eine Hemmung aufgehoben, zu deren Errichtung ein bestimmter ‹psychischer Aufwand› von Nöten war.» Frings geht weiter auf Witzformen ein, die von Freud beschrieben werden. Insbesondere sei hier auf die Rolle der Witzrezipienten verwiesen, denn in dieser Rolle befinden sich Patienten in aller Regel, denen Witze als Humorintervention angeboten werden. «Zur Psychologie des Witzrezipienten erläutert Freud Begünstigungen für das Gelingen des humorvollen Ereignisses: Als erstes muß gesichert sein, daß der Hörer über die gleichen inneren Hemmungen verfügt wie der Erzähler des Witzes. Die zweite Bedingung liegt darin, daß der Witz keine stark erregenden Gedanken oder Vorstellungen wachrufen darf, die den Tendenzen des Witzes zuwiderlaufen und diese somit aufheben. Außerdem muß es gelingen, die Aufmerksamkeit für kurze Zeit abzulenken, damit die Hemmung ungestört überwunden werden kann.» (Frings, 1996, S. 14). Es sei hier, wie im Kapitel Humor und Lachen, nochmals auf den Unterschied von Humor und Witz verwiesen, den Höfner und Schachtner (1995, S. 52) so formulieren: «Witze provozieren Gelächter, aber Humor ist eine Geisteshaltung!»

Ohne dem Kapitel der Interventionen vorgreifen zu wollen, sei hier auf eine Beobachtung von Ditlow (1995), einer amerikanischen Pflegenden und Humortherapeutin, aufmerksam gemacht. Sie erzählte von ihren ersten Erfahrungen mit Humor auf der Augenklinik eines Bostoner Krankenhauses, wo sie schnell realisierte, daß ein Lächeln im Angesicht von Menschen mit dilatierten Pupillen oder Augenverbänden wenig nützte. Demnach mußte sie sich etwas anderes einfallen lassen. Sie fragte die Patienten auf dem Weg in den Operationssaal, ob sie einen Witz erzählen wollten oder lieber einen hören möchten. Viele ihrer Patienten schätzten diese Ablenkung auf dem Weg in den Operationssaal. Ditlow betonte, daß sie durch ihre vorausgehende Frage den Patienten auch die Möglichkeit gab, die Ablenkung abzulehnen.

In diesem Kapitel kann es nicht darum gehen, Witze psychoanalytisch zu beurteilen. Vielmehr soll die Kraft von Witzen und Sprüchen als Bestandteil des Pflegekonzepts Humor betrachtet werden. Deshalb sind in **Tabelle 3** einige Witzkategorien aufgeführt und mit Beispielen ergänzt.

Diese Kategorien und dazugehörende Beispiele können beliebig ergänzt werden. Je nach intendierter Wirkung wählen Witzeerzählerinnen und -erzähler aus einer bestimmten Kategorie ein passendes Beispiel. Die weitere Anwendung von Witzen wird im Kapitel Interventionen nochmals diskutiert. Abschließend dient die folgende Auflistung dazu, um die verschiedenen angestrebten Ziele von Witzinterventionen zu klären. Witze können:

**Tabelle 3:** Witzkategorien

| Kategorie | Witzbeispiel |
|---|---|
| Selbstreflexion | Beim morgendlichen Blick in den Spiegel: Ich kenne dich zwar nicht, aber ich putz dir trotzdem die Zähne. |
| Galgenhumor | Ein Raucher wird kurz vor seiner Hinrichtung gefragt, ob er eine letzte Zigarette rauchen möchte. «Nein», sagt er, «ich habe soeben beschlossen, das Rauchen aufzugeben.» |
| Unsinn | Ein Schwein steht vor der Steckdose und fragt: «Na Kumpel, wer hat dich denn da eingemauert?» |
| Mutter-Sohn-Beziehung | Zwei Mütter unterhalten sich über ihre erwachsenen Söhne. Die eine sagt: «Mein Sohn meditiert neuerdings. Ich weiß zwar nicht, was das ist. Aber es ist auf jeden Fall besser als rumsitzen und nichts tun.» |
| Sexualität | Mehrere Spermien sind zusammen unterwegs. Fragt das eine: «Ist es noch weit bis zu den Eileitern?» Antwortet ein zweites: «Ich weiß nicht, wir sind eben erst an den Mandeln vorbeigekommen.» |
| Denkblockaden | Wo haben Frauen gekräuselte Haare? In Afrika. |

- Spannung abbauen
- Verbindungen und Beziehungen bilden
- einfache Kommunikation herstellen
- Gedanken illustrieren
- die Aufmerksamkeit auf die Sprecherin ziehen
- die Zuhörerin zerstreuen
- zum Lachen anregen.

Witze können auch mißbilligend oder verletzend sein, was auf keinen Fall intendiert werden darf. Im Zeitalter der politischen Korrektheit sind die Interpretation und der vorhandene Kontext entscheidend für die Akzeptanz. Deshalb ist bei Witzen das zugrundeliegende Wohlwollen besonders hervorzuheben.

## 3. Mögliche Ursachen für die Notwendigkeit eines Pflegekonzeptes

Seltsamerweise scheint erst die Abwesenheit von Humor in der Pflege die Ursache zur intensiveren Betrachtung zu sein, denn lange hat man sich an die eher humorlose Norm des Spitallebens gewöhnt. McGhee (1996, S. xii) spricht von ‹terminal seriousness› als Folge des Acquired Amusement Deficiency Syndroms (AADS)! Es braucht solche pointierten und kritischen Aussagen, die auf diesen Zustand aufmerksam machen. Auch Du Pré (1998, S. 3) formuliert zu Beginn ihres Buches: «Es ist eine populäre Meinung, daß medizinische Einrichtungen Humor gegenüber ebenso feindlich eingestellt sind wie Krankheitserregern.» Das heilige Motto lautet: Bei Krankheit gibt es nichts zu lachen. Diese oft paternalistische Losung scheint sich von Generation zu Generation fortgesetzt zu haben und wird erst seit einigen Jahren hinterfragt.

Diese Entwicklung zeigt sich beispielsweise im Kinofilm ‹Patch Adams› deutlich, wo ein einzelner Medizinstudent und späterer Arzt, im Film von Hollywood-Star Robin Williams verkörpert, mit Zivilcourage eine Humorbewegung innerhalb des Gesundheitswesens auslöst. Das hierarchisch stark strukturierte Medizinalsystem und die entsprechenden Ausbildungen reagierten im US Bundesstaat Virginia, wo Patch Adams noch heute tätig ist, mit Zensur und Macht auf die ungewöhnlichen clownesken Humorinterventionen. Dem Idealisten wurde in seinem Studentendossier gar «excessive happiness» zur Last gelegt. Exzellente fachliche Leistungen sowie überzeugte Kommilitonen/innen ermöglichten Adams dennoch das Arztdiplom und den Aufbau des Gesundheitsinstitutes, in dem kostenlos medizinische und psycho-soziale Behandlungen angeboten werden (Adams & Mylander, 1993).

Goldstein (1987) versucht, den von Adams ausgelösten Bruch mit der medizinischen Tradition aus historischer Sicht zu begründen. Er findet für den Ausschluß von Humor aus der Krankenhauswelt eine treffende Aussage von Sir Arthur Mitchell aus dem Jahr 1905 (S. 5): «Lachen ist jenseits unserer Kontrolle und muß deshalb als mentale Verwirrung betrachtet werden.» Im weiteren beschreibt Goldstein die Beziehung zwischen der Ernsthaftigkeit der christlichen Moral und dem als verletzend oder gar blasphemisch wahrgenommenen Lachen. Dies widerspiegelt sich in der abendländischen Kultur, in der einerseits Moralität und Professionalität mit Ernsthaftigkeit und andererseits Lachen mit verminderter Arbeitsmoral gleichgesetzt wird. Diese Tatsache – mit einem starken Niederschlag im karitativ geprägten Gesundheitswesen – dürfte bald revidiert werden, denn Humor wird bereits in Stelleninseraten als nötige Qualifikation angefordert. Auch bei Anstellungsgesprächen von Pflegepersonal wird Humor als Persönlichkeitsmerkmal und soziale Kompetenz diskutiert (Vonesch, 1998).

Eine weitere Ursache für das Schattendasein von Humor in der weiblich dominierten Gesundheits- und Krankenpflege kann feministisch begründet werden. Auf dem Gebiet des geschlechterspezifischen Humors hat die deutsche Linguistin Helga Kotthoff seit Jahren wesentliche Beiträge eingebracht. Sie erwähnt zunächst, daß man bei Frauen keinen Humor gesucht hat, da man(n) keinen vermutete (Kotthoff, 1998). Die männlich dominierte Forschungswelt hat denn auch dem männlichen Humor mehr Kredit gegeben. Der treffende Titel von Kotthoffs Buch ‹Das Gelächter der Geschlechter› (1996) umfaßt verschiedenste Studien, die sich mit Humor und Macht in Gesprächen von Männern und Frauen befassen, unter anderem eine Untersuchung der sozialen Interaktion in italienischen Entbindungskliniken. Resultate zeigen, daß Statusniedrige, und dazu gehören das (meist weibliche) Pflegepersonal sowie die gebärende Frau, tendenziell weniger Scherze machen als statushohe Mitarbeiter/innen. Bei mehreren Studien wird erwähnt, daß Frauen tendenziell Humorempfängerinnen sind, während Männer eher die Rolle der Humorinitianten übernehmen. Åstedt-Kurki und Liukkonnen (1994) halten in ihrer Studie fest, daß die Pflegenden den Humor der männlichen Patienten als wichtiger einschätzen als jenen der Patientinnen. Die befragte Studiengruppe begründet dies damit, daß männliche Patienten Humor expliziter ausdrücken, aber daß sie sich andererseits eher hinter der humorvollen Äußerung verstecken und damit indirekt auf ihre eingegrenzten Körperfunktionen hinweisen.

Ein weiterer Aspekt wird von Kotthoff erwähnt (1998): Statushohe Frauen gelten als humorlos. Da Frauen im Gegensatz zu Männern eher über sich selber witzeln, scheint sich dies mit hohen Positionen nicht zu vertragen. Oder ein anderer Schluß kann gezogen werden: Mit weiblichem Humor erreicht man keinen hohen Status.

Unabhängig vom Geschlecht liegt eine andere Ursache für den häufigen Ausschluß von Humor vermutlich in der stark hierarchischen Struktur der Institutionen des Gesundheitswesens, insbesondere der Krankenhäuser. Coser (1966) beschreibt in diesem Zusammenhang die soziale Funktion von Humor und Witzen unter Fakultätsmitgliedern in einer psychiatrischen Klinik, wo sie einige interessante Beobachtungen machte in bezug auf die Hierarchierichtung, in die gewitzelt wurde. Es seien hier abschließend drei Resultate zitiert:

> «Wenn Humor gemäß Freud ein Mittel zum Ausdruck von Aggression ist, müßten wir folgern, daß die statushohen Mitarbeiter in dieser Klinik aggressiver waren als die statusniedrigen.» (S. 101)

> «Nicht ein einziges Mal wurde einer der statushohen Psychiater von einem Assistenten zur Zielscheibe eines Witzes gemacht.» (S. 104)

> «Die größere Witzzahl der psychiatrischen Fachärzte verglichen mit den Assistenten ist interessant, weil die Assistenten mehr reine Sprechzeit beanspruchten.» (S. 101)

Diese bisherige Diskussion der Ursachen über die Notwendigkeit eines Pflegekonzeptes sagt noch nichts aus über das individuelle Erleben und die Bedeutung für die Pflegebeziehung. Diesem Aspekt ist das nächste Kapitel gewidmet.

## 4. Erleben und Bedeutung

Das Erleben von Heiterkeit und Spaß unterliegt der Interpretation und nicht der humorvollen Situation per se. Die Interpretation ist mit soziokulturellen Erwartungen verknüpft, und die Abweichung von diesen Erwartungen wird als Überraschung wahrgenommen, wobei der kulturelle Hintergrund eine wesentliche Rolle spielt. Schwarzer Humor beispielsweise ist in den britischen Medien, insbesondere in den Comedy Shows am Fernsehen oft präsent, während im deutschsprachigen Europa Schwarzer Humor gesellschaftlich bedeutend weniger akzeptiert wird, eine Tatsache, die sich auch auf den Humorstil innerhalb der Pflegebeziehung auswirkt.

Vorerst geht es darum, Humor als «Erlebnis» in seiner ganzen Vielfalt in bezug auf die Gesundheits- und Krankenpflege zu betrachten. Du Pré (1998, S. 7) formuliert drei Überlegungen in bezug auf ihre Beobachtungen von humorvollem Pflegepersonal:

1. Pflegende konnten nur zögernd ihre humoristische Art zu pflegen zugeben, denn sie wollten nicht der Prahlerei bezichtigt werden. Aber die Befragten konnten interessanterweise meistens andere Berufskollegen und -kolleginnen nennen, die humorvoll sind.
2. Die Pflegekräfte waren sich nicht bewußt, daß sie humorvoll pflegten.
3. Was Du Pré als Autorin humorvoll interpretierte, wurde vom Pflegepersonal selber nicht so eingeschätzt.

Die Forscherin untersuchte auch, mit welchen Beschreibungen humorvolle Berufskollegen und -kolleginnen bezeichnet wurden. Dabei wurde der spontane und witzige Konversationshumor oft kaum wahrgenommen und war dennoch präsent. Dazu gehören beispielsweise überschwengliche Komplimente, Wortspiele, Übertreibungen, komische Gesichtszüge, Absurditäten oder schwarzer Humor. Zwei interessante Resultate stellten Åstedt-Kurki und Liukkonnen (1994) in ihrer Untersuchung fest:

1. Pflegende ordnen Humor sehr unterschiedlich auf dem Kontinuum ein.
2. Die von den beiden Autorinnen untersuchte Gruppe bestätigt, daß der Fokus bei Humor nicht der Mensch selber ist, sondern die Umstände, die zum Lachen Anlaß geben. Die Pflegenden lachten nicht über den Menschen, sondern mit ihm, was eine positive Beziehung mit dem Gegenüber hervorruft.

Diese Beziehung ist sowohl bei kurz- wie auch bei langfristigen Pflegeverhältnissen möglich. In bezug auf kurzfristig aufgebaute Pflegebeziehungen sei nochmals auf die von Ditlow angewendete Intervention der Witze auf dem Weg in den Operationssaal verwiesen. Auch kontextuell bedingte humorvolle Erlebnisse, z. B. Situationskomik, wirken sich kurzfristig auf die Beteiligten aus. In der Langzeitbetreuung andererseits können sowohl beim Personal wie bei Patientinnen und Patienten durch die bewußte Thematisierung von Humor neue kommunikative Aspekte, Ressourcen und Facetten der Persönlichkeit hervortreten.

Um das Erleben aus Sicht der Pflegenden zu untersuchen, bat Parse (1993) fünfzig Personen, ihr Geschichten aus der Pflegepraxis zu senden, bei denen sie herzhaft lachen konnten. Sie untersuchte diese Texte mit Hilfe des phänomenologischen Forschungsansatzes und unterscheidet vier Elemente:

1. Heiteres Eintauchen
2. Harmonische Integrität
3. Kontemplative Betrachtung
4. Unvorhersehbare Perspektive

Diese Begriffe, die von Parse einzeln erläutert werden, sind eine treffende Beschreibung der emotionalen Präsenz, welche viele Menschen kennen, wenn sie herzhaft gelacht haben oder Humor erlebten. Da dies oft in Gemeinschaft mit anderen geschieht, perpetuiert sich diese Gefühlslage zusätzlich. Lachen hat einen hypnotischen Effekt, was die Realität wie durch einen Filter erscheinen läßt und dem Begriff «Kontemplative Betrachtung» nahe kommt.

In Kontrast zu Parses sprachlich hochstehender Publikation legt Hammer (1993) ein Werk vor, in dem sie die Krankenhauswelt aus ihrer Sicht als Patientin mit deftigem Humor darstellt. Kein Mitglied des Krankenhausteams kommt ungeschoren weg. Gleich zu Beginn des Buches gibt sie eine konkrete Anleitung, wie man sich auf einen Krankenhausaufenthalt vorbereiten kann. Zwei Beispiele:

- Stellen Sie den Wecker alle zehn Minuten zwischen 22 Uhr und 7 Uhr. Malträtieren Sie abwechslungsweise Ihre Haut mit einer Stricknadel und einem Schraubenzieher.
- Versuchen Sie, in den Deckel eines Lippenstiftes Wasser zu lösen.

Dieser Schreibstil zieht sich durch das ganze Buch hindurch und ist für Anfängerinnen und Anfänger in therapeutischem Humor schwere Kost, denn die Krankenhausrealität wird einem – in Anlehnung an Max Frisch – nicht wie ein warmer Mantel, sondern wie ein nasser Waschlappen ins Gesicht geschlagen.

Wie von Hammer (1993) verdeutlicht, hängt Humor stark mit der eigenen Biographie zusammen. Es lohnt sich deshalb für Pflegepersonen, eine eigene Humorbiographie zu erstellen, denn damit haben sie einen mentalen Vorsprung, wenn sie mit Patientinnen und Patienten über Humor zu debattieren beginnen. McGhee (1996, S. 54) schlägt fünf Fragen im Sinne eines stufenweisen Vorgehens vor, um dem eigenen Humorstil auf den Grund zu gehen:

1. Welches Vergnügen suche ich beim Konsumieren von Humor (Bücher, Theater, Filme usw.)?
2. Wie initiiere ich Humor selber (Witze, Redewendungen, Körpersprache usw.)?
3. Wo finde ich im täglichen Leben Humor (Einkaufen, Post, Kinderbetreuung usw.)?
4. Lache ich über mich selber, und worüber (Slapstick, Persönlichkeitsmerkmale, Peinlichkeiten usw.)?
5. Kann ich in Streßsituationen Humor finden oder schaffen (Zeitdruck, Verkehr, Partnerschaft usw.)?

Als Vertiefung zu den bisherigen Erläuterungen zum Erleben von Humor werden im folgenden fünf Subthemen aus der Gesundheits- und Krankenpflege genauer beschrieben.

## 4.1 Humor bei Kindern

Da bei Kindern die Verbindung zwischen Spiel und Humor noch eng und stark ist, scheint es selbstverständlich, daß in der Pädiatrie Clowns bereits vielerorts zum Klinikalltag gehören. Sie besprechen sich mit dem Personal und klären die Bedürfnisse der Kinder ab. Danach stehen sie den kleinen Patienten mit vielfältigen Programmen zur Verfügung, in denen sie mit überdimensionierten Spritzen und Stethoskopen einen natürlicheren Umgang mit der potentiell angstmachenden Krankenhausumgebung anstreben. Die Clowns werden für ihre Aufgabe geschult, unter anderem für die Kommunikation mit Kindern und Eltern, bezüglich Hygienebestimmungen oder der Schweigepflicht. In der Informationsbroschüre der Schweizer Stiftung Théodora steht: «Während des Gangs von Zimmer zu Zimmer paßt sich Doktor Witzig dem jeweiligen Patienten an. Wo immer möglich läßt er jedes Kind an einer Darbietung teilhaben, in der es der Mittelpunkt ist.» Die Clown-Doktoren kommen nur ins Zimmer, wenn es die Kinder und Eltern wünschen. Die Wiesbadener Clown Doktoren e. V. haben dazu einen ethischen Kodex verfaßt, um die Qualität und Professionalität zu sichern.

Mit Jugendlichen, die sich durch Clowns eventuell nicht ernst genommen fühlen, werden Zaubertricks eingeübt. Diese sind sehr beliebt und unterscheiden sich deutlich von den Interventionen bei Kindern.

Daß der kindliche Umgang mit Spiel und Humor auch Erwachsenen zugute kommen kann, beschreibt McGhee (1996). Wegen Bettenmangels in der Erwachsenenabteilung wurde ein Patient auf der Pädiatrie hospitalisiert. Da es ihm dort sehr gut gefiel und die Genesung schnell voranschritt, fragte er für den nächsten Aufenthalt explizit nach einem Zimmer in der Kinderabteilung. Es bleibt die berechtigte Frage, warum Humor bei Erwachsenen lange dieses Schattendasein fristete, obwohl das Bedürfnis nach Humor und Verspieltheit offensichtlich vorhanden ist.

## 4.2 Humor bei betagten Menschen

Titze und Eschenröder (1998, S. 163) beabsichtigen, daß «gerontologische Patienten eben jene spielfreudige Stimmung erreichen, die auch bei Kindern die Voraussetzung schafft, mit Alltagsproblemen leichter umzugehen.» Zur Unterstützung bei Verlusterlebnissen, Identitätssuche oder Bewältigung von Funktionseinschränkungen können Humor und Spiel Wesentliches beitragen. Man kann zwar die Alterungsprozesse trotz aller physiologischer Wirkung von Lachen und Lächeln nicht weglachen, aber ein körperlicher und emotionaler Vitalisierungseffekt ist dennoch möglich, wie Fry (1986) unter spezieller Berücksichtigung der Altersphysiologie die körperlichen Effekte von Lachen erklärt. Selbst ohne Joggen oder Rudern kann dennoch die zirkulatorische oder respiratorische Wirkung durch Lachen erzielt werden. Humor trägt auch zu gesteigertem Selbstbewußtsein, zu Reife und Jugendlichkeit bei und beeinflußt das Zusammengehörigkeitsgefühl von betagten Paaren (Malinski, 1991). Heiterkeit erlaubt zudem einen Sinn für die Zukunft und die Kontrolle über die Herausforderungen des Lebens. Dabei wird das Selbstwertgefühl von alten Menschen besonders gefördert in einer Gesellschaft, in der Altern meistens mit Defiziten und «physiologischen und psychologischen Minderwertigkeitsgefühlen» (Titze & Eschenröder, 1998, S. 157) verbunden wird. Im Sinne der ressourcen-orientierten Gerontologie – im Vergleich zum defizit-orientierten Modell – hilft Humor, mit verlorenen Fähigkeiten besser umzugehen.

Durch die lange Biographie sind Betagte oft verschiedentlich mit dem Gesundheitssystem in Kontakt getreten, und dabei entwickelte sich ein bestimmtes Bild der medizinischen und pflegerischen Berufspersonen. Wer von diesem Bild abweicht, wird zunächst mit Skepsis wahrgenommen, wie es Hirsch, deutscher Chefarzt und Gerontopsychiater, in einem Interview erwähnt (Zöller, 1998, S. 65):

> «Sie sind nur baff erstaunt, daß der Chef und dazu noch ein Psychiater so etwas [Humorgruppen] anbietet. Das bedeutet für alle ein enormes Maß an Zuwendung. Das macht Patienten manchmal Angst. Oder sie fürchten, daß der Professor manche Störungen nicht so ernst nimmt. Wenn ich solche Empfindungen oder Reaktionen der Scham, der Traurigkeit erlebe, dann greife ich das in der Lachgruppe sofort auf.»

Auch Karlinger (1998) beschäftigt sich in ihrer Befragung des Personals sowie der Bewohner/innen eingehend mit der Wahrnehmung von Humor in einem Alters- und Pflegeheim, um ein Fundament für spätere Interventionen aufzubauen. Sie kommt zu folgendem Schluß (S. 49):

> «Eine vorsichtige Interpretation könnte den Schluß zulassen, daß die Bedeutung von Humor für alte Menschen eine andere Wertigkeit besitzt als für jüngere Personen. Zum einen ist er ihnen (den alten Menschen) vielleicht nicht mehr so wichtig, zum anderen spielt auch die eher passive Einstellung eine Rolle, daß Humor vererbt wird und das negativ prägende Erlebte in der Vergangenheit ein Grund dafür ist, weniger Humor zu haben.»

Beginnende oder fortgeschrittene dementielle Prozesse können Humor und Lachen beeinflussen, z. B. wird Vergeßlichkeit von einem spontanen Spruch überdeckt. Nur durch sorgfältiges Beobachten gelingt der Unterschied zwischen Charaktereigenschaft und kompensiertem Umgang mit der Krankheit.

Pflegekräfte und pflegende Angehörige benötigen ihrerseits in der täglichen Betreuung von Demenzpatienten und -patientinnen eine Strategie, um die täglichen kleinen und großen Desaster zu bewältigen. Versteckte Schlüssel, falsch herum getragene Kleidung oder stundenlanges, zielloses Umherwandern stellt die Geduld auf eine harte Probe. Die humorvolle Geisteshaltung, wie sie in vorhergehenden Kapiteln beschrieben wurde, kann dazu beitragen, den Mißgeschicken eine gewisse Absurdität zuzugestehen. Aust (1995) beschreibt ihre Arbeit in einer Angehörigengruppe, in der sie bewußt ein Schwergewicht auf Humor legte. Zu Beginn wurde in Rahmenbedingungen festgehalten, wie diese Gruppe mit Humor umgehen wollte, und danach erzählten die pflegenden Angehörigen humoristische Anekdoten aus ihrem Alltag. Ein Beispiel, das trotz aller Tragik Heiterkeit auslöst, sei hier wiedergegeben (S. 59): Ein Mann leidet an einer fortgeschrittenen Alzheimer-Erkrankung. Seine Ehefrau erzählt, womit ihr Ehemann sie zum Lachen gebracht hatte: Er *versteckte* die Osternester seiner Enkelkinder – und hatte ebensoviel Spaß mit den Kindern zusammen die Nestchen zu *suchen!* Wenn dieser mentale Schritt in einer angespannten Lebenssituation möglich ist, darf von den Angehörigen und Pflegenden der Humor von verwirrten Menschen als ein wertvolles Geschenk angenommen werden.

## 4.3 Humor bei lebensbedrohlichen Erkrankungen und angesichts des Todes

In vielen Kursen zum Thema «Humor als Pflegekonzept» tritt eine spontane Erleichterung ein, über Humor und Erkrankung oder Tod laut nachzudenken und die Einsichten von Betroffenen, deren Angehörigen und dem eigenen Berufsstand zu reflektieren. Aus Sicht der Pflegenden ist es schwierig, Humor als Ressource bei den Erkrankten zu nutzen, wenn er während deren gesunden Tagen nicht kultiviert wurde. Deshalb besteht die größte Herausforderung darin, bei Menschen mit schweren oder chronischen Erkrankungen Humor erst zu entdecken. Verschiedene Autoren und Autorinnen betonen, daß Humor auch im Angesicht schwerer gesundheitlicher Einschränkungen oder bei Sterbenden ein menschliches Phänomen bleibt. Dunn (1993, S. 470) schreibt:

> «Pflegende dürfen Humor gegenüber einzelnen Patientengruppen nicht aufgrund der medizinischen Diagnosen ausschließen. Therapeutischer Humor muß individuell angepaßt werden.»

Diese Einsicht schließt auch Katastrophensituationen und Notfallmedizin nicht aus, wo unter Nothelfern und -helferinnen oft ein Humorstil vorherrscht, welcher der «Außenwelt» nur schwer zugänglich ist. In diesem Zusammenhang wird vor allem die streßreduzierende Wirkung von Galgenhumor diskutiert (McGhee, 1996; Ritz, 1995). Die unausgesprochene Übereinkunft lautet: Wir sitzen alle im gleichen Boot, auf dem wir noch lachen, bis wir untergehen. Witze in solchen Situationen sind nicht gegen einzelne gerichtet, sondern entstehen aus dem Bemühen der kollektiven Bewältigung. Pflegende kennen viele Praxisbeispiele, in denen Humor Erleichterung, Lebenseinsicht oder Ablenkung bedeutete, nicht nur für die Betroffenen selber, sondern auch für die Angehörigen. Volcek (1994) beobachtete gar, daß schwer erkrankte Menschen Humor öfter wahrnehmen als das Pflegepersonal.

Die Sicht eines Betroffenen formuliert ein junger HIV-positiver Mann aus der Schweiz anhand der folgenden Humor-Definition, die er auf Anfrage der Autorin schrieb:

> Um bei Krankheit oder im Angesicht des Todes Humor möglich werden zu lassen, braucht es eine gewisse geistige Entwicklung, so daß man mit der Zeit eine gelassenere Haltung gegenüber allen jeweiligen Lebensumständen aufbringen kann. Erst da kann Humor aus meiner Sicht wirklich entstehen.

Im Aidsbereich wurden ergänzend zu dieser Einsicht unkonventionelle Rituale entwickelt, unter anderem Beerdigungen mit anschließenden Parties – zu sehen beispielsweise im Film ‹Philadelphia›. Trauern sollte auch die heitere Seite des Lebens einschließen. Diese Haltung ist vielen Hinterbliebenen bekannt, wenn an Leidmahlen Humoristisches aus dem Leben der Verstorbenen aufgefrischt wird und Lachen und Weinen manchmal nahtlos ineinander übergehen.

Klein (1989) begann sich als Angehöriger im Zusammenhang mit der Krebserkrankung und dem darauffolgenden Tod seiner Ehefrau in das Phänomen Humor zu vertiefen. Bereits im Prolog seines Buches beschreibt er eine Situation im Spital, als seine Frau einen außergewöhnlichen Wunsch hatte. Sie wollte, daß er ihr ein Bild aus der Zeitschrift «Playgirl» an die Wand hängte. Er fand diesen Wunsch für die Krankenhausumgebung etwas riskant, worauf sie vorschlug, die «sensible Gegend» mit einem Blatt einer Pflanze abzudecken. Das ging am ersten und auch am zweiten Tag gut. Am dritten Tag begann das Blatt zu welken und entblößte, was es verdecken sollte. Diese Geschichte veranlaßte Klein und seine Ehefrau oft, bei der bloßen Erwähnung von verdorrten Blättern zu lachen.

Diese aktive Entwicklung einer Humorkultur im Angesicht widriger oder trauriger Umstände ist ein Kunststück, dem der Schweizer Mime und Clown Dimitri größten Respekt entgegenbringt (Lanfranchi, 1995, S. 24):

«Ich weiß z. B. nicht, ob ich angesichts des Todes noch lachen könnte. Ich glaube, dies kann man auch nicht wissen. Ich müßte einen betroffenen Menschen nach dieser inneren Kraft fragen, die ermöglicht, das Lachen so weit zu treiben. Eigentlich ist dies für mich die größte denkbare Form: noch in Todesnähe lachen zu können.»

Ähnlich dichotome Darstellungen von Tragik und Humor finden sich im Buch «Laughter in Hell» (Lipman, 1991), wo gar der Umgang mit Humor im Holocaust thematisiert wird. Frankl (1987, S. 233), der die Inhaftierung in verschiedenen Konzentrationslagern überlebte, spricht oft von Humor als einer «Trotzmacht des Geistes». Titze und Eschenröder (1998, S. 76) umschreiben diese Fähigkeit wie folgt: «[...] unter allen Umständen die geistige Freiheit zu besitzen, den objektiven Widrigkeiten physischen Lebens zu trotzen.» Diese Fähigkeit wird auch im Kinofilm «La vita è bella» thematisiert, in dem das Leben im Konzentrationslager als Spiel inszeniert wird. Die Kritiken zum Film waren sehr kontrovers, obwohl das Spiel deutlich als Überlebensstrategie des Vaters für seinen fünfjährigen Sohn gedacht war, was diesem letztlich das Leben rettete. Obwohl der Vater keine Kontrolle über den Verlauf der Situation hatte, sollte nicht auch die Kontrolle über die Gefühle aufgegeben werden. Ein chinesisches Sprichwort umschreibt dies mit anderen Worten: Du kannst nicht verhindern, daß die Sorgenvögel über Deinem Kopf kreisen, aber Du kannst verhindern, daß sie ihr Nest auf Deinem Kopf bauen.

## 4.4 Humor und Intimsphäre

Pflegende haben in vielen Bereichen mit der Intimsphäre bzw. mit der Überschreitung derselben zu tun. Um anderen Menschen nicht zu nahe zu treten, ist es sehr wichtig zu beachten, von wem Humor initiiert wird. Wenn der Humor von den Patienten ausgeht, zeigen sie uns mit ihren verbalen oder non-verbalen Bemerkungen, wo die Grenzen liegen. Oft sind Außenstehende überrascht, mit welcher scheinbaren Leichtigkeit über bloßgestellte Körperteile oder eingeschränkte Funktionen gewitzelt wird. Auch hier bedeutet es vielfach, daß der verbliebene Rest an Kontrolle aufrechterhalten wird.

Im Zusammenhang mit Sexualität wurde in den letzten zehn bis fünfzehn Jahren unter anderem auf Grund der Kondomwerbung eine Enttabuisierung eingeleitet, und nicht zuletzt trug Humor zum gelassenen Umgang mit Kondomen bei. Dies zeigt die Stop-Aids-Kampagne des Bundesamtes für Gesundheit und der Aids-Hilfe Schweiz, die den Effekt von Humor nutzt (Raggenbass-Malloth, 1998, S. 18). Im Evaluationsbericht heißt es: «Plakate mit längeren, eher technischen und/oder schwer verständlichen Slogans [sind] schlechter in den Köpfen der Befragten hängengeblieben als witzige Texte, welche ‹die Sache auf den Punkt bringen›.» Auch eine handliche Informationsbroschüre des Schwedischen Gesundheitsamtes (Folkhälsoinstitutet) weist mit feinsinnigen, humoristischen Comics auf die Wichtigkeit von Kondomen in verschiedenen Lebenssituationen hin.

Auf eine spezifische Erfahrung der Autorin sei kurz verwiesen. Für die Thematisierung von Tabus eignen sich Comics mit Tieren besonders gut. Damit erlaubt man den angesprochenen Menschen eine Distanz zum Thema, denn primär sind die Scham und Hemmungen der Tiere gemeint, und nicht diejenige der Menschen.

Comics, wie sie für die Enttabuisierung verwendet werden können, dienen auch zur Einleitung in eine Patienteninstruktion, denn, wie das folgende Kapitel zeigt, hat Humor verschiedene Auswirkungen auf das Lernen.

## 4.5 Humor in der Ausbildung und Schulung

Vielen Zuhörern, Lernenden oder Patienten/innen ist aufgefallen, daß sie einem Vortrag, dem Unterricht oder einer Beratung leichter folgen können, wenn eine Prise Humor eingestreut ist. Er soll den Inhalt nicht überdecken oder gar ablenken, sondern im kognitiven Bereich die Aufmerksamkeit erhöhen und das Verständnis erleichtern sowie affektiv ein positives Klima herstellen. Robinson (1991), Struthers (1994) und Cannella, Missroon und Opitz (1995) beschreiben verschiedene Auswirkungen:

- Humor kann anforderungsreiche Situationen abschwächen.
- Humor kann die seelische Anspannung vor Prüfungssituationen entschärfen.
- Humor schafft eine anteilnehmende und vertrauensvolle Lernatmosphäre.
- Humor erlaubt den Lernenden, Unterrichtenden und Patienten und Patientinnen, nicht immer perfekt, also menschlich zu sein und Fehler zu tolerieren.

- Humor schafft Kreativität, und standardisierte Gedankenmuster werden überdacht.
- Humor schafft soziale Bande und Solidarität zwischen den Lernenden.
- Humor wird auch als Ausdrucksmittel für Aggression gebraucht.
- Humor wird von Lernenden als eines von 20 bevorzugten Charakteristika der Unterrichtenden aufgelistet.

Auch die Grenzen von Humor sind explizit genannt:
- Mißbrauch von Humor, um Lernende oder Patienten bloßzustellen.
- Mangelnde Zeit, um ein humorvolles Lernklima aufzubauen.
- Humor ohne Bezug zum Thema kann unnötig ablenken.
- Aufwendige Suche von humorvollem Unterrichtsmaterial.
- Unangepaßter Humorstil.
- Inkongruenz zwischen verbalem und non-verbalem Humor der Unterrichtenden.

Hunt (1993) zitiert eine Studie von Parfitt, in welcher 24 Patientinnen und Patienten präoperativ unter Verwendung von Cartoons bestimmte Informationen erhielten, während die Kontrollgruppe ohne Humor unterrichtet wurde. Der postoperative Test zeigte bessere Resultate für die ‹Humorgruppe›. Parfitt empfiehlt allerdings, die präoperativen Informationen nicht erst unmittelbar vor dem chirurgischen Eingriff zu vermitteln, wenn Nervosität und Angst am stärksten sind.

## 5. Voraussetzungen für Humorinterventionen

Damit Humor als gleichwertiges Konzept zu anderen Pflegekonzepten betrachtet und als weiteres Angebot in der Pflege aufgenommen werden kann, braucht es Strategien und konkrete Interventionen. Als ermutigendes Beispiel sei in diesem Zusammenhang der folgende Satz im Klinik-Leitbild eines universitären Krankenhausbetriebes festgehalten: Humor ist ein wichtiges Element in unserem Alltag. Wenn Interventionen nicht nur kontextuell, sondern auch gezielt wirken sollen, dient die folgende Definition aus der Nursing Intervention Classification als Grundlage (McCloskey & Bulechek, 1993, S. 297):

«Die Patientinnen und Patienten unterstützen, Lustiges, Amüsantes oder Absurdes zu erleben, zu schätzen und auszudrücken, Beziehungen aufzubauen, Spannung zu erleichtern, Ärger abzubauen, Lernen zu erleichtern oder schmerzvolle Gefühle besser ertragen zu können.»

Diese Definition läßt viel Spielraum, und sie impliziert, daß Humor – so paradox das auf den ersten Blick erscheinen mag – geplant und zielgerichtet sein kann.

Es ist empfehlenswert, das Stadium der Intervention erst anzustreben, wenn gemäß dem Regelkreis des Pflegeprozesses Situationseinschätzung und Ziel sowie allfällige Ressourcen festgehalten wurden. Allzu oft wird diese Interventionsebene voreilig erreicht, obwohl sich Humor als Pflegekonzept denkbar schlecht für eine Umgehung einzelner Teile des Pflegeprozesses eignet, denn die Vielschichtigkeit, wie sie hier beschrieben wurde, verlangt geradezu nach einer differenzierten Handlungskompetenz. Zusätzlich sollte eine Reihe von Voraussetzungen berücksichtigt werden, damit die Interventionen zum gewünschten Erfolg führen:

1. Die Überzeugung, daß Humorinterventionen gelernt werden können, schafft Spielraum für einen Übungsprozeß, der mit einfachen Anwendungen beginnt und mit zunehmender Erfahrung erweitert wird. Es geht darum, die nachfolgend aufgeführten Interventionen zu überdenken, einzuüben und allenfalls ins Repertoire aufzunehmen. Hirsch wird von Titze und Eschenröder (1998, S. 161) zitiert, die einschränken, daß «humorvolle Szenen in einer Behandlung nur von kurzer Dauer sind. Den Sinn für Humor zu wecken und zu stärken bedarf kontinuierlicher Bemühungen.»

2. Dunn (1993, S. 472), nennt vier zentrale Elemente für Humoranwendungen in der Pflege:

    - Wissen über die Patienten (Biographie, Erkrankung, momentane Situation)
    - Intuition
    - Synchronizität
    - Caring

Wie bereits bei den Ethischen Richtlinien aufgeführt, geht es zuerst darum, Wohlwollen und Vertrauen aufzubauen. Diese vier Elemente verdeutlichen dieses Bestreben.

3. Eine weitere Voraussetzung betrifft die Haltung des Pflegeteams oder der gesamten Institution gegenüber Humor. Sumners (1990) veröffentlichte dazu eine Studie, die bei rund 200 amerikanischen Pflegenden durchgeführt wurde. Die Forscherin stellte fest, daß Humor von Pflegenden im Beruf sehr geschätzt wird, aber insgesamt weniger stark als im Privatleben. Dennoch läßt die durchschnittlich sehr positive Haltung gegenüber Humor darauf schließen, daß

Humor zielgerichtet genutzt werden kann. Hirsch (1998, S. 13) nennt ein «offenes, vertrauensvolles, emanzipatorisches Grundklima» als weitere Bedingung.

4. Wie in der Einleitung erwähnt, nutzen Pflegende bereits Instrumente, die der Einschätzung von Humor äußerst dienlich sind. Dazu gehört im wesentlichen die Anwendung der Pflegeanamnese. Pasquali (1995, S. 169–170), Bellert (1989, S. 68) und Herth (1995, S. 223) listen Fragen auf, die in das Anamnesegespräch aufgenommen werden können. Aus der folgenden Auswahl können beliebig geeignete Fragen entnommen werden.

- Worüber können Sie lachen?
- Welche humorvollen Erinnerungen haben Sie von Ihrer Kindheit?
- Welche Art von Humor mögen Sie?
- Wie würden Sie Ihren Sinn für Humor beschreiben?
- Sehen Sie manchmal die humorvolle Seite am Leben trotz Ihrer Erkrankung?
- Hat sich Ihr Humor im Verlauf der Erkrankung verändert?
- Wann haben Sie zum letzten Mal herzhaft gelacht?

5. Um Humor und Humorinterventionen professionell zu nutzen, muß der Pflegeprozeß eingeführt sein. Damit wird sichergestellt, daß die individuelle Abklärung für alle Beteiligten verbindlich und nachvollziehbar ist. Die anamnestisch eruierten Informationen müssen dokumentiert werden, beispielsweise als Ressource oder als Fähigkeit zur Kommunikation.

6. Es gilt einzuschränken, daß Humorinterventionen nicht für alle Pflegeprobleme die Therapie der Wahl sind, aber als Mittel zur Kommunikation dennoch sehr wirksam und flexibel genutzt werden können.

## 6. Interventionen

Je nach Entscheid, ob eher Humor als Geisteshaltung kultiviert werden soll oder ob prioritär Lachen als Ereignis intendiert ist, kann unter Berücksichtigung der Anamnese und der Voraussetzungen aus vier Arten von Humorinterventionen gewählt werden **(Tab. 4)**.

Durch Beobachten und aktives Fragen erhalten Pflegende einen Einblick, welche Interventionen geeignet sein könnten, und sie entwickeln dadurch ihre diagnostische Fähigkeit für die Wahrnehmung von Humor. Oft erreichen Pflegende durch anamnestisches Fragen ihr Ziel, ohne daß eine eigentliche Intervention

**Tabelle 4:** Humorinterventionen

| Arten von Humorinterventionen | Erläuterung |
|---|---|
| Äußerer oder indirekter Humor | Extern stimulierter Humor, z. B. Comics, Filme, Juxartikel |
| Innerer oder direkter Humor | Intern stimulierter Humor, z. B. Wortspiele, Übertreibungen, Aufdecken von Absurditäten |
| Spontan | Situationskomik, Necken |
| Geplant | Oft synonym zu äußerem Humor, zusätzlich zielgerichtete Intervention, die idealerweise überprüft wird. |

nötig ist. Die anamnestischen Fragen können bei Patienten und Patientinnen auch die Realität verdeutlichen, daß Humor und Lachen selten oder schon seit langem nicht mehr im Leben integriert waren. In solchen Situationen ist besonders viel Fingerspitzengefühl nötig, um Humor als geeignetes Angebot einzubringen.

Während mehrerer Jahre wurde die folgende Liste von Humorinterventionen zusammengetragen **(Tab. 5)**, aus denen Pflegende aufgrund der Anamnese und der Patientenbedürfnisse auswählen können. Einige Vorschläge können sowohl als äußere wie auch als innere Interventionen gestaltet werden.

Als Faustregeln zum Einüben von Humorinterventionen gelten:

- Zum Üben mit einer einfachen Intervention beginnen. Witze gehören nicht zu den einfachen Interventionen, denn sie verlangen je nach Inhalt ein komödiantisches Können. Eine Intervention, bei der die Pflegende nicht selber das «Humormedium» ist, beispielsweise der Vorschlag eines Humortagebuchs, eignet sich besser für den Anfang.

- Mit einschätzbarem Risiko beginnen bzw. mit Patienten/innen oder Kollegen/innen, bei denen die Humorintervention mit großer Wahrscheinlichkeit erfolgreich angewendet werden kann.

Nach diesen Ausführungen über Interventionen darf niemand erstaunt sein, wenn die Phantasie und Kreativität der Patientinnen und Patienten angeregt werden, was dazu führt, daß das Personal zum – hoffentlich wohlwollenden – Ziel von Humor wird. Wie man in den Wald ruft, so ertönt es zurück!

**Tabelle 5:** Humorinterventionen

| Intervention | Kommentar |
| --- | --- |
| Humor thematisieren | Mit Patienten und Kolleginnen und Kollegen eine Diskussion über Humor anregen (Humor in Zeitungsartikeln, Fernsehsendungen, Kino usw.). |
| Humor definieren | Als Einstieg in die Humordiskussion, beispielsweise innerhalb eines Pflegeteams, ist es sinnvoll zu fragen, wie jedes Teammitglied Humor definiert. |
| Wahrnehmung schulen | PatientInnen und KollegInnen animieren, das Spitalleben auf Humoristisches wahrzunehmen und festzuhalten bzw. zu erzählen. Ein spanischer Patient hielt seinen Krankenhausaufenthalt in Form von Comics fest (Bayona, 1993). |
| Visualisation | Vor dem inneren Auge spielen sich humorvolle Szenen aus dem eigenen Leben ab. Dabei bemüht man sich aktiv um ein lächelndes Gesicht. |
| Wortspiele | Sammeln von Wortspielen, die gezielt benutzt werden können. Die meisten der folgenden Sprüche sind bewußt provokativ gewählt und erfordern die nötige Sorgfalt in der Anwendung: Humorrhoiden, Salatogonese, das kann ja Eiter werden, lieber Arm dran als Arm ab, steter Tropfen leert das Hirn, wie man sich füttert, so wiegt man, lieber Sonne im Herzen als einen Schatten auf der Lunge[*]. |
| Humor-Tagebuch | *Personal:* Humorvolle Ereignisse im Team oder mit PatientInnen aufschreiben und als Stimmungsaufheller benutzen oder als Basis für die Analyse einer Pflegegeschichte verwenden.<br>*PatientInnen:* Humorvolle Ereignisse des Lebens festhalten, ähnlich den vielerorts niedergeschriebenen Aussprüchen von Kindern. |

---

[*] Anhand des letzten Spruchs kann die Pflegende einem Patienten mit Lungenkarzinom beispielsweise zu folgender Einsicht verhelfen: «Wir können den Schatten auf Ihrer Lunge nicht wegzaubern, sondern nur sorgfältig therapieren. Zusätzlich geht es uns darum, daß sich der Schatten auf Ihrer Lunge nicht auf Ihr Herz überträgt, im Sinne von langdauernder depressiver Verstimmung. Wie können wir Sie unterstützen, daß Sie die Sonne in Ihrem Herzen und Ihre gesunden Fähigkeiten nicht verlieren oder wieder finden?»

| Intervention | Kommentar |
|---|---|
| Geschenke von Angehörigen, FreundInnen, Pflegebedürftige | Buch von Uli Stein (1993): «Du siehst heute schon viel besser aus!»<br>Buch von Kawakami (1997): «99 (un)sinnige Erfindungen»<br>Spiele |
| Witze erzählen oder erzählen lassen | Durch das Erfragen von Witzen erfährt man viel über den Humorstil von PatientInnen sowie deren Kultur.<br>Eine Witzsammlung gibt Aufschluß über Witz-Präferenzen in einem Team. Aus der Sammlung können gezielt Witze für die Gestaltung der Patientenbeziehung ausgewählt werden. |
| Humorseite in der Hauszeitung | Vorschlag in einer Projektarbeit der Höheren Fachausbildung, die sich mit Humor im Pflegealltag befaßte (Petricevic et al., 1997) |
| Videos, Kassetten, Bücher, Spiele usw. | Humor-Abteilungen in Buchhandlungen und Bibliotheken aufsuchen und geeignete Werke für eigene PatientInnen auswählen.<br>Videos und Kassetten von nationalen und internationalen Komikerinnen und Komikern, z. B. Emil, Golden Girls, sichten und in die Patientenbibliothek aufnehmen.<br>Fahrende Ludothek im Krankenhaus aufbauen.<br>Lachkiste (Bill & Urech, 1999) zusammenstellen. |
| Juxartikel | Beispiele: Lachsack, lachender Spiegel, Tischset mit Comics, Brillen, Fundome (Kondome zum Spielen), Attrappen, z. B. eines brennenden Zigarettenstummels usw. |
| Humorecke Humorwand | Auf einer Krankenhausabteilung, in der Arztpraxis speziell gestaltete Informationsbörsen, an denen je nach Klientel Broschüren, Bücher, Juxartikel aufliegen. |
| Comics | Cartoons sammeln zur Patienteninstruktion, z. B.<br>als Ansporn bei Koronarrehabilitation:<br>Treppenhaus mit Comics dekorieren; jeden Tag erreichen die PatientInnen neue Comics auf einer höheren Etage.<br>Pflegecomics zur Erheiterung des Pflegeteams (Wise, 1996; Frink, 1997) |
| Witztüte | Ditlow entwickelte einen Jokepoke. Sie sammelte Witze von Patienten, schrieb diese auf farbige Papierstreifen und legte sie in eine kleine durchsichtige Tüte. Diese verteilte sie wiederum an Patientinnen und Patienten im Sinne eines «Witz-Recyclings». |

| Intervention | Kommentar |
|---|---|
| Humortage/-woche | Wenn das Konzept Humor in einer Institution an Boden gewonnen hat, kann analog zu anderen thematischen Schwerpunkten Humor im Zentrum stehen. |
| Humor an Feiertagen | Fasnacht, 1. April, Ostern, Weihnachten, St. Nikolaus bieten gute Gelegenheit, Humor «sozial verträglich» zu thematisieren. |
| Humorgruppen | Minden (1994) beschreibt ein Kurzprojekt einer Humorgruppe in einem amerikanischen Krankenhaus, bei dem klare Zielvorgaben und Kriterien für die Teilnahme festgehalten wurden. Hirsch (1998) führt seit einigen Jahren eine Humorgruppe in einer gerontopsychiatrischen Abteilung in Deutschland. |

# 7. Konsequenzen für die Pflege

Die Thematisierung und Differenzierung von Humor führt dazu, daß der konzeptionelle Charakter immer deutlicher und professioneller im Pflegealltag erkannt, umgesetzt und erforscht wird. Dabei wird die Wichtigkeit der pflegetheoretischen Instrumente deutlich hervorgehoben, was der professionellen Anwendung zusätzliches Gewicht verleiht und besonders denjenigen Pflegenden Argumentationshilfe bietet, die an ihrem Arbeitsort Schwierigkeiten haben, Humor zu thematisieren. Nicht nur auf individueller Ebene, die das Pflegekonzept bisher am stärksten berücksichtigt hat, sondern auch auf strukturellem Niveau sind Auswirkungen zu beobachten. In diesem Zusammenhang sei nochmals auf den Paradigmenwechsel verwiesen. Exemplarisch wird hier das Konzept der Gesundheitsförderung, das sich vor allem auf die 1986 verabschiedete Ottawa Charta abstützt und die zu aktivem Handeln für die Gesundheit aufruft, herangezogen. In der von der Schweizerischen Gesundheitsstiftung Radix (1996) zum zehnjährigen Bestehen der Charta herausgegebenen Bearbeitung sind verschiedene Bereiche formuliert, denen sich Humor als gesundheitsförderndes Konzept zuordnen läßt.

In der folgenden Übersicht (**Tab. 6**) sind drei dieser Passagen dem strukturverändernden Potential von Humor gegenübergestellt.

Eine weitere strukturelle Veränderung, dem Konzept Humor das Rückgrat in der Pflegepraxis zu stärken, präsentierte Bischofberger (1997) anhand eines Pflegestandards «Humor in der Gesundheits- und Krankenpflege». Die Form des Standards entspricht der üblichen Gliederung in Struktur-, Prozeß- und Ergebniskriterien. Er wurde erstellt, um denjenigen ein Instrument zur Verfügung zu stel-

**Tabelle 6:** Übersicht

| Grundsätze der Gesundheitsförderung | Strukturveränderndes Potential von Humor |
|---|---|
| Partizipation/Vernetzung | Eine besondere Faszination von Humor zeigt sich darin, daß er sich vermehrt, wenn man ihn teilt. Eindrückliche gruppendynamische Prozesse lassen sich unschwer beim Publikum in Kabarettvorführungen oder bei heiteren Begegnungen im Kreise von Freunden erkennen. Humor als Vernetzungsstrategie sollte auch bei der Integration von gesellschaftlichen Randgruppen oder Ausländern/innen berücksichtigt werden. Durch gemeinsames Lachen sind die kulturellen Barrieren viel einfacher zu überbrücken (de Aquino, Aziz, Malatesta und Boz, 1998). |
| Kompetenzen entwickeln | Wie bereits erwähnt, schließt Vonesch (1998) das Thema Humor in Anstellungsgespräche mit ein. Sie trägt damit zu einem strukturellen Prozeß bei, der zuvor bereits auf individueller Ebene praktiziert wurde. Die bewußte Förderung von Humor als Schlüsselqualifikation und als soziale Kompetenz prägt die Struktur eines Teams oder einer gesamten Institution, insbesondere wenn Humor als wichtiges Element im Leitbild festgehalten wird. |
| Gesundheitsdienste neu orientieren | Die von Patch Adams mit gestaltete Umorientierung der medizinischen Ausbildung sowie der Beziehung zwischen Patienten/innen und Ärzten/innen kann weiterreichende Auswirkungen auf das Gesundheitswesen haben. Dazu gehört die Aufweichung herkömmlicher Hierarchien und eine partnerschaftliche Zusammenarbeit. |

len, welche Humor nachhaltig an ihrem Arbeitsort verankern wollen. Die Austestung dieses Qualitätssicherungsinstrumentes wird weisen müssen, ob sich Humor als Pflegekonzept verankern läßt, das zur nachweisbar verbesserten Versorgungsqualität beiträgt. Vorerst dürfte die hier dargelegte Konzeptbeschreibung und -analyse deutlich gemacht haben, daß Humor ein «ernstzunehmendes» Phänomen ist, das sich zu untersuchen lohnt, sowohl aus Perspektive der PatientInnen, deren Angehörigen wie auch des Personals.

Abschließend bleibt zu hoffen, daß das einleitend erwähnte rasch ansteigende Nachholbedürfnis in einer kontinuierlichen und konzeptuellen Verankerung des Phänomens Humor in der Pflegepraxis Niederschlag findet.

## Literatur

Adams, P.; Mylander M. (1993): Gesundheit! Oberursel: Zwölf & Zwölf Verlag
Antonovsky, A. (1997): Salutogenese. Zur Entmystifizierung der Gesundheit. Tübingen: Deutsche Gesellschaft für Verhaltenstherapie
Åstedt-Kurki, P.; Liukkonnen, A. (1994): Humour in nursing care. *Journal of Advanced Nursing* 20: 183–188
Aust, C. H. (1995): Humor in the aging society. In: K. Buxman, A. LeMoine (Eds.): Nursing perspectives on humor. New York: Power Publications
Bayona, F. (1993): Esperande el relevo. Zaragoza: Collegio Oficial de Diplomadas en Enfermería
Bellert, J. L. (1989): Humor: A therapeutic approach in oncology nursing. *Cancer Nursing* 12 (2): 65–70
Bill, C.; Urech E. (1999): Lachen wäre eine prima Alternative. Abschlußarbeit Höhere Fachausbildung Pflege 1, Inselspital Bern
Bischofberger, I. (1994): Achtung! Humor kann Ihrer Krankheit schaden. *Krankenpflege* 9: 8–12
Bischofberger, I. (1997): Ein Pflegestandard ‹Humor in der Gesundheits- und Krankenpflege›. Plenarreferat am 2. Internationalen Kongreß ‹Humor in der Therapie›, Basel
Buckman, E. S. (Ed.) (1994): The Handbook of Humor: Clinical Applications in Psychotherapy. Malabar: Krieger Publishing Co.
Cannella, K. S.; Missroon, S.; Opitz, M. P. (1995): Humor: An educational strategy. In: K. Buxman, A. LeMoine (Eds.): Nursing perspectives on humor. New York: Power Publications, S. 51–86
Colliers Encyclopedia (1992). New York: Macmillan Educational Company, S. 356–358
Coser, R. L. (1996): Lachen in der Fakultät. In: H. Kotthoff (Hrsg.): Das Gelächter der Geschlechter. Konstanz: Universitätsverlag (Übersetzung des englischen Originalartikels Laughter among colleagues. *Psychiatry* 23: 81–96)
Cousins, N. (1981): Anatomy of an illness. New York: Bantam Books
Davies, C. (1990): Ethnic humor around the world: A comparative analysis. Bloomington: Indiana University Press
De Aquino, C.; Aziz, B.; Malatesta, P.; Boz, F. (1998): Tour d'horizon. *Frauenzeitung* 1: 16 bis 17
Ditlow, F. (1993): The missing element in health care. *Journal of Holistic Nursing* 11 (1): 66 bis 79
Ditlow, F. (1995): Humor – Die Entdeckung eines Pflegekonzeptes. Vortrag Zürich: SBK-Bildungszentrum
Du Pré, A. (1998): Humor and the healing arts. London: Lawrence Erlbaum
Duden Fremdwörterbuch (1982): Mannheim: Bibliographisches Institut, S. 316
Dunn, B. (1993): Use of therapeutic humour by psychiatric nurses. *British Journal of Nursing* 2 (9): 468–473
Eggli, P. (1997): Humor und Gesundheit – Eine Längsschnittstudie an StudienanfängerInnen über ‹Sinn für Humor› als personale Ressource. Dissertation der Philosophischen Fakultät, Universität Zürich
Folkhälsoinstitutet (o. J.): Some of the fun is to put it on... use condoms!
Frankl, V. E. (1987): Ärztliche Seelsorge. Frankfurt: Fischer

Freud, S. (1905/1982): Der Witz und seine Beziehung zum Unbewußten. Studienausgabe, Band 4, Frankfurt: Fischer
Frings, W. (1996): Humor in der Psychoanalyse. Stuttgart: Kohlhammer
Frink, E. (1997): Den Umständen entsprechend gut. Berlin: Ullstein Mosby
Fry, W. F. (1986): Humor, physiology, and the aging process. In: L. Nahemow; K. A. McCluskey-Fawcett; P. E. McGhee (Eds.): Humor and aging. New York: Academic Press, S. 81–98
Fry, W. F. (1994): The biology of humor. *Humor* 7 (2): 111–126
Goldstein, J. H. (1987): Therapeutic effects of laughter. In: W. F. Fry, W. A. Salameh: Handbook of humor and psychotherapy. Professional resource exchange, S. 1–19
Hammer, K. (1993): And how are we feeling today? Chicago: Contemporary Books
Herth, K. A. (1995): Humor's role in terminal illness. In: K. Buxman, A. LeMoine (Eds.): Nursing Perspectives on humor. New York: Power Publications, S. 217–230
Hirsch, R. D. (1998): Von der anonymen grauen Institution zum bunten Gesundheitszentrum. *NOVA* 3: 11–13
Höfner, E.; Schachtner, H.-U. (1995): Das wäre doch gelacht. Humor und Provokation in der Therapie. Reinbek: Rowohlt
Hunt, A. H. (1993): Humor as a nursing intervention. *Cancer Nursing* 16 (1): 34–39
Isler, S.; Schoop, B.; Pfändler, M.; Kirchweger, H.; Kaufmann, M. (1997): Das Pflegekonzept Humor. Projektarbeit in der Höheren Fachausbildung in Pflege 1, SBK Bildungszentrum Zürich
Juchli, L. (1995): Pflege. Stuttgart: Thieme Verlag, S. 432–434
Karlinger, M. (1998): Humor in einem Alters- und Pflegeheim oder «Die Geschichte vom Spatz». Diplomarbeit an der Schule für Angewandte Gerontologie, Zürich
Kaufmann, M. (1998): Persönliche Kommunikation, Zürich
Kawakami, K. (1997): 99 (un)sinnige Erfindungen. Köln: Dumont
Kisner, B. (1994): The use of humor in the treatment of people with cancer. In: E. S. Buckman (Ed.): The handbook of humor: Clinical applications in psychotherapy. Malabar: Krieger Publishing Co., S. 133–155
Klein, A. (1989): The healing power of humor. Los Angeles: Jeremy Tarcher
Kofman, S. (1990): Die lachenden Dritten: Freud und der Witz. München: Verlag Internationale Psychoanalyse
Kotthoff, H. (1998): Vortrag. Humor-Zyklus am Romerohaus, Luzern
Kotthoff, H. (Hrsg.) (1996): Das Gelächter der Geschlechter. Konstanz: Universitätsverlag
Lanfranchi, C. (1995): Dimitri – Humor. Dornach: Verlag am Goetheanum
Lipman, S. (1991): Laughter in hell: The use of humor during the Holocaust. Northvale: Jason Aronson
Malinski, V. M. (1991): The experience of laughing at oneself in older couples. *Nursing Science Quarterly* 4 (2): 69–75
McCloskey, J. C.; Bulechek, G. M. (1993): Nursing Interventions Classification. St. Louis: Mosby-Year Book
McGhee, P. (1996): Health, healing and the amuse System. Dubuque: Kendall/Hunt
Minden, P. (1994): Humor: A corrective Emotional experience. In: E. S. Buckman (Ed.): The handbook of humor: Clinical applications in psychotherapy. Malabar: Krieger Publishing Co., S. 123–132
Moody, R. A. (1979): Lachen und Leiden. Reinbek: Rowohlt

N. N. (1993): Sarajevo lacht, Sarajevo stirbt in Würde. *Tages-Anzeiger,* 2. Dezember 1993

Parse, R. R. (1993): The experience of laughter: A phenomenological study. *Nursing Science Quarterly* 6 (1): 39–43

Pasquali, E. A. (1995): Humor for mentally ill patients. In: K. Buxman; A. LeMoine (Eds.): Nursing perspectives on humor. New York: Power Publications, S. 163–178

Petricevic, I.; Czirak, K.; Danner, E.; Kleber, U.; Wenger, S.; Müller, M.; Schlittler, C. (1997): Humor im Pflegealltag. «Lache isch gsund». Projektarbeit Höhere Fachausbildung Pflege, Kaderschule für Krankenpflege Aarau (Regionalzentrum Ostschweiz/Winterthur)

RADIX Schweizerische Gesundheitsstiftung (1996): Ottawa Charta zur Gesundheitsförderung. Sonderdruck Zürich: RADIX

Raggenbass-Malloth, C. (1998): Mit «Ohne Dings kein Bums» weiterhin auf dem richtigen Kurs. *Bundesamt für Gesundheit Bulletin* 25 (5): 18–20

Ritz, S. (1995): Survivor humor and disaster nursing. In: K. Buxman; A. LeMoine (Eds.): Nursing perspectives on humor. New York: Power Publications, S. 197–216

Robinson, V. M. (1991): Humor and the health professions. Thorofare: Slack

Salameh, W. A. (1987): Humor in integrative short-term psychoterapy (ISTP). In: W. F. Fry, W. A. Salameh (Eds.): Handbook of humor in psychotherapy. Professional ressource exchange, S. 195–240

Stein, U. (1993): Du siehst heute schon viel besser aus! Oldenburg: Lappan

Struthers, J. (1994): An exploration into the role of humour in the nursing student-nurse teacher relationship. *Journal of Advanced Nursing* 19: 486–491

Sumners, A. D. (1990): Professional nurses' attitudes towards humour. *Journal of Advanced Nursing* 15: 196–220

Titze, M. (1998): Therapeutischer Humor. Frankfurt: Fischer Verlag

Titze, M.; Eschenröder, C. T. (1995): Die heilende Kraft des Lachens. München: Kösel Verlag

Titze, M.; Gröner, H. (1989): Was bin ich für ein Mensch? Freiburg: Herder

Volcek, M. K. (1994): Humor and the mental health of the elderly. In: E. S. Buckman (Ed.): The handbook of humor: Clinical applications in psychotherapy. Malabar: Krieger Publishing Co., S. 111–121

Vonesch, A. (1998): Persönliche Kommunikation, Zürich

Wise, J. (1996): Pflegecomics. Wiesbaden: Ullstein Mosby

Zöller, B. (1998): Lachgruppen in der Geriatrie! *Geratrie Praxis* 1: 65–66